Dr. Dr. Michael Despeghel
Prof. Dr. Karsten Krüger

DAS EIWEISS WUNDER

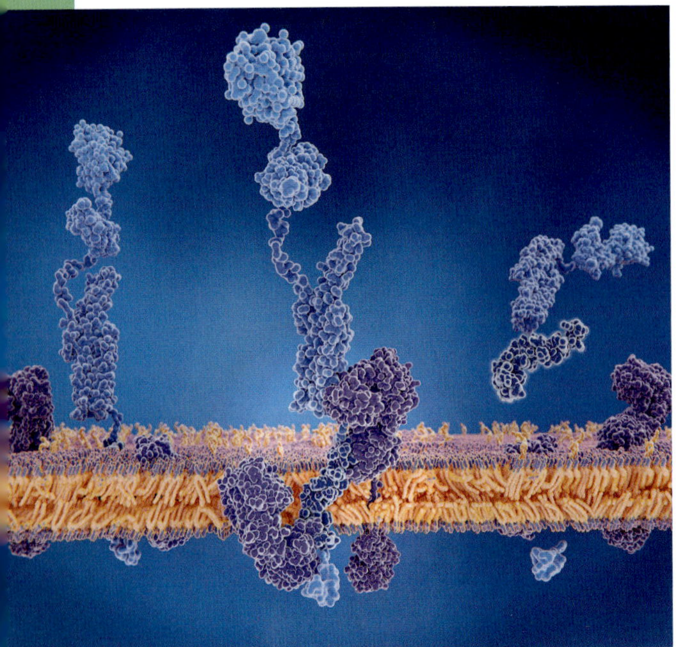

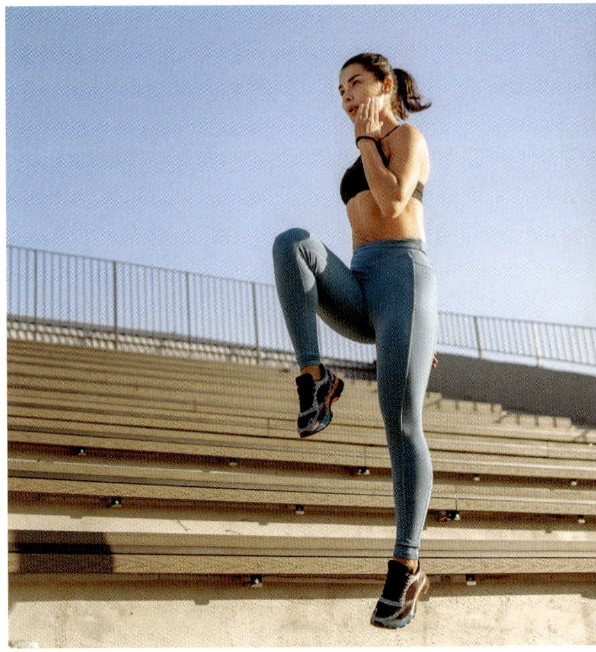

THEORIE

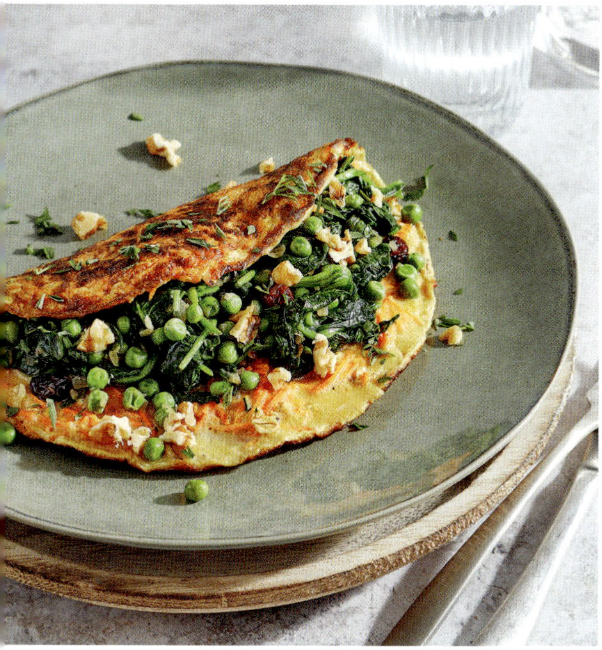

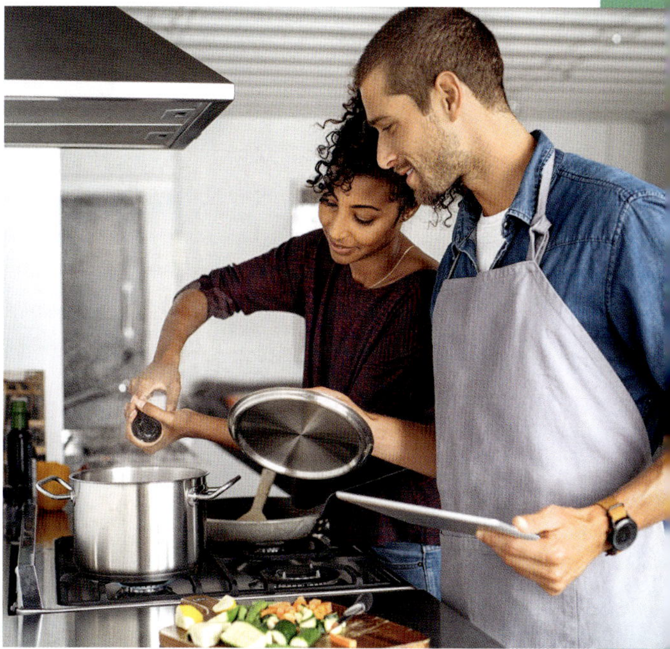

PRAXIS

WARUM EIWEISS SO WERTVOLL FÜR UNSERE GESUNDHEIT IST

Ein Gespräch mit dem Autorenduo Dr. Dr. Michael Despeghel und Prof. Dr. Karsten Krüger

Dr. Dr. Despeghel, Prof. Dr. Krüger: Sie sind berufsbedingt ausgewiesene Experten für gesunden Lebensstil. Welche Rolle spielt dabei das Thema Proteine?

Karsten Krüger: Die Themen Sport und Ernährung hängen in vielen Aspekten zusammen. Beides sind wesentliche Säulen einer gesunden Lebensführung. Proteine spielen dabei eine entscheidende Rolle. Viele Bestandteile des Eiweißes – die sogenannten unentbehrlichen Aminosäuren – sind essenziell für uns Menschen. Das bedeutet, wir müssen sie über die Nahrung aufnehmen. Dabei sollten wir nicht nur darauf schauen, welches und wie viel Eiweiß wir zu uns nehmen, sondern auch, aus welchen Quellen es kommt. Was den Sport angeht, so haben Proteine einen großen Einfluss auf den Auf- und Abbau von Muskulatur.

Michael Despeghel: Dass es die Makronährstoffe Fette, Kohlenhydrate und Eiweiß gibt, wissen die meisten Menschen inzwischen. Aber der Kenntnisstand darüber, wann oder in welcher Menge sie gegessen werden sollten, ist eher gering. Diese Wissenslücke schließen wir im Hinblick auf das Eiweiß mit diesem Buch.

Sie haben bereits das Timing, also den Zeitpunkt der Eiweißaufnahme, angesprochen. Warum ist es Ihnen so wichtig?

Michael Despeghel: Studien haben inzwischen belegt, dass es gerade beim Eiweiß eine große Rolle spielt, wann im Tagesablauf wir es zu uns nehmen. Es reicht leider nicht, einmal am Tag eine Riesenmenge davon zu essen. Unser Organismus kann die Proteine besser aufnehmen und wir leiden weniger unter Darm- und Magenproblemen, wenn wir sie zur richtigen Tageszeit und im richtigen Abstand zu uns nehmen. Grob lässt sich sagen, dass sich alle vier Stunden ein Zeitfenster öffnet, in dem eine Aufnahmefähigkeit für Protein gegeben ist. Außerdem sollten wir vor allem morgens und dann auch abends eiweißreich essen – anders, als wir es mit einem Toastbrot mit Butter und Marmelade tun.

Karsten Krüger: Die Wissenschaft hat in den vergangenen Jahren begonnen, sogenannte chronobiologische Vorgänge gezielt zu untersuchen. Dabei soll geklärt werden, zu welcher Zeit der Körper mit welcher Ernährung und welcher Bewegung am besten umgehen kann. Dabei kam heraus, dass

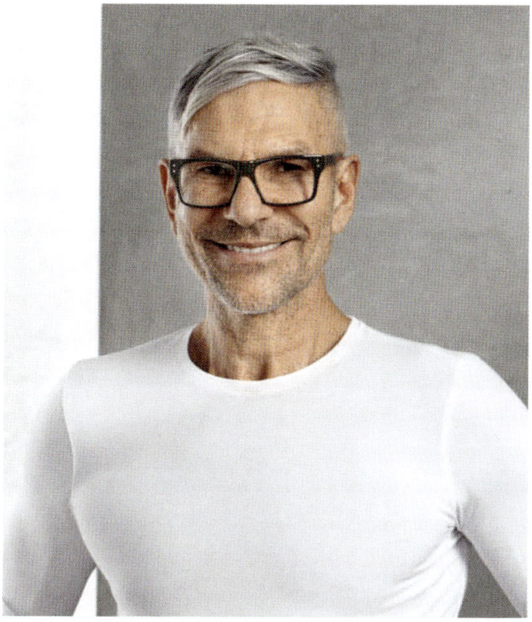

Dr. Dr. Michael Despeghel gehört zu Deutschlands renommiertesten Wissenschaftlern, wenn es um einen gesunden und leistungsfähigen Lifestyle geht. Der Sportwissenschaftler ist seit rund 30 Jahren erfahrener Referent in den Themen Fitness, Prävention und Gesundheit.

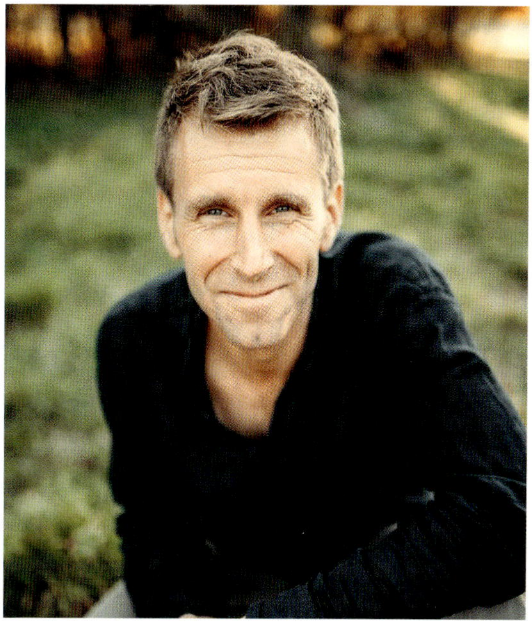

Prof. Dr. Karsten Krüger ist stellvertretender Direktor des Instituts für Sportwissenschaften an der Justus-Liebig-Universität Gießen und blickt als Professor für Leistungsphysiologie und Sporttherapie auf mehr als 20 Jahre in Forschung und Praxis zurück.

viele Menschen in unseren Breitengraden ihren Eiweißbedarf durchaus mit ihrer Ernährung decken, dass aber über den Tag betrachtet eine Ungleichverteilung besteht. Das kann in Kombination mit mangelnder Bewegung dazu führen, dass sie Muskelmasse verlieren. Wer zu den Mahlzeiten ausgewogen Eiweiß zu sich nimmt, verbessert hingegen die Muskelproteinsynthese und sorgt dafür, dass er seine Muskeln behält.

Was ist ein Beispiel für eine der Untersuchungen, die Sie ansprechen?

Karsten Krüger: Bei uns an der Justus-Liebig-Universität in Gießen läuft aktuell eine Immunalterungsstudie mit Personen, die älter als 60 Jahre sind. Sie zeigt uns ganz klar, wie wichtig es im Alter ist, sich regelmäßig zu bewegen und ausgewogen – vor allem im Hinblick aufs Eiweiß – zu ernähren. Die Probanden, die sich daran halten, haben bessere Blutwerte und ein ausbalanciertes Immunsystem. Dabei fällt auf, dass sie vorwiegend pflanzliche Proteine zu sich nehmen und nur sehr moderat Fleisch essen.

Das ist interessant! Denn es ist ja immer noch so, dass viele beim Thema Proteine vor allem an Fleisch denken. Gleichzeitig ist bei zahlreichen der Wunsch da, ihren Fleischkonsum zu reduzieren. Wie stehen Sie dazu?

Karsten Krüger: Fleisch enthält zwar viel wertvolles Protein. Gleichzeitig erhöht der Verzehr von größeren Mengen – vor allem von rotem Fleisch – aber das Risiko zahlreicher Krankheiten wie Herz-Kreislauf- und Tumorerkrankungen. Daher raten wir eher zu einer klugen Kombination pflanzlicher Lebensmittel, die die Wertigkeit der aufgenommenen Proteine erhöhen kann. Damit nimmt man zugleich wertvolle Mikronährstoffe auf, die ebenfalls einen gesundheitlichen Wert haben.

Wie sieht diese ausgewogene Ernährung aus?

Michael Despeghel: Wir haben diesen Ratgeber Gesundheit so aufgebaut, dass der Leser am Ende der Lektüre genau weiß, welche Lebensmittel eiweißreich sind, welche Nahrungsmittel er für eine bessere Eiweißaufnahme gut kombinieren kann und welche Proteinquellen er eher selten konsumieren oder meiden sollte. Damit die Umsetzung dieser Erkenntnisse kinderleicht gelingt, finden Interessierte im zweiten Teil des Buches einen ausführlichen Rezeptteil mit leckeren, abwechslungsreichen und geschickt kombinierten Mahlzeiten, die eine optimale Eiweißversorgung unterstützen.

Bei der optimalen Eiweißversorgung spielt ja auch die Zusammensetzung des Körpers eine entscheidende Rolle. Gibt es hier einen Unterschied zwischen Männern und Frauen, der berücksichtigt werden sollte?

Michael Despeghel: Frauen haben von Natur aus einen höheren Körperfettanteil und dafür weniger Muskelmasse als Männer. Zusätzlich verfügen sie über weniger und kleinere Muskelfasern. Die mittlere Gesamtkörperkraft einer Frau beträgt rund 60 Prozent jener eines durchschnittlichen Mannes. Zu diesem Ergebnis kamen Studien, in denen breite Gruppen ähnlich trainierter Sportler und untrainierter Personen untersucht wurden. Der prozentuale Anteil der Muskeln am Gesamtkörpergewicht beträgt bei Männern durchschnittlich 42 Prozent, bei Frauen 32 bis 36 Prozent. Frauen haben in Bezug auf ihr Körpergewicht und auf ihre fettfreie Masse also einen ähnlichen Proteinbedarf wie männliche Sportler. Während der Zeit vor der Menstruation wird unter anderem mehr von der Aminosäure Lysin benötigt, weshalb möglicherweise auch der Proteinbedarf leicht erhöht ist. Studien legen nahe, dass es sich hier allerdings nur um ein Plus von etwa 8 Prozent handelt. Ausgehend von einem Bedarf von 1,41 Gramm pro Kilogramm Körpergewicht benötigen Frauen demnach in dieser Zeit 1,53 Gramm Protein pro Kilogramm Körpergewicht.

Karsten Krüger: Neben dem Zyklus hat auch die Art des Trainings Einfluss auf den Proteinbedarf. Eine aktuelle Studie zeigt, dass nach einem Ganzkörperworkout Unterschiede je nach der konsumierten Menge an Proteinen bestehen und 40 Gramm Proteine nach dem Training zu besseren Ergebnissen führen als nur 20 Gramm Eiweiß. Demnach können sich Frauen am Proteinbedarf für Männer orientieren. Der Gesamtbedarf ist scheinbar nur geringfügig niedriger, denn auch zum Beispiel während einer Schwangerschaft oder in der Stillzeit ist Protein für Frauen ein wichtiger Nährstoff, um körperlich gesund zu bleiben.

Auf den folgenden Seiten gehen Sie nicht nur ausführlich auf das Thema Eiweiß und das entsprechende Timing ein, sondern auch auf Krafttraining. Warum?

Michael Despeghel: Wir Menschen altern vom Tag unserer Geburt an. Davon sind vor allem die großen Zellsysteme wie die Muskulatur betroffen. Wenn wir uns bewusst machen, dass eine Frau den Zenit ihrer körperlichen Leistungsfähigkeit mit 16 Jahren erreicht, ein Mann mit 18, dürfen wir uns fragen, was danach passiert. Ab dem 30. Lebensjahr baut der Mensch bis zu 1 Prozent Muskeln pro Jahr ab, sie werden nach und nach in Fett umgewandelt. Ohne Sport büßt ein Mensch bis zum 80. Lebensjahr bis zu 40 Prozent seiner Muskelmasse ein. Mit 100 hat sie sich dann um 70 Prozent reduziert. Unsere Muskeln brauchen den Trainingsreiz zum Überleben.

Karsten Krüger: Um gesund zu altern, ist es neben einem aktiven Alltag und Ausdauertraining auch noch wichtig, mit einer gut entwickelten Muskelmasse in die zweite Lebenshälfte zu starten. Denn je weniger wir davon haben, umso geringer ist unser Energieverbrauch und umso anfälliger sind wir für die typischen Volkskrankheiten. Mit gezieltem Krafttraining gewährleisten wir, dass unsere Lebensqualität langfristig erhalten bleibt, und vermeiden Probleme mit unserem Bewegungsapparat.

Muss ich dafür zwangsläufig ins Fitnessstudio gehen?

Karsten Krüger: Nein. In diesem Buch zeigen wir zehn effektive Übungen, die überall funktionieren – zu Hause im Wohnzimmer, auf Geschäftsreise im Hotelzimmer oder im Urlaub in der Ferienwohnung. Außerdem sind wichtige Bausteine einer guten Lebensqualität auch die Aktivitäten im Alltag. Ich denke da zum Beispiel daran, lange Wege zu Fuß zu gehen, mal eine Kiste zu tragen oder im Garten zu arbeiten. Muskeln müssen regelmäßig beansprucht werden, am besten vielseitig.

Wie kann also der Start in ein Leben mit einer optimalen Eiweißversorgung und ausreichend Krafttraining gelingen?

Karsten Krüger: Genau dafür haben wir ein 6-Wochen-Programm entwickelt, das den Leser Schritt für Schritt an die Hand nimmt. So gelingt eine eiweißreichere Ernährung sogar in einem anspruchsvollen Alltag. Und auch, was das Krafttraining angeht, haben wir darauf geachtet, niemanden zu überfordern. Denn uns ist wichtig, dass die Leser langfristig dranbleiben und ihren Lebensstil langsam, aber sicher gesünder gestalten.

Michael Despeghel: Dabei ist unser 6-Wochen-Programm natürlich nur der Einstieg in eine Lebensstilveränderung. Mit unseren Tipps und Anregungen – sowohl im Hinblick auf die Rezepte als auch auf die Übungen – lässt sich auch danach ein abwechslungsreicher und gesunder Alltag gestalten. Dabei verstehen wir sowohl das Programm als auch alle anderen Empfehlungen nicht als Dogma, sondern als Anregung. Alles kann, nichts muss. Es geht nicht um kurzfristiges Befolgen von strengen Regeln, sondern um die langfristige und dauerhafte Umstellung hin zu einem gesünderen, aktiveren und freudvolleren Leben.

Viele nehmen sich einen gesünderen Lebensstil vor, aber scheitern dann im Alltag. Haben Sie Tipps, die beim Umsetzen helfen?

Michael Despeghel: Es hilft enorm beim Erreichen von Zielen und Umsetzen von Plänen, sich ein konkretes Projekt vorzunehmen, und zwar nicht kurzfristig, sondern langfristig. Hier müssen Fragen geklärt werden wie: »Wie komme ich ins Handeln?«, »Wie starte ich am besten?« oder »Wie lässt es sich in den Alltag integrieren?«. Sind diese Fragen im Vorfeld geklärt, lässt sich Langfristigkeit aufbauen. Im Fall unseres 6-Wochen-Programms ist das bereits alles berücksichtigt und beantwortet. Das erleichtert den Einstieg ungemein. Wer dann auch im Anschluss noch für Vielfältigkeit sorgt und sich immer wieder bewusst macht, aus welcher Fülle er bei den Eiweißquellen schöpfen kann, ist auf einem sehr guten Weg.

Karsten Krüger: Tatsächlich ist der sanfte Einstieg im Hinblick auf eine Ernährungsumstellung und regelmäßige Bewegung empfehlenswert. Was meine ich mit sanft? Das bedeutet, dass man weder den Ernährungsplan plötzlich umstellen muss noch es mit der sportlichen Aktivität direkt übertreiben sollte. Es empfiehlt sich eher, schrittweise die ein oder andere Mahlzeit in der Woche anzupassen und langsam in einen aktiveren Lebensstil einzusteigen. Dabei können Rituale helfen, wie zum Beispiel das gemeinsame Einkaufen und Kochen mit dem Partner oder ein regelmäßig stattfindendes Treffen mit einem Sparringspartner zum Sport. Wichtig ist dabei, Umstellungen zu wählen, die Freude und Genuss bereiten. Nur dann schafft man es, diese langfristig aufrechtzuerhalten.

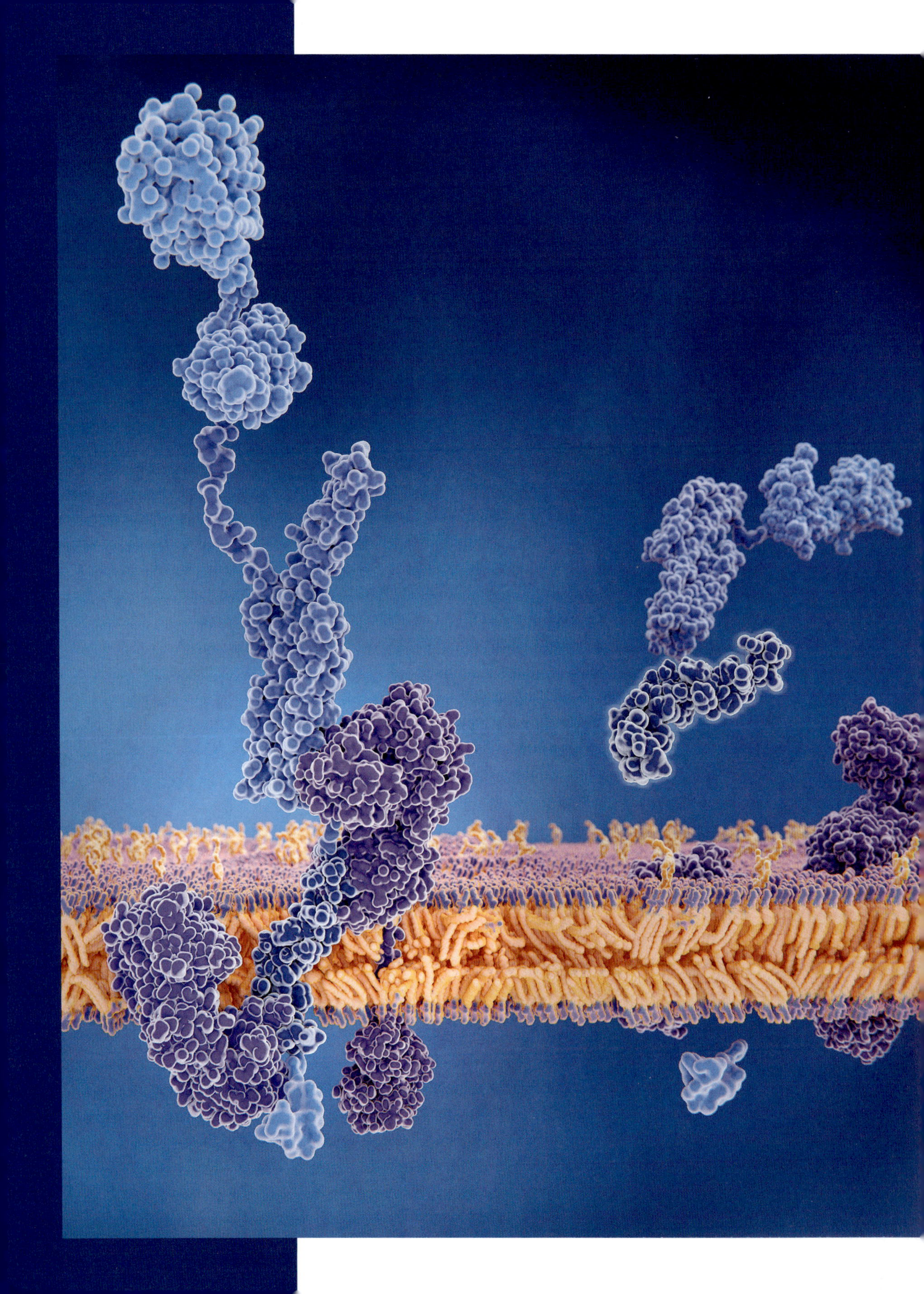

SUPER-NÄHR-STOFF PROTEIN

Was ist eigentlich Eiweiß bzw. Protein? Welche Rolle spielt es in unserer Ernährung und für unsere Gesundheit? In welchen Lebensmitteln kommt Eiweiß besonders reichlich vor? Und kann man Proteine überdosieren oder einen Proteinmangel erleiden? Erfahren Sie in diesem Kapitel alles über den lebenswichtigen Nährstoff.

WAS SIND PROTEINE?

Proteine sind der Fachbegriff für Eiweiße. Sie machen die wesentlichen Strukturen unseres Körpers aus und sind unser wichtigster Baustoff: So sind sie essenzielle Bausteine unserer Körperzellen und finden sich in größeren Mengen in Muskeln, Knochen, Haut und Haaren. Auch viele Körperfunktionen sind von Proteinen abhängig, da Enzyme als Stoffwechselkatalysatoren ebenso Proteine sind wie der rote Blutfarbstoff Hämoglobin als Sauerstofftransporter oder die meisten Hormone. Entsprechend gibt es im menschlichen Körper mehr als 100.000 verschiedene Proteine, die uns zu dem machen, was wir sind.

Die Struktur von Proteinen

Proteine sind komplexe Moleküle, die aus kleinen Grundbausteinen, den Aminosäuren, bestehen. Davon gibt es 20 im menschlichen Körper. Sie werden auch als proteinogene Aminosäuren bezeichnet und sind in großen Mengen in Strukturen verbaut, aber nur in geringem Maße gespeichert. Einige dieser Aminosäuren kann unser Organismus selbst herstellen. Neun Aminosäuren aber sind sogenannte unentbehrliche (auch: essenzielle) Aminosäuren. Diese kann unser Körper nicht selbst aufbauen, sodass wir sie mit der Nahrung aufnehmen müssen. In der Tabelle rechts sind diese lebensnotwendigen Aminosäuren aufgeführt. Proteine gewinnen an Qualität, wenn sie reichlich von diesen Aminosäuren enthalten.

Die restlichen elf Aminosäuren sind entbehrlich, da unser Körper diese selbst herstellen kann. Lange Zeit galt tatsächlich die Lehrbuchmeinung, dass die nichtessenziellen Aminosäuren nicht mit der Nahrung aufgenommen werden müssen und ihre Aufnahme ohne größeren Effekt bleibt. Allerdings konnte inzwischen für einige der entbehrlichen Aminosäuren gezeigt werden, dass auch ihre Aufnahme die Proteinsyntheserate im Körper erhöhen kann. Diese beschreibt den Prozess des Aufbaus von Proteinen aus Aminosäuren pro Zeiteinheit. Vor allem der Proteinaufbau im Muskel ist ein wichtiger Faktor für den Erhalt und das Wachstum des Gewebes und hat damit auch vielfältige Bedeutung für unsere gesamte Gesundheit und unser Wohlbefinden (siehe S. 42 ff.).

Besondere Kennzeichen der Proteine

Alle Eiweiße sind aus den 20 Aminosäuren in unterschiedlicher Art und Weise zusammengebaut, sowohl aus den neun unentbehrlichen als auch den übrigen entbehrlichen. Die Aminosäuren

Nomen est omen

Der Name Protein leitet sich vom griechischen Wort »proteios« ab, was so viel wie grundlegend oder vorrangig bedeutet.

bilden Ketten, die sich dann auch falten können. Einige sehr große Proteine bestehen aus mehreren Tausend Aminosäuren, andere nur aus etwas mehr als hundert – hier spricht man dann von Peptiden oder Peptidketten. Der Bauplan für die Proteine ist in unserem Erbgut gespeichert und kann bedarfsgerecht reguliert werden. Wenn also der Bedarf an einem bestimmten Protein hoch ist, werden diese Gene aktiviert und das Protein wird gebildet.

Proteine aus der Nahrung

Eiweiße gehören neben Kohlenhydraten und Fetten zu den drei Hauptnährstoffen (Makronährstoffen) in unserer Nahrung. Sowohl in tierischen als auch pflanzlichen Lebensmitteln kommen Proteine vor. Sie unterscheiden sich aber in der Aminosäurenzusammensetzung. So enthalten Eiweiße in vielen tierischen Produkten wie Fisch, Fleisch(waren), Milch(produkten) und Eiern meist alle unentbehrlichen Aminosäuren in ausreichender Menge und sind in ihrer Zusammensetzung dem Körpereiweiß des Menschen sehr ähnlich. Die Ähnlichkeit beruht auf den Aminosäuremustern, die hier in einem günstigen Verhältnis vorkommen. Allerdings besitzen viele tierische Produkte gerade im Kontext einer erhöhten Proteinaufnahme auch einige Nachteile. Denn besonders mit dem Verzehr von fettreichen Fleischarten, Wurst oder Eiern werden auch

Unentbehrliche (essenzielle) Aminosäuren	Entbehrliche (nichtessenzielle) Aminosäuren
Histidin	Alanin
Isoleucin	Arginin
Leucin	Asparagin
Lysin	Asparaginsäure
Methionin	Cystein
Phenylalanin	Glutaminsäure
Threonin	Glutamin
Tryptophan	Glycin
Valin	Prolin
	Serin
	Tyrosin

Kleine Eselsbrücke

Wer sich die Namen der unentbehrlichen Aminosäuren einprägen möchte, kann zu einem Trick greifen: Ohne auf die Rechtschreibung zu achten, können Sie sich folgenden Satz merken und diesen als Eselsbrücke nutzen: »Der ‚Lys'terne ‚Try'stan ‚Leu'ft in den ‚Val'd und zeigt der ‚His'terischen Isolde auf der ‚Thr'eppe eine ‚Phe'nomenale Methode.« Dieser Satz enthält die dreistelligen Aminosäureabkürzungen, die über den Kniff des Merksatzes leichter im Gedächtnis verankert werden können.

Begleitstoffe aufgenommen, die gesundheitlich problematisch sind, wie Purine, Arachidonsäure, Cholesterin oder Kochsalz. Somit kann ein erhöhter Konsum von tierischen Proteinen das Risiko für diverse Erkrankungen fördern (siehe S. 24 ff.).

Pflanzliche Eiweißquellen

Alternativ liefern auch pflanzliche Lebensmittel eine Reihe von hochwertigen Proteinen. Dazu nehmen wir noch reichlich gesundheitsfördernde Mikronährstoffe wie Vitamine, Mineralstoffe und sekundäre Pflanzenstoffe sowie Ballaststoffe auf. Letztere förden eine gesunde Darmflora und machen zudem lange satt. Besonders reich an Proteinen sind zum Beispiel Vollkornprodukte, Hülsenfrüchte sowie Nüsse und Samen. Das erwähnte Risiko tierischer Eiweißquellen ist hier geringer, da in diesen Lebensmitteln sehr viel weniger gesättigte Fettsäuren, Purine oder Cholesterin enthalten sind. Pflanzliche Eiweißlieferanten besitzen jedoch gegenüber tierischen häufig nicht das volle Spektrum an unentbehrlichen Aminosäuren und haben daher eine geringere biologische Wertigkeit, sind also für den Körper schlechter verwertbar (siehe S. 16). Dieser Nachteil lässt sich durch eine geschickte Kombination pflanzlicher Eiweißquellen umgehen (siehe Tabelle S. 17).

WELCHE AUFGABEN HABEN PROTEINE?

Ohne Proteine gäbe es kein Leben, denn sie finden sich in all unseren Körperzellen. Dabei erfüllen sie völlig unterschiedliche Aufgaben – so sind sie je nach Art und Aufbau Strukturbaustoff, Transportmedium oder auch Energielieferant. Darüber hinaus haben Eiweiße im Körper Funktionen als Enzyme, Hormone oder als Bestandteil des Immunsystems. Ihrer Aufgabe entsprechend lassen sie sich in folgende Gruppen einteilen:

Strukturproteine: Diese Proteine findet man in allen Zellen, Organen und Geweben. Hier geben sie den Körperstrukturen Festigkeit, Elastizität und Form. Zu diesen Proteinen zählen zum Beispiel Kollagen, Elastin und Keratin in Haut, Haaren oder Fingernägeln. Besonders im Bindegewebe, das Zellen und Organe als stabilisierende Substanz umgibt, gibt es reichlich Kollagene mit festen und elastischen Eigenschaften.

Kontraktile Proteine: Damit sind vor allem Proteine gemeint, die in den Muskeln für die Fähigkeit zur Bewegung verantwortlich sind. Sie können sich zusammenziehen und so zur Entwicklung von Spannung und Kontraktilität im Muskel sorgen. Die zwei wichtigsten Proteine in der Muskulatur sind Aktin und Myosin.

Transportproteine: Diese Proteine sind zum Beispiel in Zellwänden eingelagert und transportieren Substanzen in die Zellen oder aus Zellen heraus.

Auch an anderen Stellen haben Proteine eine wichtige Transportfunktion. Ein Beispiel ist das Hämoglobin, das in den roten Blutkörperchen vorkommt, Sauerstoff binden kann und diesen im Blut zu den Organen transportiert.

Enzyme: Bei den Enzymen handelt es sich um Stoffwechselkatalysatoren, die vor allem im Stoffwechsel chemische Reaktionen ermöglichen und beschleunigen. Wichtige Vertreter sind zum Beispiel die Verdauungsenzyme Proteinasen, Lipasen und Amylasen, die die Makronährstoffe in ihre einzelnen Bestandteile aufsplitten.

Hormone: Hormone sind Signalstoffe, die zahlreiche Vorgänge im Körper steuern und regulieren. Nicht alle, aber die meisten Hormone sind Proteine. Ein Beispiel ist das Insulin. Es wird in der Bauchspeicheldrüse produziert und transportiert den Zucker aus der Nahrung in die Zellen. Insulin ist somit für die Regulierung des Blutzuckerspiegels unabdingbar.

Proteine des Immunsystems: Wenn Krankheitserreger in unseren Organismus gelangen, ist unsere körpereigene Schutzpolizei, das Immunsystem, gefragt. Eine Reihe von Proteinen dienen dem Immunsystem dabei als Signalstoffe, aber auch direkt der Abwehr von Fremdstoffen. Ein Beispiel hierfür bilden die von Immunzellen produzierten Antikörper, die Krankheitserreger binden und auf diese Weise unwirksam machen.

Proteine als Energiequelle

Proteine können dem Körper auch als Energiequelle dienen, spielen aber unter normalen Bedingungen eine eher untergeordnete Rolle. Proteine enthalten weniger als die Hälfte an Energie als Fette (4 Kilokalorien pro Gramm im Vergleich zu 9 Kilokalorien pro Gramm) und sind nicht so einfach zu verwerten wie Kohlenhydrate, sodass der Körper zur Energiegewinnung immer zunächst Kohlenhydrate und Fette als energetische Substrate nutzt. Leidet der Körper jedoch unter Energiemangel, wie zum Beispiel in Hungerphasen, längeren Fastenperioden oder auch bei sportlichen Belastungen wie einem Marathonlauf, greift unser Organismus vermehrt auf Eiweiße als Energiequelle zurück. Diese vermehrte Nutzung von Proteinen als Energielieferant setzt den Abbau von Eiweiß zu Aminosäuren voraus und hat einen großen Nachteil für den Körper. Wie eingangs berichtet, sind Aminosäuren nur in geringem Maße im Körper gespeichert, sondern liegen vor allem eingebaut in Körperstrukturen vor. Werden nun vermehrt Aminosäuren als Energiequelle benötigt, kommt es zum Abbau von Körperstrukturen, vor allem der Muskulatur. Wir bringen den Körper in eine sogenannte katabole Stoffwechsellage. Längerfristig können in solchen Situationen auch Störungen bei der Hormonbildung oder des Immunsystems auftreten (siehe S. 30 f.).

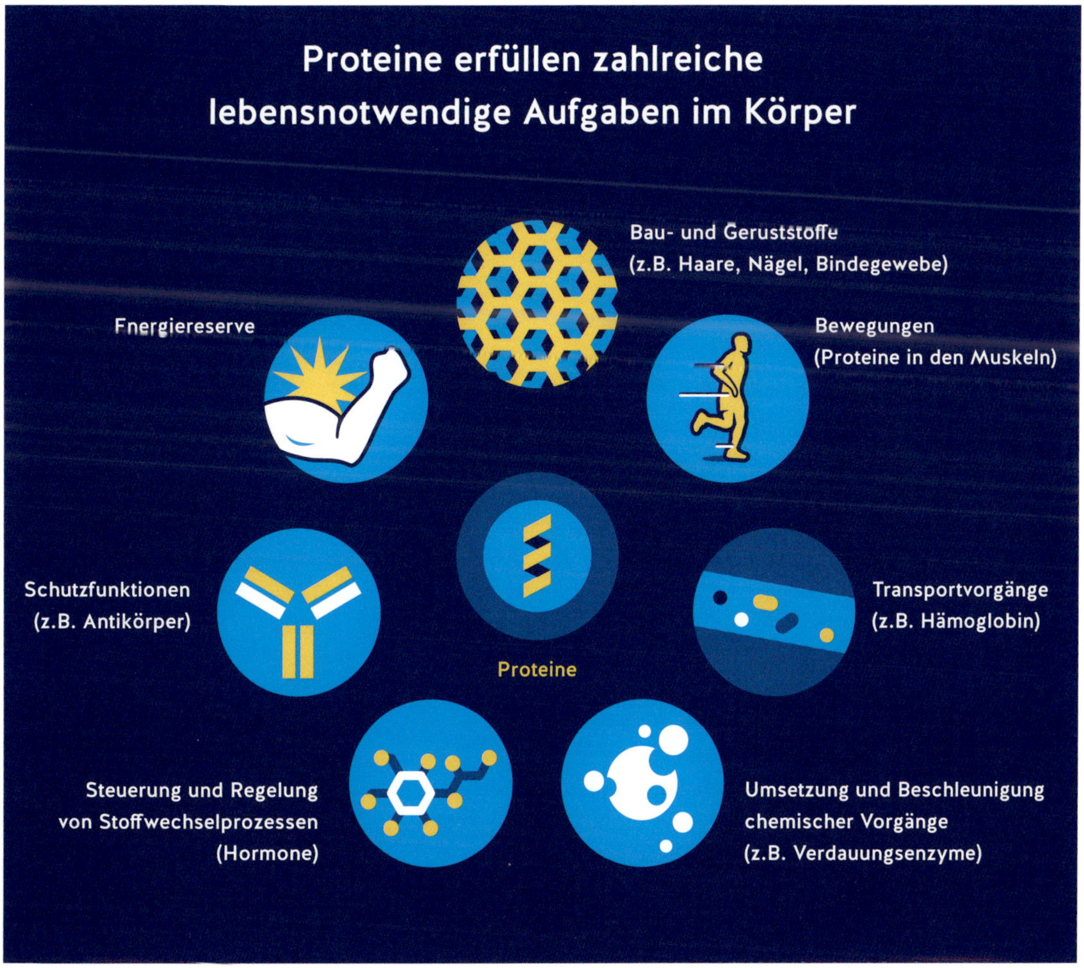

WIE VIEL PROTEIN BRAUCHEN WIR?

Je nach Körpergewicht und Alter stecken in unserem Körper 7 bis 13 Kilogramm Proteine. Diese Proteinstrukturen befinden sich in einem ständigen Wandel, das heißt, sie werden permanent auf-, ab- und dadurch umgebaut. Die Ursache dafür sind laufend stattfindende chemische Reaktionen, Alterungsprozesse und auch äußere Einflüsse, die zum Beispiel einen Auf- und Umbau der Eiweiße durch Nutzung und Beschädigungen erzwingen.

Die tägliche Eiweißportion

Zwar können einige Aminosäuren von unserem Organismus recycelt werden, aber der Körper ist gleichzeitig auf eine regelmäßige Zufuhr frischen Proteins aus der Nahrung angewiesen. Die Referenzwerte für die Proteinzufuhr werden in Gramm pro Kilogramm Körpergewicht pro Tag angegeben. Die grundsätzliche empfohlene Zufuhr von Eiweiß liegt für Erwachsene ab 19 Jahren bis unter 65 Jahre bei etwa 0,8 Gramm bis 1 Gramm Protein pro Kilogramm Körpergewicht pro Tag. Für ältere Menschen liegt die Empfehlung etwas höher und wird im Bereich 1,0 bis 1,2 Gramm pro Kilogramm Körpergewicht angesetzt. Warum ist das so? Je älter wir werden, desto mehr Muskelmasse verlieren wir. Um diesem Effekt gegenzusteuern, sollten Menschen ab 65 Jahren mehr Eiweiß zu sich nehmen, da der Muskelproteinaufbau durch eine höhere Proteinaufnahme mit der Nahrung verstärkt unterstützt wird.

Wird die empfohlene Proteinmenge pro Tag erreicht, kann das zahlreiche positive Wirkungen haben. Eine proteinreiche, vorwiegend aus pflanzlichen Lebensmitteln bestehende Ernährung kann unter anderem sowohl zu einer ausgewogenen Ernährung als auch zur Gewichtskontrolle beitragen, da eine höhere Proteinzufuhr stärker und somit länger satt macht. So zeigten Studien: Eine erhöhte und über den Tag ausgewogen verteilte Proteinzufuhr während eines Zeitraums von drei bis sechs Monaten ließ bei den Studienteilnehmern die Pfunde purzeln.

Welche »Proteinlücken« gibt es?

Es gibt verschiedene Verzehrstudien, die zeigen, dass die Versorgung mit Protein rein mengenmäßig bei vielen Menschen in Deutschland zwar ausreicht. Die Nationale Verzehrsstudie II aus dem Jahr 2008 führt jedoch auf, dass bis zu 15 Prozent der Bevölkerung die empfohlene Zufuhr von 0,8 Gramm pro Kilogramm Körpergewicht pro Tag nicht erreichen.

Deutlich höher wird die Zahl der Menschen angesetzt, die Lücken bezüglich der Proteinqualität und -quellen sowie der Verteilung über den Tag aufweisen. Man spricht hier von einer Proteinlücke, also einem kurzzeitigen Mangel in der Aufnahme von qualitativ hochwertigem Protein über den Tag. Eine solche Proteinlücke entsteht zeitlich gesehen schon oft am Morgen, da viele Menschen bereits deutlich zu wenig Eiweiß mit dem Frühstück verzehren oder sogar keinerlei Proteine, da sie komplett auf die Morgenmahlzeit verzichten.

Bei den anderen Mahlzeiten des Tages zeigen sich Probleme hinsichtlich der gewählten Proteinquellen. Hier wird in Teilen der Bevölkerung der Proteinbedarf größtenteils noch über tierische Lebensmittel wie Fleisch(waren) gedeckt. Diese gelten jedoch oft als nicht gesundheitsfördernd. Daher lautet die allgemeine Empfehlung inzwischen, den Anteil pflanzlicher Eiweißquellen in der Nahrung deutlich zu erhöhen.

Die Gefahr einer größeren Proteinlücke droht auch älteren Menschen, da sie häufig die empfohlene Menge für Erwachsene ab 65 Jahren von 1,0 Gramm pro Kilogramm Körpergewicht pro Tag nicht erreichen. Für diese Gruppe kann es dabei besonders kritisch werden, denn die Lücke betrifft dann oft zugleich die tageszeitliche Verteilung, die Quelle und die Menge an Nahrungsproteinen.

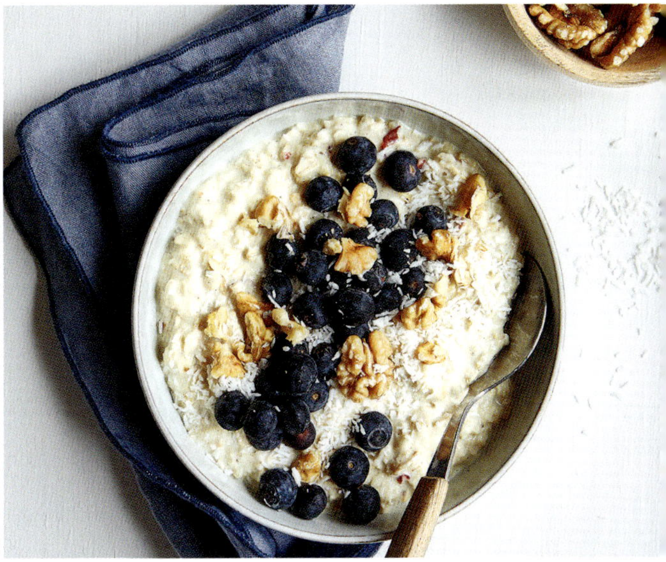

Starten Sie mit einem proteinreichen Frühstück in den Tag. So vermeiden Sie Proteinlücken.

»Proteinlücke« aufgrund mangelnder Verfügbarkeit

Viele Lebensmittel mit hohem Proteingehalt sind tierischen Ursprungs. Aus Gründen der Gesundheit, Nachhaltigkeit und des Tierwohls sollte ihr Konsum jedoch reduziert werden. Hier ist nicht nur jeder einzelne aufgerufen, sein Ernährungsverhalten ggf. anzupassen. Auch Landwirtschaft, Industrie und Politik sind gefragt: So sollte der Fokus vermehrt auf die Produktion und Vermarktung von pflanzlichen Proteinquellen verlagert werden. Bisher müssen die Verbraucher hier recht geschickt auswählen.

Angestoßen werden sollte dabei gleichzeitig, dass hierzulande vermehrt intelligente und regionale Wertschöpfungsketten basierend auf Pflanzenproteinen geschaffen werden. Denn viele pflanzliche Nahrungsmittel, die proteinreich sind, wie beispielsweise Hülsenfrüchte oder Produkte aus Soja, werden bisher nach Deutschland importiert. Das liegt unter anderem daran, dass in Europa nicht genug proteinhaltige Pflanzen wie Sojabohnen angebaut werden. Entsprechend haben es sich einige Initiativen zur Aufgabe gemacht, dazu beizutragen, auch diese »Proteinlücken« zu schließen. Zu diesen Initiativen gehört zum Beispiel das Bündnis Proteins4Future, das im Rahmen eines vom Bundesministerium für Bildung und Forschung (BMBF) geförderten Forschungsprojektes mit dem Titel »Initiative Wandel in der Region durch Innovation« gegründet wurde. Ziel der Initiative ist es, eine Modellregion für nachhaltige Wertschöpfung durch pflanzliche Proteinquellen im Bereich Havelland-Fläming-Spreewald zu schaffen.

DIE QUALITÄT VON PROTEINEN

Für eine ausgewogene Ernährung spielen sowohl die Menge der aufgenommenen Nahrungsproteine als auch die Qualität dieser eine wesentliche Rolle. Zur Beurteilung der Qualität von Eiweißen gibt es unterschiedliche Bewertungsmethoden. So wird ihre Vollständigkeit, die Wertigkeit sowie auch die Aufnahme in den Körper mittels unterschiedlicher Verfahren klassifiziert.

Vollständige versus unvollständige Eiweiße

Wann ist ein Protein vollständig, wann unvollständig? Diese Frage lässt sich ganz einfach beantworten: Als vollständige Proteine gelten jene, die ausreichende Mengen aller essenziellen Aminosäuren liefern. Dazu zählen die meisten tierischen Eiweißlieferanten wie Fleisch, Fisch, Milch und Eier. Im Umkehrschluss handelt es sich bei unvollständigen Proteinen um Eiweiße, die zu wenig oder gar nichts von einer oder mehreren essenziellen Aminosäuren enthalten. Wenn ein Protein zum Beispiel nicht genügend der unentbehrlichen Aminosäure Leucin besitzt, wird es als unvollständig betrachtet. Leucin gilt dann als limitierende Aminosäure, da sie nicht in ausreichender Menge vorhanden ist.

Eiweiß aus pflanzlichen Quellen

Und was ist mit pflanzlichen Lebensmitteln? Diese befinden sich in diesem Punkt tatsächlich im Nachteil, da sie oft unvollständige Proteine liefern. Doch durch eine geschickte Kombination von pflanzlichen Lebensmitteln können Sie die Qualität der enthaltenen Proteine verbessern (siehe Tabelle rechts). Und es gibt auch eine Ausnahme: Das in den Sojabohnen enthaltene Eiweiß kann in seiner Wertigkeit mit der von tierischem Eiweiß mithalten. Der Proteinbedarf eines jeden Menschen kann also auch durch eine vegetarische oder sogar vegane Ernährung gedeckt werden – dies gilt sowohl für die benötigte Menge als auch für die Qualität. Und aus nachhaltiger Sicht ist es durchaus empfehlenswert, pflanzliche Eiweißquellen so oft wie möglich auf den Teller zu bringen, da die Produktion tierischer Lebensmittel Klima und Umwelt meist stärker belastet. Hinsichtlich der Proteinqualität spricht aber einiges dafür, mageres Geflügelfleisch und Milchprodukte regelmäßig zu konsumieren. Wie so oft ist auch hier die Dosis entscheidend.

Wertigkeit von Proteinen

Die Qualität eines Nahrungseiweißes wird danach beurteilt, wie optimal seine »Bausubstanz« ist, sprich wie gut daraus unser Körper die benötigten Proteine aufbauen kann. Nehmen wir vor allem hochwertiges Eiweiß zu uns, können wir die notwendige Menge, die wir täglich zuführen sollten, reduzieren. Die Proteinqualität leitet sich aus folgenden Kriterien ab: der enthaltenen Menge unentbehrlicher Aminosäuren, dem Verhältnis entbehrlicher zu unentbehrlichen Aminosäuren sowie der Verdaulichkeit des Proteins.

Die biologische Wertigkeit

Die biologische Wertigkeit ist ein Maß dafür, in welchem Umfang das aufgenommene Protein zum Aufbau von Körperproteinen genutzt werden kann. Als Referenz dazu dient das Hühnerei, dessen Wertigkeit bei 100 festgelegt ist. Die Wertigkeiten aller anderen Lebensmittel werden davon abgeleitet. So besitzt Thunfisch eine biologische Wertigkeit von 92, Milch von 91, Schweinefleisch von 85 und Rindfleisch von 80. Bei den pflanzlichen Lebensmitteln zählen Mais und Bohnen mit je 72 sowie Kartoffeln mit 71 zu den Spitzenreitern. Einzig Molkenprotein (Whey-Protein) liegt mit einer Wertigkeit von 104 über dem Wert von Vollei.

Kombination	Mischverhältnis	Biologische Wertigkeit
Ei + Kartoffeln	36:64	136
Molkenprotein + Kartoffeln	70:30	134
Weizenmehl + Milch	25:75	125
Soja + Ei	40:60	124
Ei + Erbsen	55:45	120
Milch + Ei	24:76	119
Ei + Weizenmehl	68:32	118
Milch + Kartoffeln	51:49	114
Kartoffeln + Rindfleisch	22:78	114
Mais + Ei	12:88	114
Soja + Reis	55:45	111
Bohnen + Ei	65:35	108
Soja + Kartoffeln	45:55	103
Mais + Bohnen	48:52	99

Auf einen Blick: Die Wertigkeit verschiedener Lebensmittelkombinationen (Quelle siehe S. 187).

So optimieren Sie die biologische Wertigkeit

Kombiniert man unterschiedliche eiweißreiche Lebensmittel in einem bestimmten Mischverhältnis, so kann dies zu einer besonders guten Wertigkeit führen. Der Grund hierfür liegt an der unterschiedlichen Zusammensetzung der Proteine in den einzelnen Lebensmitteln. So ergänzen sich die Aminosäuremuster der verschiedenen Lebensmittel zu einer höheren Wertigkeit. Eine Wertigkeit von über 100 zeigt dann, dass die Lebensmittelkombination eine bessere Aminosäurenzusammensetzung im Vergleich zum Ei erreicht und damit auch besser vom Körper verwertet werden kann. In diesem Fall müssen Sie mengenmäßig weniger Proteine zu sich nehmen, um eine ähnliche Menge körpereigener Proteine aufzubauen. Ei und Kartoffeln ist dabei die Topkombination mit einer Wertigkeit von 136. Kombiniert man Soja mit Kartoffeln, erreicht man auch für ein rein pflanzliches Gericht eine biologische Wertigkeit von über 100 (siehe Tabelle).

Grenzen der biologischen Wertigkeit

Bei der Beurteilung der Proteinqualität ist wichtig, dass Sie nicht die biologische Wertigkeit mit einem hohen gesundheitlichen Wert oder einer allgemein hohen Qualität eines Lebensmittels gleichsetzen. So kann ein Lebensmittel biologisch hochwertige Proteine enthalten, aber zum Beispiel zugleich viel Fett sowie wenig Vitamine und Mineralstoffe oder Ballaststoffe liefern. Die biologische Wertigkeit ist also ein rein rechnerischer Wert, der als ganz grobe Orientierung bei der Beurteilung proteinreicher Lebensmittel dient.

Verdaulichkeit von Proteinen

Ein weiterer Wert, der die Proteinqualität abstuft, ist der Protein Digestibility Corrected Amino Acid Score (PDCAAS), zu Deutsch Aminosäurenindex. Er beschreibt das Verhältnis vom Nahrungsprotein zum Körperprotein. Neben der biologischen Wertigkeit geht in die Berechnung des Scores auch ein, wie gut das Protein verdaut wird bzw. welche Verluste es bei der Verdauung gibt, zum Beispiel durch Enzyme, die den Abbau hemmen.

UNSERE TOP-EIWEISSLIEFERANTEN

Wer sich eiweißreich und zugleich gesund ernähren möchte, kann Proteinpülverchen und Co. getrost links liegen lassen. Mit den folgenden Lebensmitteln haben Sie die volle Proteinpower auf dem Teller!

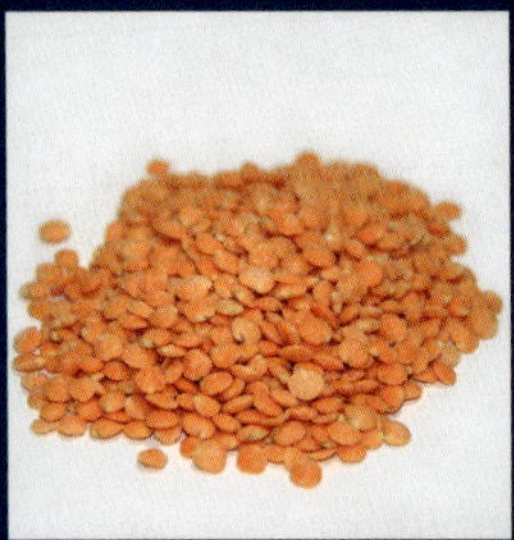

Linsen

Die kleinen Hülsenfrüchte sind eine Topquelle für hochwertiges pflanzliches Eiweiß. Außerdem punkten sie mit gesundheitsfördernden Ballaststoffen, B-Vitaminen (allen voran Folsäure) und Mineralstoffen wie Magnesium, Kalium, Eisen, Kupfer und Mangan. In vielen Studien zeigte sich, dass der Verzehr von Linsen und anderen Hülsenfrüchten das Risiko für Herz-Kreislauf-Erkrankungen reduziert. 100 Gramm gegarte Linsen enthalten **7 Gramm** Eiweiß.

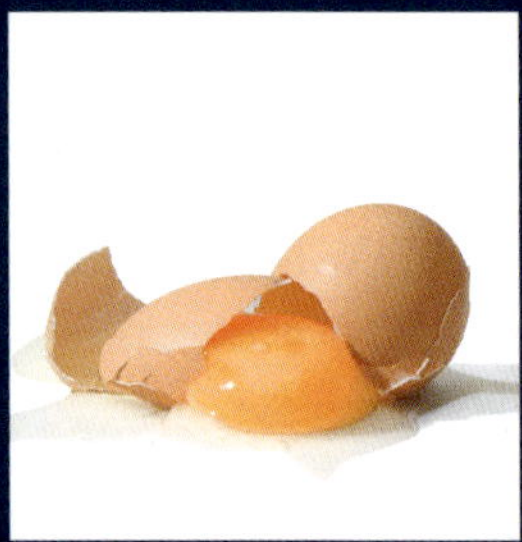

Eier

Eier sind kleine Kraftpakete: Sie sind sehr proteinreich, da das Eiweiß fast aus reinem Protein besteht. Darüber hinaus liefern sie zahlreiche Vitamine, wie Vitamin B12 und Vitamin A, Mineralstoffe wie Kalzium, Phosphor, Eisen und Kalium sowie gesunde Fette. Die Deutsche Gesellschaft für Ernährung (DGE) empfiehlt, zwei bis drei Eier pro Woche zu essen. Ein Ei (60 Gramm) liefert **8 Gramm** Proteine.

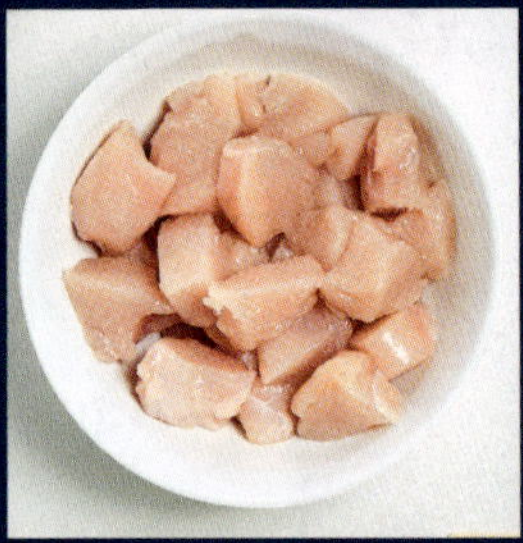

Hähnchen & Pute

Zart, mager und lecker – weißes Fleisch von Huhn und Pute gehört hierzulande zu den beliebtesten Fleischsorten. Das Geflügelfleisch hat auch einiges zu bieten: So ist es fett- und kalorienarm, bei einem zugleich hohen Proteingehalt. Daneben liefert es wertvolle B-Vitamine sowie immunstärkendes Zink und Phosphor, das für feste Zähne und Knochen sorgt. Greifen Sie am besten zu Biofleisch, da herkömmliches Fleisch mit Antibiotika belastet sein kann. 100 Gramm Hähnchen- bzw. Putenbrust haben **22** bzw. **21 Gramm** Eiweiß.

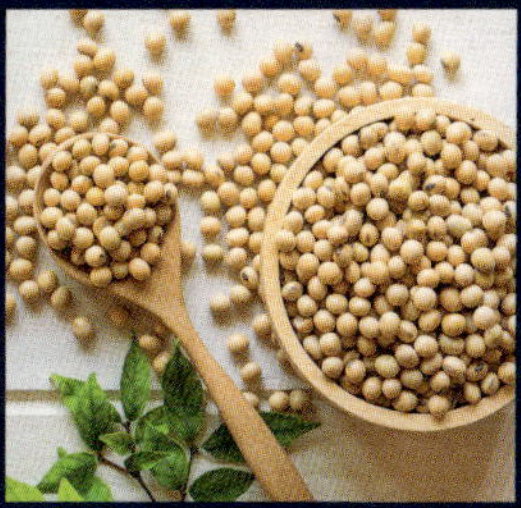

Sojabohnen

Globaler Liebling: Aus Sojabohnen lassen sich diverse Produkte herstellen, unter anderem Tofu, Sojaschnetzel, Sojadrink und Edamame. Kein Wunder, dass die Bohnen weltweit die wichtigsten Hülsenfrüchte sind. Die Bohnen enthalten alle unentbehrlichen Aminosäuren und können somit als einziges pflanzliches Lebensmittel mit der biologischen Wertigkeit von tierischem Eiweiß mithalten – perfekt also für alle, die sich vegan oder vegetarisch ernähren. Dazu liefern die Bohnen reichlich gesundes Fett und satt machende Ballaststoffe. 100 Gramm Sojabohnen punkten mit **38 Gramm** Eiweiß.

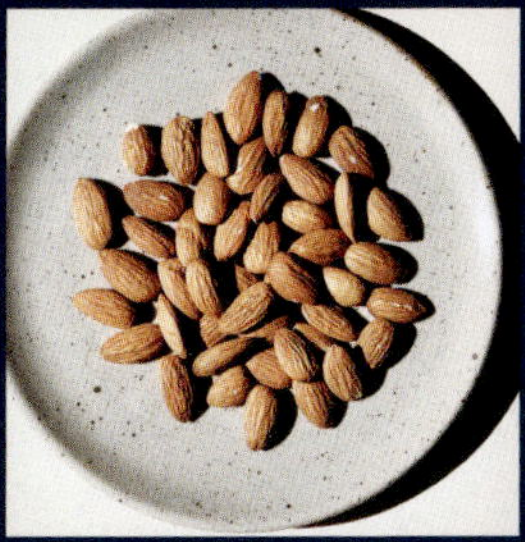

Mandeln

Die Samen des Mandelbaums sind sehr nahrhafte Nüsse, die neben Eiweiß viele Ballaststoffe, Vitamin E, Mangan und Magnesium enthalten. Studien konnten zeigen, dass sich der Verzehr von Mandeln auf verschiedene Weise positiv auf die Gesundheit auswirken kann. So sollen sie die Blutfettwerte verbessern und gegen Bluthochdruck wirken. Auch andere Nüsse, wie Walnüsse, Pistazien oder Cashews, haben zahlreiche positiv wirkende Inhaltsstoffe. Da Mandeln wie alle Nüsse fettreich sind, sollten Sie maximal 1 Handvoll am Tag davon essen (ca. 30 Gramm). 100 Gramm Mandeln enthalten **22 Gramm** Eiweiß.

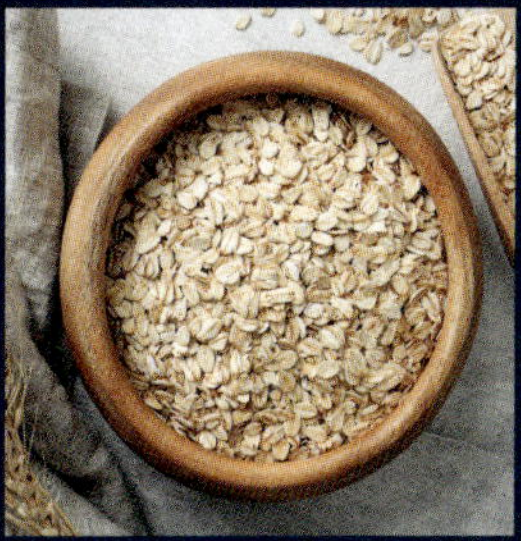

Haferflocken

Sie kommen so unscheinbar daher, haben es aber in sich: Haferflocken enthalten hochwertiges Eiweiß (fast alle unentbehrlichen Aminosäuren), reichlich Ballaststoffe und Mineralstoffe wie Eisen, Zink, Phosphor und Magnesium. Dazu punkten sie mit verschiedenen Vitaminen wie Vitamin B1 und Vitamin E. Das enthaltene Beta-Glucan, ein Ballaststoff, sorgt für einen ausgeglichenen Blutzuckerspiegel. Da die Flocken relativ geschmacksneutral sind, kann man sie diversen Speisen zusetzen. 100 Gramm Haferflocken liefern **13 Gramm** Proteine.

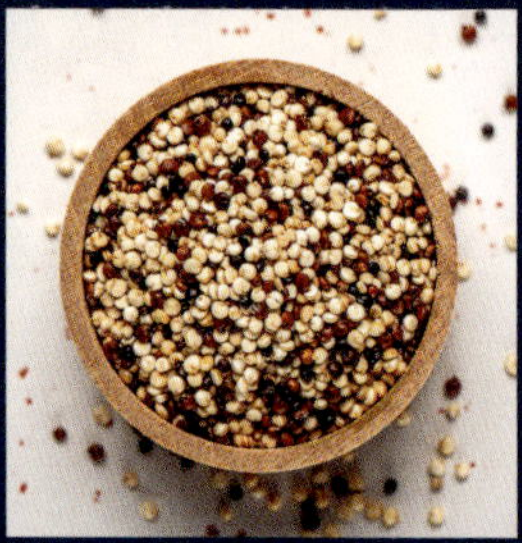

Quinoa

Die Samen des Pseudogetreides sind reich an gesunden Fetten, Ballaststoffen, Magnesium, Eisen, Kalzium und Zink. Darüber hinaus liefern sie mehr Eiweiß als viele Getreidesorten – und besonders hochwertiges dazu mit allen neun essenziellen Aminosäuren. 100 Gramm Quinoa punkten mit 15 Gramm Eiweiß.

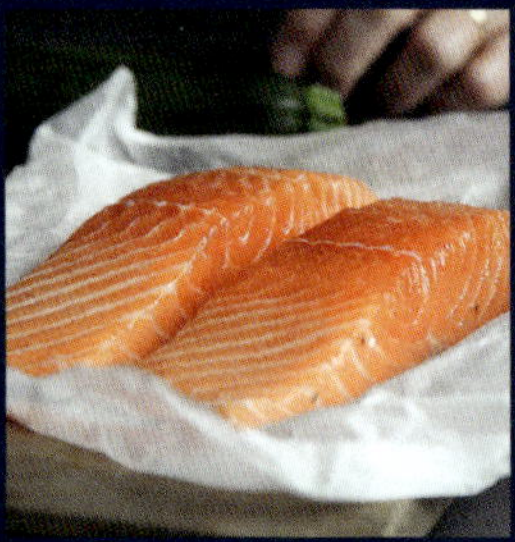

Lachs

Viele Fischsorten stellen gute tierische Eiweißquellen dar – Lachs belegt dabei einen der Spitzenplätze. Auch beim Fettgehalt ist er vorne mit dabei, aber sein Fett besteht zu einem großen Teil aus gesunden Omega-3-Fettsäuren. Diese können vor Herz-Kreislauf-Erkrankungen schützen und wirken sich positiv auf unsere Gehirnleistung aus. Dazu kommen mit einer Portion Lachs auch die Mineralien Jod und Selen sowie das essenzielle Vitamin B12 auf den Tisch. 100 Gramm Lachsfilet liefern 20 Gramm Proteine.

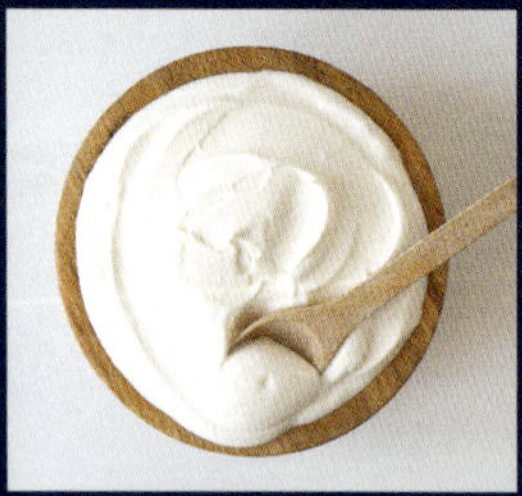

Magerquark

Je fettärmer Quark ist, desto mehr Eiweiß liefert er. Magerquark ist mit weniger als 1 Prozent Fett der Spitzenreiter. Darüber hinaus enthält er viel Kalzium und lässt sich gut mit Obst, Kräutern oder Getreideprodukten kombinieren. In 100 Gramm Magerquark stecken 13 Gramm Eiweiß.

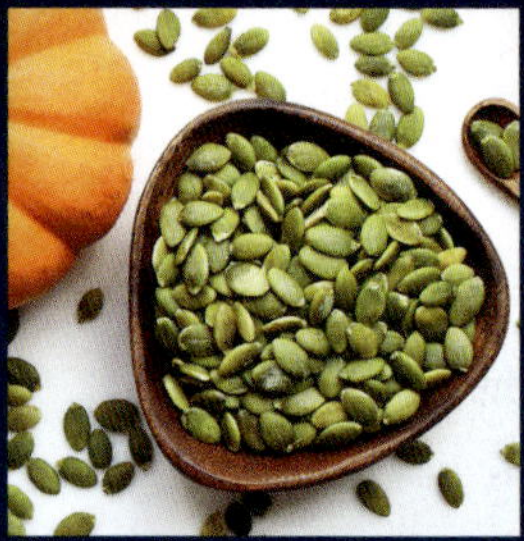

Kürbiskerne

Gesunde Knabberei: Die grünen Kerne sind dank ihrer geballten Ladung an B-Vitaminen eine ideale Nervennahrung. Daneben enthalten sie reichlich ungesättigte Fettsäuren und Ballaststoffe und sind eine großartige Quelle für Mineralstoffe wie Eisen, Phosphor, Magnesium und Zink. Dank ihres hohen Gehalts an pflanzlichem Eiweiß sind sie perfekt, um Müsli, Salaten oder Backwaren einen extra Eiweißkick zu verleihen. 100 Gramm Kürbiskerne bieten 25 Gramm Proteine.

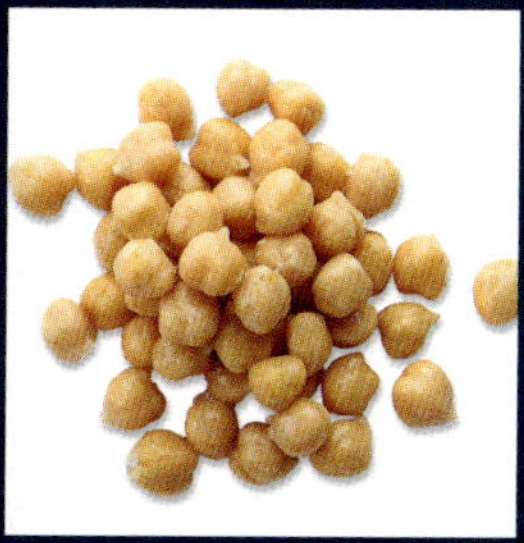

Kichererbsen

Die Hülsenfrüchte mit dem lustigen Namen liefern besonders viel an unentbehrlichen Aminosäuren und sind fettarm, dafür reich an satt machenden Ballaststoffen und den Mineralstoffen Kalzium und Eisen. 100 Gramm gegarte Kichererbsen enthalten 8 Gramm Proteine.

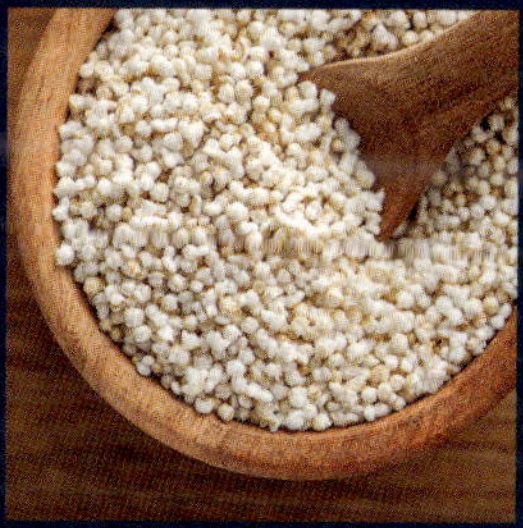

Amarant

Mit ihrem Eiweißgehalt übertrumpfen die Minikörner unser heimisches Getreide. Dazu liefert das Pseudogetreide reichlich Kalzium, Magnesium und Eisen und gesunde Ballaststoffe. Amarant schmeckt gepufft in Müsli oder als Mehl in Backwaren. 100 Gramm Amarant liefern 16 Gramm Eiweiß.

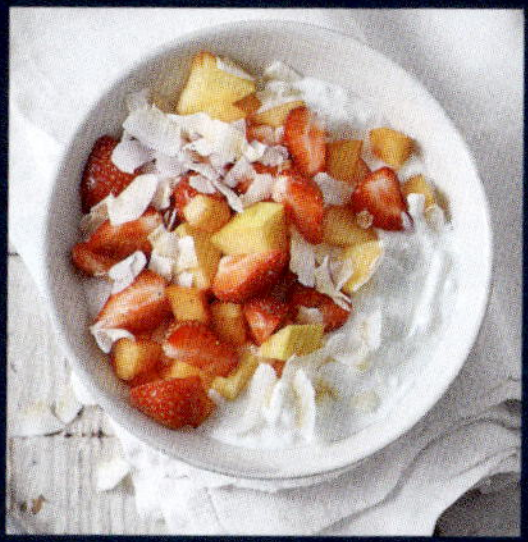

Skyr

Er ist hierzulande der Newcomer unter den Milchprodukten und hat sich dank seiner Inhaltsstoffe gleich einen Topplatz gesichert: Der joghurtähnliche Frischkäse aus Island ist fettarm und dabei reich an hochwertigem Eiweiß und Kalzium. Skyr lässt sich vielfältig verwenden, zum Beispiel anstelle von Joghurt im Frühstücksmüsli oder mit Kräutern und Gewürzen verfeinert als herzhafter Aufstrich. 100 Gramm Skyr enthalten 11 Gramm Eiweiß.

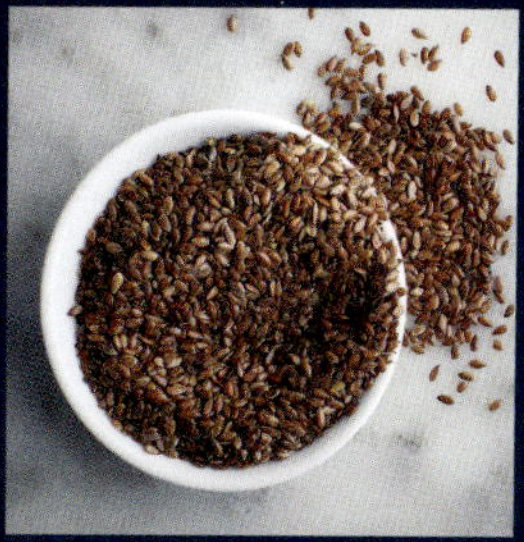

Leinsamen

Klein, aber oho: Die Samen gehören zu den Spitzenreitern unter den pflanzlichen Eiweißlieferanten. Dazu bieten sie eine ordentliche Portion Ballaststoffe – schon mit 2 Esslöffeln täglich (zum Beispiel ins Frühstücksmüsli gemischt oder als Topping für Salat) können Sie Ihren Darm auf Trab bringen. Außerdem liefern die Minis reichlich gutes Fett (darunter viel Omega-3-Fettsäuren), B-Vitamine, Vitamin E und die Mineralstoffe Magnesium und Kalium. In 100 Gramm Leinsamen finden sich 28 Gramm Eiweiß.

DER PROTEINSTOFF-WECHSEL

Der Stoffwechsel von Proteinen umfasst Abbau-, Umbau- und Aufbauprozesse. Wenn wir mit der Nahrung Eiweiße aufnehmen, werden diese im Körper abgebaut und in ihre einzelnen Bausteine, die Aminosäuren, zerlegt. Fachlich wird dieser Prozess als Proteinkatabolismus bezeichnet. Darin steckt der Begriff katabol, also »den Abbau betreffend«. Je nach Bedarf werden die einzelnen Aminosäuren dann von unserem Organismus wieder zu anderen Proteinen zusammengebaut.

Die Proteinverdauung

Die mit der Nahrung aufgenommenen Proteine landen über die Speiseröhre zunächst im Magen. Dort beginnt auch ihre Verdauung mithilfe von Verdauungsenzymen, den sogenannten Proteinasen. Auch die Salzsäure im Magen, die von der Magenschleimhaut abgesondert wird, löst die Proteinstrukturen auf. Die Eiweiße entfalten sich dabei, ein Prozess, der auch bei Hitzeeinwirkung passiert (zum Beispiel beim Kochen) und als Denaturierung bezeichnet wird. Die Verdauungsenzyme sind in der Lage, die langen Proteinketten zu zerlegen und in immer kürzere Fragmente bis hin zu den einzelnen Aminosäuren zu zerteilen. Die Verdauung wird im Dünndarm fortgesetzt und auch beendet, sodass hier am Ende alle aufgenommenen Proteine zu Aminosäuren zerlegt vorliegen und über die Zellen der Darmwand in den Blutkreislauf aufgenommen werden können.

»Zweitverwertung« der Aminosäuren

In der Blutbahn liegen die Aminosäuren dann im sogenannten Aminosäurepool vor. Aus diesem kann sich unser Organismus bedienen: Er setzt die Aminosäuren je nach Bedarf zu lebensnotwendigen Proteinen wie Enzymen, Hormonen, Struktur- oder Transporteiweißen zusammen (siehe S. 12 f.). Nur wenige Aminosäuren werden auch zur Energiegewinnung eingesetzt. Hat der Körper jedoch Energiemangel, weil ihm zu wenig der eigentlichen Energielieferanten Kohlenhydrate und Fette zur Verfügung stehen, bedient er sich für die Energiegewinnung verstärkt bei den Aminosäuren: Das Kohlenstoffgerüst der Aminosäuren ist energiereich und kann vom Organismus verstoffwechselt werden, während die Stickstoffverbindung modifiziert und als Harnstoff über die Nieren ausgeschieden wird (siehe S. 29).

Nobelpreiswürdig

Für die Erforschung der Autophagie erhielt der Japaner Yoshinori Ohsumi 2016 den Medizinnobelpreis. Der Name des körpereigenen Putzprogramms stammt aus dem Griechischen und bedeutet »sich selbst verzehren«.

Proteinumbau und -recycling

Proteine können von unserem Organismus auch recycelt werden. In diesem Fall werden gealterte oder beschädigte Eiweißstrukturen zu Aminosäuren abgebaut und zu neuen, benötigten Proteinen zusammengefügt. Einige Proteine werden so innerhalb von Minuten, andere innerhalb von Stunden oder Tagen ab-, auf- und umgebaut. Zu den häufig umgebauten Proteinen gehören die Muskelzellproteine, aber auch die Proteine des Hämoglobins, dem Sauerstoffträger des roten Blutfarbstoffs, und die Proteine in den Zellwänden des Darms.

Proteinabbau in Hungerszeiten

Ein erhöhter Proteinabbau findet in Fasten- oder Hungerperioden des Körpers statt. Hier werden im Extremfall Muskelproteine abgebaut und die gewonnenen Aminosäuren zur Energieerzeugung genutzt. Für unsere Vorfahren war das ein vorteilhafter Prozess, denn der Abbau von Muskeln reduziert den Grundumsatz des Stoffwechsels und spart Energie. Gleichzeitig wird diese Notenergiequelle aktiv, um die wesentlichen Prozesse im Körper und damit das Überleben zu sichern. In unserer heutigen wohlversorgten Gesellschaft können hingegen zu langes Fasten und einseitige Diäten dazu führen, dass der Verlust von Muskelmasse für den berühmten Jo-Jo-Effekt sorgt. Das heißt, sobald man wieder normal isst, bleibt der Grundumsatz dennoch geringer und man nimmt bei gleicher Kalorienaufnahme an Gewicht zu.

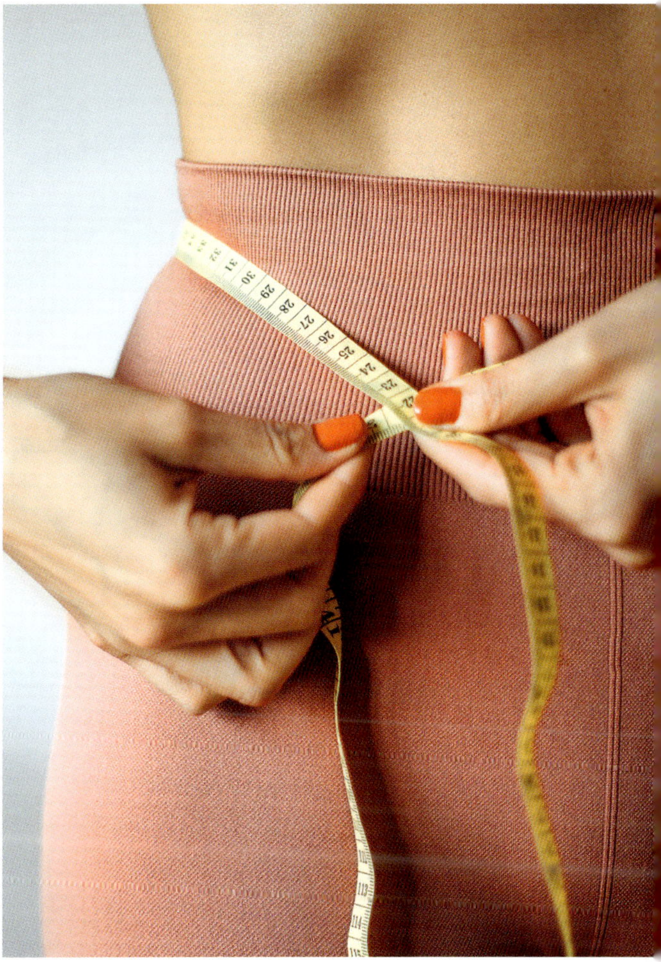

Verzichten Sie auf einseitige Diäten oder längere Fastenkuren – so beugen Sie dem Muskelabbau vor.

Die Autophagie – ein geniales »Putzprogramm« im Körperinneren

Das Proteinrecycling im Körper wird als Autophagie bezeichnet. Es handelt sich dabei um ein körpereigenes Zellreparaturprogramm, das vor allem dann auf Hochtouren läuft, wenn wir einige Stunden nichts essen. Ein super Mechanismus, denn dann putzt der Körper sich sozusagen selbst, indem er vermehrt beginnt, alte Zellen bzw. Zellmüll zu recyceln. Und »entsorgt« so auf geniale Weise Substanzen, die ggf. für uns schädlich werden könnten. Die Proteine werden dabei in kleinen Bläschen, die Lysosomen, transportiert. In ihnen sind saure Lösungen und Enzyme enthalten, sodass ein ähnliches Milieu wie im Magen entsteht. Dies zersetzt die Proteine in ihre Aminosäuren und stellt sie dem Organismus in einem Recyclingprozess wieder zur Verfügung. Studien zeigen, dass Autophagieprozesse durch regelmäßige Pausen zwischen den Mahlzeiten und vor allem durch Intervallfasten verstärkt stattfinden. Mit ein Grund, warum Intervallfasten im Gegensatz zu anderen Fastenkuren und Diäten als gesund gilt und ein Leben lang praktiziert werden kann.

WIE BEEINFLUSSEN PROTEINE UNSERE GESUNDHEIT?

Wie viel Protein ist gesund? In vielen älteren wissenschaftlichen Arbeiten wird eine proteinreiche Ernährung als gesundheitlich problematisch dargestellt. So finden sich Aussagen zu einer negativen Auswirkung eines eiweißreichen Ernährungsstils vor allem in größeren Bevölkerungsstudien zu Herz-Kreislauf-Erkrankungen oder zu entzündlichen Erkrankungen wie der rheumatoiden Arthritis. Mittlerweile gibt es zu einigen dieser Studien aber Korrekturen bzw. können die Aussagen anhand neuerer Erkenntnisse revidiert werden.

Rehabilitation der Eiweißmenge

Worin lagen solche Aussagen also begründet? Fakt ist, dass über die ermittelten Daten der Studien sichtbar wurde, dass eine eiweißreiche Ernährung in der Regel mit einem hohen Verzehr von Fleisch einherging. Das bedeutet, dass in vielen Arbeiten der Fokus nicht allein auf der Proteinmenge und -qualität lag, sondern sich anscheinend der Einfluss der eher ungünstigen Nährstoffzusammensetzung von Fleischprodukten zeigte (viel Fett, Purine und Salz). Die Ernährungsprotokolle aus einigen dieser Studien wurden daher erneut ausgewertet unter dem Fokus, eine eiweißreiche Ernährung vom Fleischkonsum getrennt zu analysieren. Dadurch ergab sich recht deutlich, dass sich eine proteinreichere Ernährung, die vor allem auf pflanzlichen Eiweißlieferanten in Kombination mit nur wenig bis gar keinem tierischen Protein beruht, weitestgehend sehr positiv auf unsere Gesundheit auswirkt. Es spielt daher vor allem die Proteinquelle und dann erst die Proteinmenge eine wichtige Rolle.

Gute Quellen, schlechte Quellen

Es spricht also vieles dafür, seinen Proteinbedarf aus gesundheitsfördernden Lebensmitteln zu decken. Dazu zählen pflanzliche Lebensmittel wie Hülsenfrüchte, Nüsse, aber auch tierische Eiweißquellen wie Fisch und mageres Geflügel. Selten bis gar nicht hingegen sollten rotes Fleisch oder verarbeitete Fleischprodukte als Proteinquellen dienen. Unter den Begriff rotes Fleisch fällt vor allem das Muskelfleisch von Rind, Schwein, Lamm und Ziegen einschließlich des in verarbeiteten Lebensmitteln und den meisten Beefburgern enthaltenen Fleisches. Nicht dazu zählen Geflügel- und Wildfleisch oder Innereien. Der Begriff verarbeitetes Fleisch schließt solche Lebensmittel ein, die durch Räuchern, Trocknen oder Einsalzen bzw. durch Zusatz von chemischen Konservierungsmitteln haltbar oder geschmackvoller gemacht wurden. Dazu gehören beispielsweise Schinken, Speck, Salami und einige Würstchen wie Wiener Würstchen. Diese Lebensmittel enthalten zwar viel hochwertiges Protein (siehe S. 16), doch gilt vor allem verarbeitetes rotes Fleisch als Risikofaktor für zahlreiche Zivilisationserkrankungen wie Herz-Kreislauf- und Tumorerkrankungen. Wir haben uns bei der Rezeptauswahl in diesem Buch an diesen Erkenntnissen orientiert und den Schwerpunkt vor allem auf eine vegetarische Ernährung gelegt (siehe S. 62 ff.).

Proteine und Herz-Kreislauf-Erkrankungen

Herz-Kreislauf-Erkrankungen sind in Deutschland mit Abstand Todesursache Nummer 1. Jährlich sterben rund 340.000 Menschen an Schlaganfall, Herzinfarkt oder -insuffizienz. Längst ist erwiesen, dass eine falsche Ernährung Mitursache dafür sein kann. So konnte in großen Forschungsarbeiten gezeigt werden, dass der regelmäßige Verzehr von rotem Fleisch mit einem erhöhten Risiko für Herz-Kreislauf-Erkrankungen verbunden ist. In einer der größten amerikanischen Populationsstudien, der Nurses' Health Study, wurde über 20 Jahre die Ernährungsqualität von mehr als 100.000 Krankenschwestern beobachtet. Hier konnte ein direkter Zusammenhang zwischen der Menge an verarbeitetem rotem Fleisch und der Zunahme des Risikos für Herz-Kreislauf-Erkrankungen dokumentiert werden. Wurde das Fleisch durch alternative Proteinquellen ersetzt, so verringerte sich dieses Risiko deutlich. Zu den alternativen und damit gesünderen Eiweißquellen, die in dieser Studie getestet wurden, gehören zum Beispiel Bohnen, Nüsse, Sojaprodukte, Fisch und Geflügel. Der Verzehr dieser Proteinquellen führte bei den Probandinnen zu einer deutlichen Verbesserung der Blutfettwerte, des Blutdrucks und zu einer Reduzierung weiterer Risikofaktoren für Erkrankungen des Herz-Kreislauf-Systems. Besonders die Umstellung auf eine pflanzenbetonte Ernährung mit Vollkornprodukten,

Proteinreiche Ernährung – besser für den Blutdruck

Weniger Kohlenhydrate zugunsten mehr gesunden Eiweißes? Auch das scheint unserem Herz-Kreislauf-System gut zu bekommen. Eine Studie über 20 Jahre, die mehr als 80.000 Probanden einschloss, konnte den gesundheitlichen Wert von einer leicht kohlenhydratreduzierten und zugleich proteinreicheren Ernährung mit pflanzlichen Eiweißquellen nachweisen. Hier ergab sich ein etwa 30 Prozent reduziertes Risiko für Herzerkrankungen.

Aus mehreren größeren Untersuchungen deutet sich an, dass eine Ernährung, bei der die Kohlenhydrate zugunsten gesunder Eiweiße reduziert werden, den Blutdruck und das risikoreiche LDL-Cholesterin senken können. Dies konnte auch im Vergleich verschiedener Diätformen nachgewiesen werden. So hat eine kohlenhydratreiche vegetarische Diät zwar ähnliche Effekte wie eine eiweißreiche pflanzliche Diät auf das Gewicht, jedoch verbesserte die proteinreiche Diät deutlicher die Blutfette und den Blutdruck. Konkret wurden in einer aktuellen US-Studie die Auswirkungen folgender drei Ernährungsformen untersucht: eine kohlenhydratreiche Ernährung, eine proteinreiche Ernährung mit mindestens zur Hälfte aus pflanzlichen Quellen sowie eine Ernährung, die reich an ungesättigten Fetten ist. Dazu wurden in der Gegend um Baltimore 164 Erwachsene mit leichtem Bluthochdruck in ihrer Ernährung über einen Zeitraum von sechs Wochen wissenschaftlich begleitet. Die Studienergebnisse zeigten, dass alle drei Ernährungsweisen die Blutfettwerte wie das LDL-Cholesterin sowie den Blutdruck senkten. Den stärksten Effekt hatte dabei die proteinreiche Ernährung.

Daraus lässt sich folgendes Fazit ziehen: Im Rahmen einer Ernährungsumstellung kann der teilweise Ersatz von Kohlenhydraten durch vorwiegend pflanzliche Eiweiße den Blutdruck stabil halten bzw. senken, die Lipidwerte verbessern und das kardiovaskuläre Risiko verringern.

Die Framingham-Herz-Studie

Der positive Effekt einer pflanzenbasierten eiweißreichen Ernährung wurde bereits in der Mitte des letzten Jahrhunderts in der Framingham-Herz-Studie gezeigt. Die Studie startete 1948 in der amerikanischen Stadt Framingham, Massachusetts, mit dem Ziel, die Einwohner systematisch auf Ursachen und Risiken der koronaren Herzkrankheit (KHK) und der Arteriosklerose zu untersuchen. Immer wieder werden Teilabschnitte der mittlerweile Folgegenerationen der ersten Studienkohorte genutzt, um gesundheitlich Risiken in Zusammenhang mit Lebensstilfaktoren zu untersuchen. So wurden mehr als 2000 Probanden über insgesamt sieben Jahre begleitet und die Proteinaufnahme sowie die Entzündungsmarker gemessen. Ein entzündungsreduzierender Effekt einer Ernährung, die reichlich pflanzliche Eiweiße enthält, konnte auch hier recht deutlich gezeigt werden: So führte eine erhöhte Gesamtproteinaufnahme aus pflanzlichen Quellen zu einer Absenkung von Entzündungsmarkern im Blut.

Hülsenfrüchten und Nüssen reduzierte deutlich die Werte des »schlechten« Low-Density-Lipoprotein-Cholesterins (LDL), das einer der größten Risikofaktoren für Herz-Kreislauf-Erkrankungen ist.

Herzgesunde Ernährung

Doch warum sind pflanzliche Lebensmittel meist besser für die Gesundheit unseres Herz-Kreislauf-Systems? Ein Hauptfaktor scheint die unterschiedliche Zusammensetzung der Fette in den Lebensmitteln zu sein. So enthalten pflanzliche Eiweißquellen mehr einfach und mehrfach ungesättigte Fettsäuren. Diese können nachweislich das LDL-Cholesterin im Blut senken. Darüber hinaus sollen andere in pflanzlicher Nahrung enthaltene Nährstoffe ebenfalls zu einer Risikominimierung beitragen. Dazu gehören eine günstige Vitamin- und Mineralstoffkombination sowie ein hoher Anteil an sekundären Pflanzenstoffen und Ballaststoffen. Insgesamt unterstützen die vorliegenden wissenschaftlichen Daten zur Menge des verzehrten Proteins die These, dass eine proteinreiche Ernährung aus gesundheitsfördernden Quellen vorteilhaft für die Herzgesundheit sein kann.

Proteine und Diabetes

Bei der Entwicklung von Diabetes Typ 2 gelten hinsichtlich der Ernährung identische Risikofaktoren wie bei Herz-Kreislauf-Erkrankungen. So pusht der Verzehr von viel rotem und besonders verarbeitetem Fleisch das Risiko für diese Stoffwechselerkrankung. Auch hier lässt sich mit einer proteinreicheren Ernährung, die reichlich Vollkornprodukte, Nüsse oder in Maßen fettarme Milchprodukte enthält, gegensteuern. Eine kohlenhydratarme, eiweißreiche Ernährungsweise mit reichlich pflanzlichen Lebensmitteln scheint schützend gegenüber der Entwicklung von Stoffwechselstörungen zu wirken. So ergab sich als Ergebnis aus der bereits erwähnten Nurses' Health Study, dass Probandinnen, die regelmäßig einen hohen Anteil an pflanzlichen Eiweißquellen zu sich genommen hatten, ein deutlich geringeres Risiko für Diabetes Typ 2 aufwiesen. Dies konnte nicht für eine kohlenhydratarme Ernährung mit einem hohen Anteil an tierischen Eiweißquellen gezeigt werden.

Proteine und Krebs

Auch bei der Entstehung von Tumorerkrankungen scheint die Art der Proteinquelle ebenfalls eine bedeutende Rolle zu spielen. Hier zeigt sich in zahlreichen großen Studien der negative Einfluss des Konsums größerer Mengen rotes Fleisches und verarbeiteten Fleisches. Von der Weltgesundheitsorganisation (WHO) und der International Agency for Research on Cancer (IARC) wurde rotes Fleisch als »wahrscheinlich krebserregend« und verarbeitetes Fleisch als »sicher krebserregend« eingestuft. Besonders die Gefahr, an Darmkrebs zu erkranken, erhöht sich bei regelmäßigem Konsum – schon 50 Gramm verarbeitetes Fleisch pro Tag lässt das Risiko um 18 Prozent steigen. Aber auch das Risiko für andere Krebsarten wie Brust-, Bauchspeicheldrüsen- und Magenkrebs wird durch hohen Fleischkonsum gefördert. Die DGE rät daher zu einem moderaten Fleischkonsum von 300 bis 600 Gramm Fleisch pro Woche. Der Verzehr alternativer Proteinquellen wie Nüssen, Hülsenfrüchten, gesäuerten Milchprodukten und Vollkornprodukten hingegen kann das Risiko für Tumorerkrankungen reduzieren, wie Studien belegen.

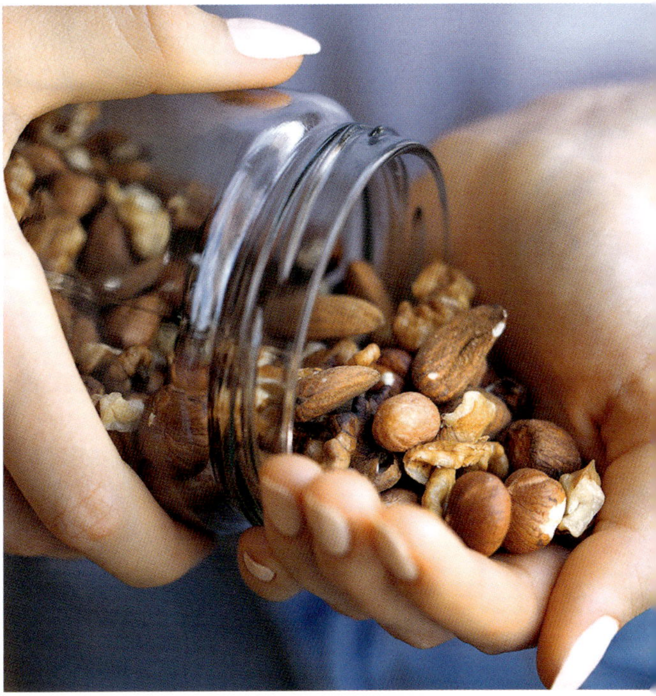

Mit einer Handvoll Nüsse am Tag liefern Sie Ihrem Körper eine ordentliche Portion an hochwertigem Eiweiß.

Proteine und Übergewicht

Wer sich proteinreich vor allem aus pflanzlichen Quellen ernährt, kann in der Regel sein Gewicht gut regulieren bzw. halten. Woran liegt das? Die Spitzenreiter unter den pflanzlichen Eiweißlieferanten – Vollkorngetreide, Hülsenfrüchte oder Nüsse – sind zugleich oft ballaststoffreich und somit richtige Sattmacher. Das heißt, nach ihrem Verzehr treten Hungergefühl bzw. die gefürchteten Heißhungerattacken seltener oder nicht so schnell wieder auf. Wer zu Übergewicht neigt oder sein Gewicht halten möchte, sollte es dennoch mit der Eiweißaufnahme zu Ungunsten anderer wertvoller Lebensmittel nicht übertreiben. Dazu zählen unter anderem Gemüse und Obst. Diese liefern zwar keine allzu hohen Mengen an Eiweiß, sind dafür aber ebenfalls reich an Ballaststoffen und Topquellen für Vitamine, Mineralstoffe und sekundäre Pflanzenstoffe – alles Nährstoffe, die in einer vollwertigen Ernährung nicht fehlen dürfen.

Proteine und chronische Entzündungen

Chronisch systemische Entzündungen entwickeln sich im Körperinneren oft unbemerkt über Jahre und gehören zu einem gewissen Grad auch zum normalen Alterungsprozess dazu. Für unser Immunsystem bedeutet das jedoch, dass es dauerhaft aktiviert ist, um diese »stillen« Entzündungen zu bekämpfen. Ein ungesunder Lebensstil mit zu wenig Bewegung, falscher Ernährung mit der möglichen Folge Übergewicht und weitere Faktoren wie Rauchen, Dauerstress und Schlafmangel können die Entwicklung solcher chronischen Entzündungen befeuern, sodass sie bereits in jüngeren und mittleren Jahren vorliegen können. In diesem Fall findet man im Blut Entzündungsfaktoren, sogenannte inflammatorische Zytokine, zwar leicht, aber dafür dauerhaft erhöht. Diese Zytokine haben verschiedene negative Auswirkungen auf die Funktion von Organen und Geweben. So begünstigen sie in den Blutgefäßen die Entstehung arteriosklerotischer Ablagerungen und erhöhen somit das Risiko für chronische Gefäßkrankheiten wie Bluthochdruck und Herz-Kreislauf-Erkrankungen. In der Muskulatur setzen die Zytokine die Sensitivität für Insulin herab und können damit die Entstehung von Diabetes Typ 2 fördern. Auch stellt ein chronischer Entzündungszustand ein kataboles Milieu dar, was die Entstehung einer Sarkopenie (Muskelabbau inklusive der motorischen Einheiten) im Alter begünstigt (siehe S. 48 f.).

Einige ältere Studien deuteten darauf hin, dass eine proteinreiche Ernährung per se chronische Entzündungen fördern kann. Diese Ergebnisse wurden aber mittlerweile korrigiert: Der Großteil des Proteins, das die Studienteilnehmer zu sich nahmen, stammte aus einem hohen Fleischkonsum. Dieser fördert erwiesenermaßen die Entstehung von Entzündungen. Eine Nachkorrektur einiger Studiendaten bezüglich der Proteinquelle konnte dann überzeugend zeigen, dass besonders die Aufnahme von viel pflanzlichem Eiweiß das Risiko für chronische Entzündungen deutlich reduziert.

Kann man Proteine überdosieren?

Zahlreiche Studien lassen vermuten, dass eine proteinreiche Ernährung auch zur Gewichtsregulation eingesetzt werden kann. So wird Eiweiß vom Körper nicht nur als wichtiger Baustoff genutzt, sondern ein Mehr an Proteinen macht auch besser und länger satt. Diesen positiven Effekt machte sich in den letzten Jahren auch die Industrie zunutze: Eiweißreiche Diäten boomen und in den Regalen der Supermärkte und Drogerien finden sich mehr und mehr Produkte, denen Extraproteine zugesetzt wurden. Schnell nimmt man so wesentlich mehr Eiweiß zu sich als durch eine normale Ernährung. Und so stellt sich die Frage: Kann man zu viel Eiweiß verzehren und somit seinen Körper auf Dauer schädigen? Auch im Kraftsport wird das Thema einer möglichen zu hohen Proteinaufnahme immer wieder kritisch diskutiert, da hier in Einzelfällen exzessiv Proteinpulver als Nahrungsergänzung eingesetzt wird und die Sportler so auf eine deutlich erhöhte Proteinmenge pro Tag im Vergleich zu den Empfehlungen bzw. benötigten Mengen (siehe S. 53) kommen.

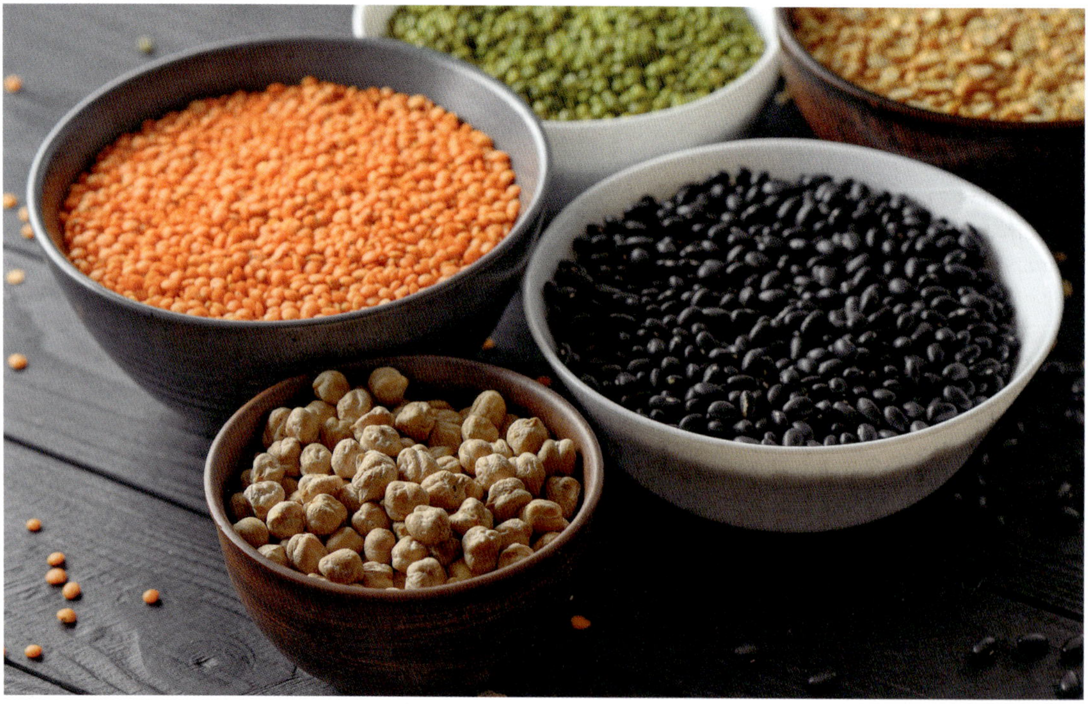

Hülsenfrüchte sind hervorragende Quellen für pflanzliches Protein und besonders reich an Ballaststoffen. Diese fördern eine gesunde Darmflora und machen lange satt. Versuchen Sie, Hülsenfrüchte mehrmals die Woche auf den Teller zu bringen.

Vorsicht bei Nierenleiden

Bisher gibt es kaum zuverlässige Hinweise aus der Wissenschaft, dass etwas höhere Mengen an Eiweiß als die empfohlenen Mengen bei gesunden Menschen Schäden verursachen. Vorsichtig sein sollten allerdings Personen mit eingeschränkter Nierenfunktion. Bei ihnen kann eine deutlich über dem Bedarf liegende Proteinzufuhr Nierenschäden durch eine stark erhöhte Bildung von Harnstoff hervorrufen. Harnstoff wird in der Leber bei Stoffwechselprozessen gebildet, über die sich der Körper stickstoffhaltiger Abbauprodukte entledigt, die für den Körper sonst giftig wären. Da auch Aminosäuren Stickstoff enthalten, entsteht beim Abbau von Proteinen also vermehrt Harnstoff, den die Niere über den Urin ausscheiden muss. Bei Vorliegen einer Nierenerkrankung sollten Sie sich also bezüglich der Proteinmenge in der Nahrung dringlich ärztlichen Rat einholen, wenn Sie Ihre Ernährung diesbezüglich nicht ohnehin schon angepasst haben.

Welche Proteinmengen sind unbedenklich?

Eine etwas erhöhte Proteinzufuhr im Bereich von 1,2 bis 1,5 Gramm pro Kilogramm Körpergewicht pro Tag ist gesundheitlich völlig unbedenklich. Das ist das Ergebnis einer aktuellen Übersichtsarbeit, die insgesamt 23 Studien umfasst. Auch eine Eiweißaufnahme von bis zu 2 Gramm wird als nicht gesundheitlich problematisch eingestuft, insofern die Nieren gesund sind. Inwiefern eine dauerhaft über 2 Gramm pro Kilogramm Körpergewicht liegende Proteinaufnahme gesundheitlich relevant ist, ist bisher nicht wissenschaftlich geklärt. Gleichzeitig werden Sie diese Menge, auch wenn Sie alle Ratschläge in diesem Buch beherzigen, kaum erreichen.

Wir raten aber ausdrücklich davon ab, zusätzlich zu den Proteinen aus der Nahrung Eiweiß in großen Mengen in Form von pulverförmigen Supplementen einzunehmen. Diese Eiweißpulver, die inzwischen auch in der breiten Bevölkerung hohen Anklang finden, haben nämlich vor allem zwei Nachteile: Zum einen lässt sich nur noch schwer kontrollieren, wie viel Eiweiß Sie tatsächlich zu sich nehmen, da in solchen Produkten Proteine sehr hochkonzentriert vorkommen. Dieses Plus an Protein wird dann für den Organismus zunehmend unverwertbar. Zum anderen fehlen diesen Pulvern in weiten Teilen weitere wertvolle Nährstoffe, die Sie automatisch mit einer proteinreichen (pflanzlichen) Ernährung aufnehmen. Man läuft in diesem Fall Gefahr, sich zu einseitig zu ernähren und einen Vitamin- oder Mineralstoffmangel zu erleiden.

Wie nachhaltig ist der Konsum von Proteinen?

Unsere Auswahl an Lebensmitteln hat nicht nur Auswirkung auf unsere Gesundheit, sondern auch auf Umwelt und Klima. Quellen für tierisches Protein, wie Rind- oder Lammfleisch, aber auch Milchprodukte wirken sich durch ihren höheren Ressourcenverbrauch und die vermehrte Produktion von Treibhausgasen negativer auf Umwelt und Klima aus als die meisten pflanzlichen Proteinquellen. Das wurde jüngst erneut durch eine Studie der Universität von Oxford bestätigt, in der der ökologische Fußabdruck von über 57.000 Lebensmitteln verglichen wurde. In Kombination mit den gesundheitlichen Auswirkungen einer proteinreicheren Ernährung ist es daher empfehlenswert, seinen Bedarf vorwiegend über pflanzliche Proteinquellen zu decken und seltener auf tierische Lebensmittel zurückzugreifen. Wenn Sie noch dazu saisonale Produkte aus biologischem Anbau wählen und bei Fisch und Fleisch auf nachhaltige Zucht achten, leisten Sie nicht nur einen wertvollen Beitrag für Ihre Gesundheit, sondern fördern auch das Tierwohl und schonen die Umwelt.

PROTEINMANGEL UND SEINE FOLGEN

Das Risiko eines echten Proteinmangels ist hierzulande gering, da Eiweiß in den meisten Lebensmitteln enthalten und somit gut verfügbar ist. So gehen Experten davon aus, dass der Gesamtproteinbedarf gedeckt ist, wenn man sich ausgewogen und bewusst ernährt – unabhängig davon, ob man Mischköstler, Vegetarier oder Veganer ist oder zum Beispiel viel (Kraft-)Sport betreibt.

Wen kann ein Mangel treffen?

Es gibt jedoch Risikogruppen, die durchaus von einem Mangel an Nahrungsprotein betroffen sein können. Gefährdet sind vor allem ältere Menschen, die durch eine insgesamt nicht ausgewogene Ernährung den etwas höheren Eiweißbedarf, der mit zunehmendem Alter vorliegt, oft nicht decken können. Eine weitere Risikogruppe sind Personen, die mit spezifischen Diäten versuchen, ihre tägliche Gesamtkalorienaufnahme zu reduzieren. Wird hier der Eiweißbedarf – sowohl bezüglich der Proteinmenge als auch der -qualität – nicht mehr erreicht, kommt es zunächst zu einem akuten, schließlich auch dauerhaften Mangel an Proteinen, aber auch an anderen Mikro- und Makronährstoffen. Menschen mit Erkrankungen des Magen-Darm-Trakts wie Zöliakie, Colitis ulcerosa oder Morbus Crohn sind ebenfalls gefährdet. Denn diese Erkrankungen erschweren entweder grundsätzlich die Nahrungsaufnahme oder aber speziell die Eiweißaufnahme im Darm.

So macht sich ein Mangel bemerkbar

Die tatsächlichen Symptome eines Proteinmangels variieren je nach Schweregrad. Es gibt jedoch eine Reihe von Anzeichen, die auf eine Mangelversorgung hindeuten:

- Heißhunger: Enthält die Ernährung generell zu wenig Eiweiß, kommt es vermehrt zu Heißhungerattacken. Man nimmt an, dass diese durch die Interaktion von Eiweißen mit verschiedenen Hormonen zustande kommen. Die Aufnahme von Eiweiß senkt den Spiegel des Hungerhormons Ghrelin, da dabei Sättigungshormone freigesetzt werden. Bereits ein kurzzeitiger Proteinmangel erhöht den Ghrelinspiegel, sodass starkes Hungergefühl auftritt. Nehmen wir also mit der Nahrung zu wenig Eiweiß auf, kann dies zu einer Steigerung des Appetits führen und so unbewusst dazu, dass wir mehr essen, als wir eigentlich benötigen.
- Müdigkeit und Schwäche: Eine kurzfristige zu geringe Aufnahme von Eiweiß bemerkt man bei ausreichender Gesamtenergieaufnahme nicht unmittelbar, ganz im Gegensatz dazu aber eine längerfristige. So zeigt eine wissenschaftliche Analyse, dass Menschen ab 60 Jahren bei unzureichender Zufuhr von Proteinen vermehrt unter Schwäche, Müdigkeit, Gewichtsverlust bis hin zu einer verstärkten Gebrechlichkeit leiden.
- Verlust von Muskelmasse: Eine erhöhte Gebrechlichkeit ist nicht zuletzt auf den Verlust von Muskelmasse zurückzuführen, der sich bei

Risiko: spezifische Diäten im Sportbereich

Zu der Risikogruppe, die durch einseitige bzw. zu strenge Diäten von einem Proteinmangel betroffen sein kann, gehören auch Sportlerinnen und Sportler, die von einem bestimmten Kraft-Last-Verhältnis in ihrer Disziplin profitieren (zum Beispiel Skispringen) oder die aus Sportarten kommen, in denen aus ästhetischen Ansprüchen ein schlankerer Körper von Vorteil sein kann – wie beispielsweise beim Turnen. Man spricht in diesem Fall von einem relativen Energiedefizit (kurz: RED-S), das dadurch entsteht, dass der erhöhte Bedarf an Bewegungsenergie im Sport durch bestimmte Reduktionsdiäten nicht mehr erreicht wird. Das RED-S entsteht primär aus der mangelnden Verfügbarkeit energiereicher Substrate (Kohlenhydrate und Fette), aber eben auch von Proteinen. Die Folgen sind weitreichend und durchaus dramatisch, da nicht nur die Leistungsfähigkeit regelrecht einbricht, sondern es auch zu Störungen im Hormonhaushalt, zu einer reduzierten Knochendichte und sogar zu Depressionen kommen kann.

länger andauerndem Proteinmangel einstellt. In diesem Fall stehen zum einen nicht mehr genügend Aminosäuren für die Muskelumbau- und -reparaturprozesse zur Verfügung. Bei einem längerfristigen Eiweißmangel werden zudem Struktureiweiße aus dem Muskel vermehrt für den Erhalt anderer lebensnotwendiger Funktionen genutzt, sodass Muskelgewebe regelrecht abgebaut wird. Die Muskeln werden dadurch schlaffer – was sich auch optisch bemerkbar macht. Auch droht eine Sarkopenie (siehe S. 48 f.).

- Veränderungen der Haut, Haare und Fingernägel: Ein Mangel an Proteinen kann längerfristig zu Haarausfall, Akne und vorzeitiger Hautalterung sowie brüchigen Nägeln führen. Der Grund liegt vor allem darin, dass Haut, Haare und Nägel viel Kollagen enthalten. Kollagen stellt mengenmäßig das häufigste Eiweiß im menschlichen Körper dar und gibt vielen »festeren« Strukturen im Organismus Form und Stabilität. Es findet sich auch in größeren Mengen in den Knochen, dem Knorpelgewebe und den Zähnen.
- Geschwächtes Immunsystem und verlangsamte Wundheilung: Proteine sind sowohl Baustoffe als auch Energielieferant einiger wichtiger Strukturen des Immunsystems. Besonders bei Kontakt mit Krankheitserregern benötigt unsere körpereigene Abwehr Eiweiße, um ihre Aktivität gegen die schädlichen Keime zu richten und zugleich ihre eigenen Strukturen zu stärken. Ein Mangel an Proteinen führt daher zu einer erhöhten Anfälligkeit für Infekte. Auch die Wundheilung wird vor allem durch Immunzellen und deren Botenstoffe beeinflusst. Ist unser Immunsystem geschwächt, kommt es auch zu einer verzögerten und oft nicht ausreichenden Wundheilung.

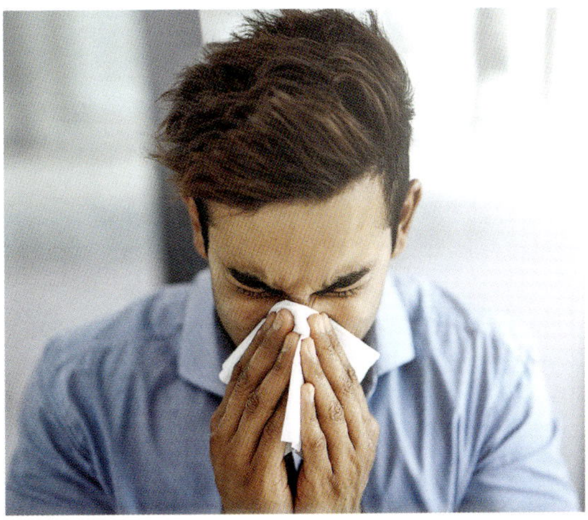

GESUNDE ERNÄHRUNG IM 21. JAHRHUNDERT

Proteinmenge und -qualität sind entscheidend, aber natürlich nicht allein die Merkmale einer gesunden, vollwertigen Ernährung. Doch wie sieht eine solche Ernährungsweise aus? Hier die wichtigsten Regeln auf einen Blick – in Anlehnung an die Empfehlungen der DGE.

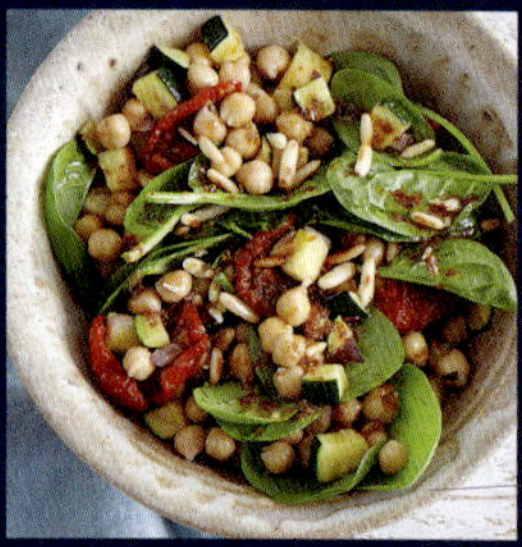

Die drei Großen

Während Proteine vor allem als Baustoffe für unseren Körper wichtig sind, liefern ihm die beiden anderen Makronährstoffe Kohlenhydrate und Fette die nötige Energie, um sämtliche Stoffwechselprozesse am Laufen zu halten. Achten Sie daher auf eine ausgewogene Zusammensetzung Ihrer Ernährung. Die DGE empfiehlt, 50 bis 55 Prozent des täglichen Energiebedarfs aus Kohlenhydraten und etwa 30 Prozent aus Fetten zu sich zu nehmen.

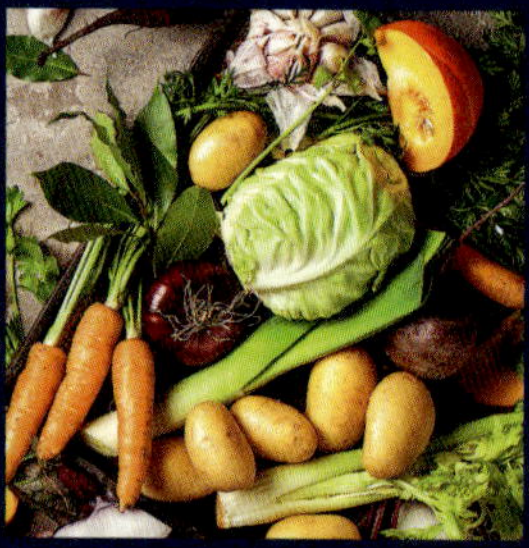

Pflanzenpower auf dem Teller

In Sachen Gesundheit haben pflanzliche Lebensmittel gegenüber tierischen die Nase vorn. Sie sind meist kalorienarm, punkten dabei aber mit einem satten Mix aus Ballaststoffen, Proteinen, gesunden Fetten, Vitaminen, Mineralstoffen und sekundären Pflanzenstoffen. Alles gute Gründe, pflanzlichen Lebensmitteln so oft wie möglich den Vorzug zu geben. Achten Sie daher darauf, täglich mindestens drei Portionen Gemüse (400 bis 500 Gramm) zu essen, dazu Obst, Vollkornprodukte, Hülsenfrüchte und Nüsse.

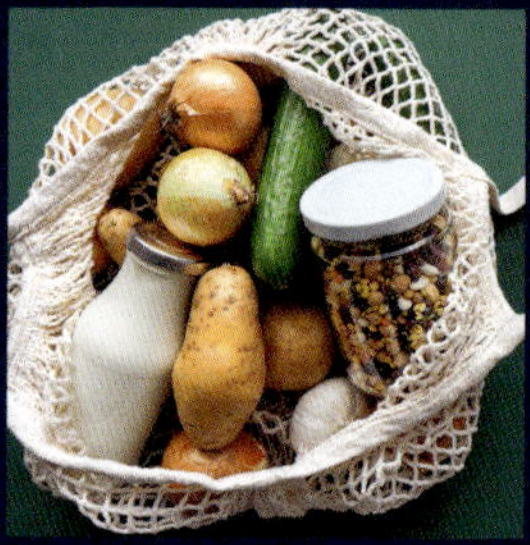

Die Vielfalt bringt's

Sorgen Sie für Abwechslung auf dem Teller, indem Sie möglichst viele verschiedene Lebensmittel essen. Kein Lebensmittel allein enthält alle Nährstoffe, die unser Körper benötigt. Je bunter Sie Ihren Speiseplan gestalten, umso geringer ist das Risiko einer einseitigen Ernährung. Bedienen Sie sich dabei aus den sieben Lebensmittelgruppen: Gemüse und Salat, Obst, Getreideprodukte und Kartoffeln, Milchprodukte (vor allem fermentierte wie Joghurt, Quark, Skyr), Fleisch, Fisch und Eier, Öle und Fette sowie Getränke.

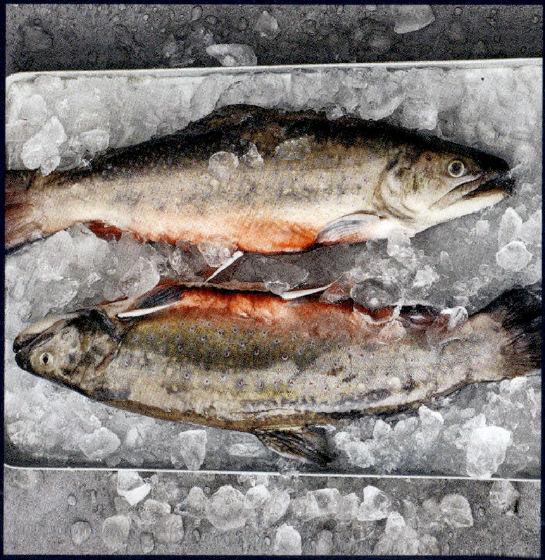

Fleisch und Fisch in Maßen

Fleisch kann im Rahmen einer vollwertigen Ernährung einen Beitrag zu der Versorgung mit wertvollen Nährstoffen wie Eiweiß, Vitaminen und Mineralstoffen (vor allem Eisen) leisten. Dazu reichen aber maximal 300 bis 600 Gramm Fleisch pro Woche aus. Wählen Sie dabei vor allem fettarmes (Bio-)Fleisch von Huhn oder Pute. Auf verarbeitetes Fleisch wie Wurstwaren sollten Sie möglichst verzichten, da es als krebserregend gilt und auch oft reichlich ungesundes Fett liefert. Fisch, vor allem fettreicher wie Lachs oder Makrele, ist eine gute Quelle für hochwertiges Protein und Omega-3-Fettsäuren. Essen Sie ein- bis zweimal pro Woche Fisch und achten Sie dabei auf Bio- oder Nachhaltigkeitssiegel.

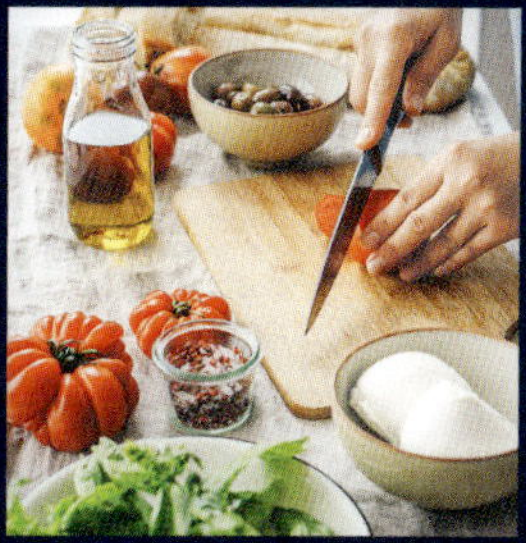

Ein Hoch auf »echte« Lebensmittel

Fertiggerichte und Fast Food wie TK-Pizza, Dosensuppen, Currywurst oder Backwaren erleichtern uns zwar im stressigen Alltag das Leben, sind aber für unsere Gesundheit alles andere als zuträglich. Denn meist handelt es sich dabei um hochverarbeitete Lebensmittel, die reich an Salz, Zucker, ungesunden Fetten und Zusatzstoffen sind. Setzen Sie daher auf »echte« Lebensmittel, also solche, die lose zu kaufen sind und möglichst kurze Zutatenlisten haben. Kochen Sie zudem so oft wie möglich selbst – lassen Sie sich von unseren Rezepten ab Seite 62 inspirieren.

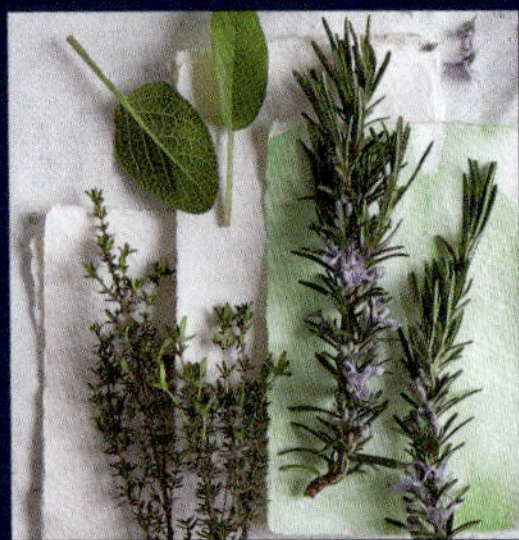

Finger weg von Zucker und Salz

Ein Zuviel an Zucker und Salz ist ein sicherer Garant für Übergewicht und andere Krankheiten. Schränken Sie daher Ihren Konsum möglichst ein. Die WHO rät dazu, nicht mehr als 10, besser noch 5 Prozent der Gesamtenergie aus freiem Zucker aufzunehmen, das entspricht einer Menge von etwa 50 Gramm Zucker am Tag. Unter »freien Zucker« wird Zucker verstanden, der Lebensmittel zugesetzt wird oder von Natur aus in Honig, Sirup und Fruchtsäften enthalten ist. Bei Salz wird eine maximale Tagesdosis von 6 Gramm empfohlen. Aromatisieren Sie Ihre Speisen daher lieber mit frischen Kräutern und Gewürzen nach Wahl.

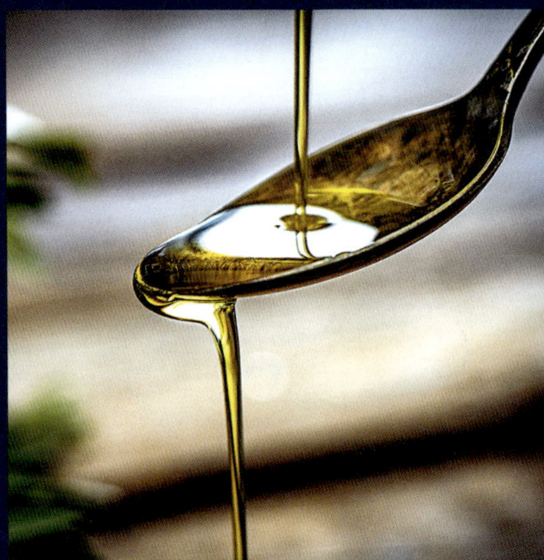

Gute Fette verwenden

Bei Fetten sollten sie pflanzlichen Ölen den Vorzug geben. Sie liefern zwar, wie alle Fette, viele Kalorien, aber auch lebensnotwendige Fettsäuren und Vitamin E. Zum Braten und Dünsten eignet sich raffiniertes Rapsöl besonders gut, da es sich hoch erhitzen lässt. Auch natives Olivenöl passt gut für die warme Küche, sollte aber nicht zu heiß erhitzt werden. Für kalte Speisen wie Salate oder Antipasti greifen Sie am besten zu kalt gepresstem Oliven- und Rapsöl. Speziell entzündungshemmend wirken alle Öle mit einem hohen Anteil an Omega-3-Fettsäuren. Dazu gehören Raps-, Lein-, Walnuss- oder Hanföl. Deren alpha-Linolensäure ist gegen viele entzündungsfördernde Stoffe wirksam, etwa gegen die Arachidonsäure in vielen Fleischprodukten.

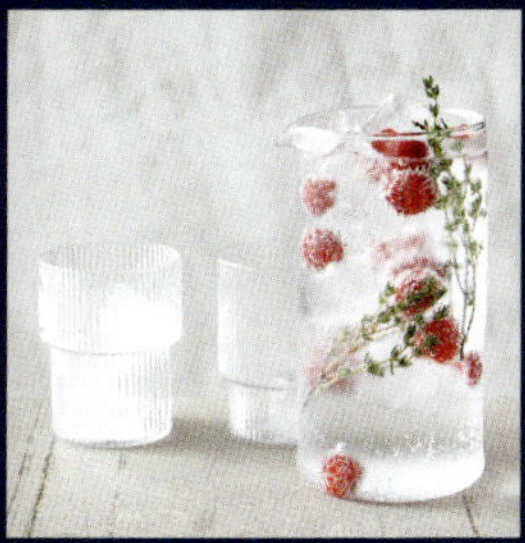

Ein Prost aufs Wasser

Zu einer gesunden Ernährung gehören auch die passenden Getränke. Trinken Sie vor allem Wasser, am besten ist mineralstoffreiches, fluoridfreies Wasser. Ungesüßter Tee und Kaffee kommen ebenso infrage wie ab und zu Fruchtsaftschorlen (im Verhältnis ein Drittel Saft zu zwei Drittel Wasser). Und wer zwei bis drei Liter täglich trinkt – am besten regelmäßig über den Tag verteilt –, hält seinen Stoffwechsel in Gang und kann sicher sein, dass alle den Organismus belastenden sowie entzündungsfördernden Gifte und Stoffe ausgespült werden können. Als Durstlöscher wenig geeignet und aufgrund ihres hohen Zuckergehalts ungesund sind Softdrinks wie Limonade, Eistee oder Cola. Alkohol sollten Sie möglichst nur in kleinen Mengen konsumieren oder am besten ganz meiden.

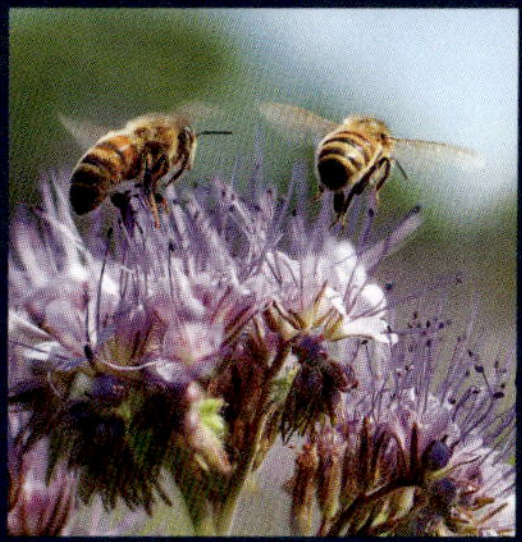

Essen für die Zukunft

Gesunde Ernährung ist heutzutage untrennbar mit dem Thema Nachhaltigkeit verbunden. Die Erzeugung von Lebensmitteln, vor allem solchen tierischen Ursprungs, ist leider einer der großen Treiber des Klimawandels. Essen Sie daher bevorzugt pflanzliche Lebensmittel und achten Sie auf Regionalität und Saisonalität. Greifen Sie dabei möglichst zu Biowaren. Zudem sollten Sie Lebensmittelabfälle vermeiden.

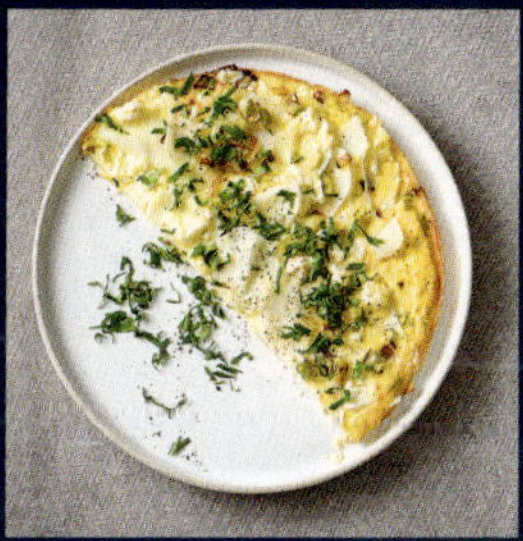

Weniger ist mehr

Essen Sie in Maßen, nehmen Sie sich Zeit beim Essen und gönnen Sie sich und Ihrem Körper ausreichend Pausen zwischen den Mahlzeiten. All das ist für ein langes, gesundes Leben förderlich. Wer regelmäßig zu viel, zu hastig und zu oft isst, riskiert den direkten Weg ins Übergewicht. Ein Zuviel an Bauch und auf den Hüften ist wiederum ein Risikofaktor für zahlreiche Krankheiten wie Herz-Kreislauf-Erkrankungen, Krebs oder Diabetes Typ 2.

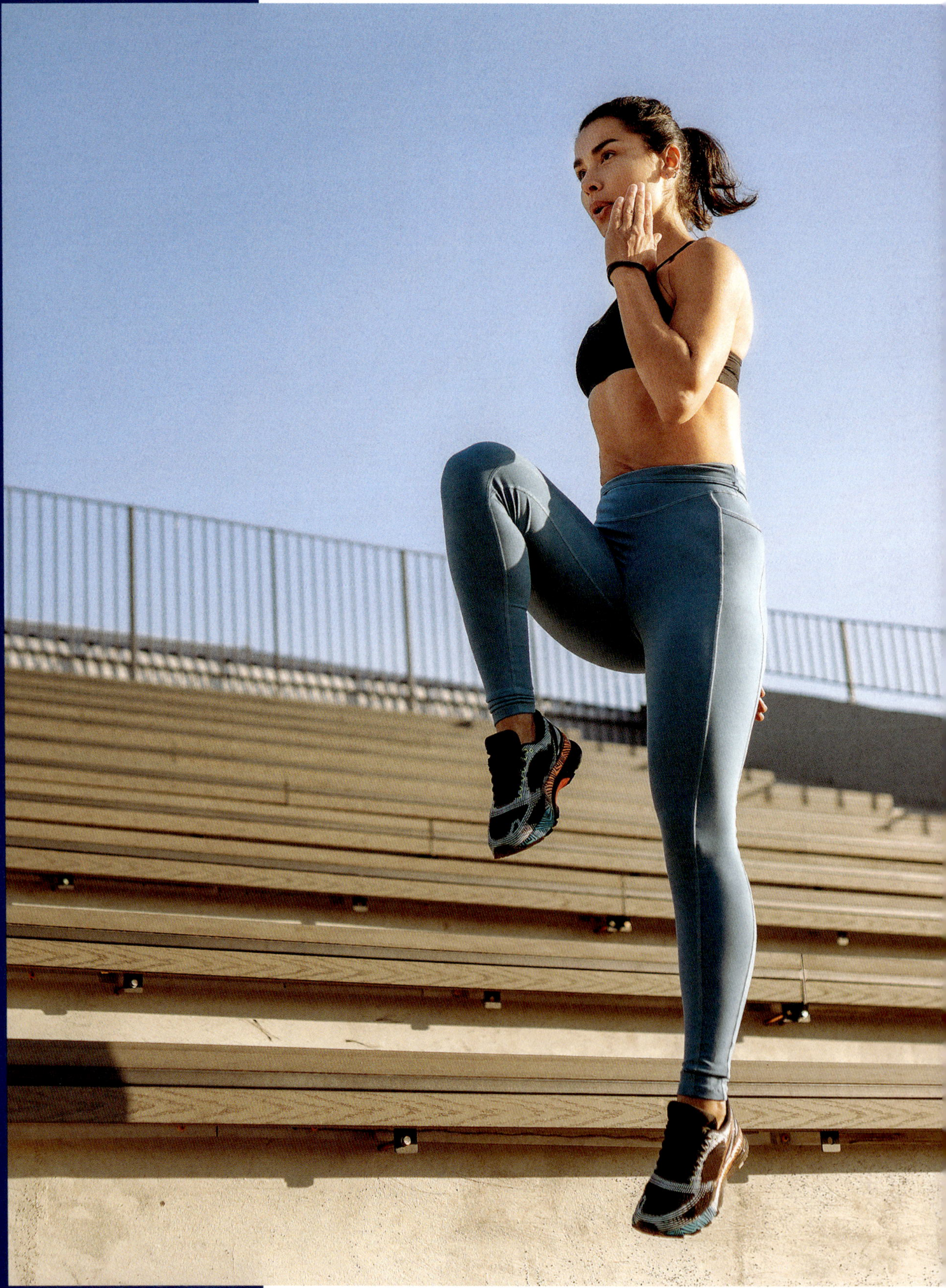

ZAUBER-FORMEL PROTEIN-TIMING

Wie wichtig die Qualität von Proteinen und eine ausreichende Eiweißversorgung ist, haben Sie bereits erfahren. Neueste wissenschaftliche Erkenntnisse zeigen: Entscheidend ist zudem auch, zu welcher Tageszeit wir Eiweiß zu uns nehmen. Lesen Sie im Folgenden, wie effektiv das sogenannte Protein-Timing für unsere Gesundheit und Fitness sein kann.

CHRONOBIOLOGIE DES (PROTEIN-)STOFF-WECHSELS

Lange wurde bei Ernährungsempfehlungen, gerade auch hinsichtlich von Proteinen, der Fokus auf die tägliche Gesamtmenge gelegt. Jüngere Forschungsarbeiten zeigen jedoch, dass auch der Zeitpunkt der Eiweißaufnahme eine wichtige Bedeutung für unsere Gesundheit und die Wirksamkeit von Proteinen hat. Dies ist auf die sogenannte Chronobiologie zurückzuführen. Sie beschreibt die zeitliche Organisation von Prozessen im Körper.

Die innere Uhr des Menschen

Die Chronobiologie hat als Wissenschaft in den vergangenen Jahren enorm an Bedeutung gewonnen. Zahlreiche biologische Vorgänge im Körper unterliegen biologischen Rhythmen, die von inneren Taktgebern vorgegeben werden. So weisen Herzfrequenz, Nieren- und Leberfunktion, Hormone wie Cortisol und Melatonin und auch Nährstoffe wie Glukose und Mineralstoffe ausgesprochene Tag-Nacht-Rhythmen auf. In der medizinischen Forschung, besonders bei Studien zur Wirkung von Medikamenten, gibt es das Schwerpunktthema Chronopharmakologie, in der die Empfindlichkeit der Zielzellen und -organe für ein Medikament vor dem Hintergrund von Tageszeitschwankungen untersucht wird. Bei vielen Hundert Pharmazeutika wurden mittlerweile zeitabhängige Wirksamkeiten nachgewiesen. Demzufolge gibt es für diese Medikamente Empfehlungen, zu welcher Tageszeit sie idealerweise eingenommen werden sollten.

Essen im Einklang mit der inneren Uhr

Immer mehr Studien belegen auch eine enge Bindung des Stoffwechsels an die Tagesrhythmik. Wesentliche Hinweise aus der Forschung gibt es dazu vor allem für Adipositas und Übergewicht. Dachte man bis vor einigen Jahren, dass eine Gewichtsveränderung fast ausschließlich an die über den Tag aufgenommenen Kalorien gekoppelt ist, zeigen jüngere Studien sehr wohl, dass auch der Zeitpunkt der Mahlzeiten eine Rolle spielt. Interessanterweise gibt es hier Wirkungen in beide Richtungen. Denn auch die Essenszeiten beeinflussen die innere Uhr. So verändert eine regelmäßige nächtliche Nahrungsaufnahme die Tagesrhythmik des Stoffwechsels, der nachts eigentlich auf Ruhe ausgelegt ist. Entsprechend gehen Wissenschaftler inzwischen davon aus, dass solche Störungen der üblichen Essens- bzw. Ruhezeiten das Stoffwechselgleichgewicht des Protein-, Glukose- und Fettmetabolismus empfindlich stören können. Dies geht so weit, dass ständiges Essen gegen die innere Uhr Stoffwechselkrankheiten begünstigen kann.

Taktgeber im Gehirn

Der Taktgeber dieser Tagesrhythmik findet sich in einem Kerngebiet des Gehirns, dem Nucleus suprachiasmaticus. Hier liegen einige Tausend Nervenzellen, die durch ihre Signale den Schlaf-wach-Rhythmus steuern. Der Nucleus selbst hält zwar auch bei absoluter Dunkelheit seine Taktung bei. Er benötigt aber eine Tag-Nacht-Synchronisierung und reagiert daher auf Tageslicht und Dunkelheit. Er liegt oberhalb der Kreuzung der beiden Sehnerven und wird durch lichtempfindliche Zellen der Netzhaut des Auges beeinflusst. Der Nucleus ist der zentrale Impulsgeber der inneren Uhr, durch den Zellen in anderen Organen, die keinen Zugang zum Licht haben, Impulse für ihre Rhythmik bekommen. So überträgt sich die zirkadiane Rhythmik auf alle anderen Gewebe.

Das Licht ist dabei nicht der einzige Taktgeber, sondern auch Faktoren wie Nahrungsaufnahme, körperliche Aktivität und äußere Temperaturen gehören dazu. Entsprechend laufen viele Informationen im Körper zusammen und beeinflussen in ihrer Gesamtheit die Tagesrhythmik.

Wenn die innere Uhr nicht rundläuft

Störungen der Tagesrhythmik werden inzwischen mit zahlreichen Erkrankungen in Verbindung gebracht. Kurzzeitige Veränderungen, wie bei einem Jetlag, kann unser Organismus recht schnell kompensieren und sich nach einigen Stunden bzw. Tagen auf die neue Zeitzone einstellen. Dauerhafte Störungen hingegen können leichtgradige, aber dauerhafte Entzündungen im Körper auslösen und werden daher als Risikofaktor für den Stoffwechsel diskutiert, der Übergewicht, Diabetes Typ 2, Gefäßerkrankungen oder sogar Tumorerkrankungen begünstigen kann. Solche folgenschweren Störungen der Tagesrhythmik sind zum Beispiel dauerhafte und ungünstige Schichttätigkeiten oder Schlafstörungen, aber auch langfristige Inaktivität und Fehlernährung.

Finger weg von Zwischenmahlzeiten

Wie wir uns ernähren, wird durch viele störungsempfindliche chronobiologische Rhythmen bestimmt. Dazu gehört auch das Hungergefühl. Nach einer gewissen Zeit ohne Nahrungsaufnahme – bei manchen Menschen bereits nach zwei bis drei Stunden – sendet der Körper Hungersignale aus: Das Bedürfnis nach Nahrung will gestillt werden. Da Snacks in unserer heutigen Gesellschaft immer und überall verfügbar sind, wird das Hungergefühl nicht selten durch solche vermeintlich kleinen Zwischenmahlzeiten befriedigt. Eine wissenschaftliche Arbeit, in der mehrere Tausend Essensprotokolle von übergewichtigen Probanden ausgewertet wurden, zeigte allerdings, dass ein Snack von etwa 300 Kilokalorien keinen positiven Einfluss auf die aufgenommene Kalorienmenge am Abend hatte. Entsprechend nahmen die »snackenden« Personen diese Kalorien schlichtweg zusätzlich auf und hatten am Ende des Tages eine um mehr als 300 Kilokalorien höhere Energiebilanz.

Schlanker dank festem Mahlzeitenrhythmus

Aktuelle Forschungsergebnisse zeigen deutlich, dass chronobiologische Aspekte in der Ernährung stärker berücksichtigt werden sollten. So ergab eine Studie der Universität Florenz, dass übergewichtige Menschen, die darin geschult wurden, nur bei echtem Hungergefühl zu essen, signifikant an Gewicht verlieren konnten. Es entwickelte sich auf Basis dieser rhythmisierten Steuerung ein Drei-Mahlzeiten-Tagesschema, wodurch sich auch die tägliche Kalorienzufuhr sowie der Schlafbedarf der Probanden reduzierte. Die Studie bewies zudem, dass bei Übergewicht sehr oft die natürliche Regulation von Hunger und Sättigung gestört ist und besonders das regelmäßige Snacken auch durch Faktoren wie Gewohnheiten und Verfügbarkeiten ausgelöst wird. Dank einer Schulung des Ernährungsverhaltens, durch die den Teilnehmern das Gefühl von Hunger und Sättigung verdeutlicht wurde, waren diese in der Lage, den Teufelskreis zu durchbrechen.

Fatal: dauerhaftes Snacken

Sich regelmäßig zwischen den Mahlzeiten Snacks zu genehmigen, hat noch eine weitere negative, mit dem Tagesrhythmus zusammenhängende Auswirkung. So sorgt vor allem ein kohlenhydrathaltiger Snack für einen deutlichen Anstieg des Insulinspiegels in einer Phase, in der dieser eigentlich aufgrund der länger zurückliegenden letzten Mahlzeit niedrig sein sollte. Das Hormon Insulin reguliert den Blutzuckerspiegel und wird nach der Nahrungsaufnahme ausgeschüttet. Bleibt nun der Blutzuckerspiegel durch zusätzliche, eigentlich unnötige Zwischenmahlzeiten hoch, wird vermehrt Insulin benötigt, um den Blutzucker auf ein normales Niveau einzupendeln. Ein Nachteil eines erhöhten Insulinspiegels ist, dass in diesen Phasen kaum Fette als Substrate in den Stoffwechsel einfließen. Kurz gesagt: Immer, wenn viel Insulin im Blut ist, kommt die Fettverbrennung zum Erliegen. Hält man Essenspausen von vier bis fünf Stunden ein, kann der Insulinspiegel entsprechend sinken und der Körper greift auch vermehrt auf Fette als Energielieferanten zurück.

Lange unterschätzt: der Einfluss der Chronobiologie

Zahlreiche Fachgesellschaften empfehlen bis heute die Zufuhr verschiedener Mikro- und Makronährstoffe basierend auf Zufuhrmengen pro Tag oder pro Woche. Bisher spielte die Tageszeit oder die Verteilung über den Tag hierbei keine oder nur eine untergeordnete Rolle. Entsprechend finden die biologischen Rhythmen des Organismus hier keine Berücksichtigung und chronobiologische Aspekte werden weitgehend ignoriert.

Erst in den letzten Jahren verbreitete sich die Erkenntnis, dass es nicht bedeutungslos ist, ob man viele kleine Mahlzeiten über den Tag verteilt zu sich nimmt, feste Essenspausen einhält oder sich an drei Hauptmahlzeiten orientiert. Gerade Forschungsarbeiten rund um das Thema Intervallfasten machten die gesundheitliche Bedeutung von Pausen zwischen den Mahlzeiten deutlich und zeigten gleichzeitig auf, dass ein ständiges Snacken einen wesentlichen Beitrag zur Übergewichtsproblematik leistet (siehe links). Auch insgesamt stellen herausragende Forschungsergebnisse der Chronobiologie traditionelle Lehrmeinungen und damit einige Empfehlungen von Fachgesellschaften infrage.

Besser morgens als abends schlemmen

Opulente Mahlzeiten am Abend sind für unseren Organismus eher ungünstig. Das ist das Ergebnis einer wissenschaftlichen Arbeit der University of Surrey in England. Ein der Morgenmahlzeit identisches Abendessen rief dabei einen deutlich stärkeren Anstieg des Blutzucker- und Insulinspiegels hervor. Insgesamt ließ die Stoffwechselreaktion der Probanden darauf schließen, dass sich die größeren Kalorienmengen für den Körper besser morgens und mittags verarbeiten lassen.

Auch Studien der University of Minnesota bestätigten diese Ergebnisse. So zeigte sich bei Probanden, die über längere Zeit täglich nur eine Mahlzeit mit 2000 Kilokalorien zu sich nahmen, dass die Teilnehmer, die das Essen morgens verzehrten, bereits nach einer Woche im Verhältnis weniger wogen als die Teilnehmer der Abendgruppe. Auch eine energiereduzierte Kost mit dem Ziel, Gewicht zu reduzieren, zeigte eine bessere Wirkung, wenn diese vorwiegend am Morgen und nicht abends eingenommen wurde. Die Forscher vermuten, dass auch diese Effekte zumindest in Teilen mit dem Insulinspiegel zu tun haben. Verzehrt man am Abend vor allem größere Mengen kohlenhydratreicher Lebensmittel, so bleibt der Insulinspiegel hoch und verhindert so eine effiziente Nutzung der Fette für den Energiestoffwechsel in den Nachtstunden. Auch konnte über subjektive Befragungen festgestellt werden, dass die identische Mahlzeit morgens eine stärkere Sättigungswirkung hat als abends.

Somit stützen die Forschungsarbeiten der Chronobiologie die Erkenntnis, dass es sinnvoll ist, regelmäßig über den Tag verteilt zwei bis drei größere Mahlzeiten zu sich zu nehmen, um ein gesundes Körpergewicht zu erreichen bzw. zu halten. Dazu scheint es von Vorteil zu sein, besonders die Mahlzeiten morgens und mittags üppiger zu gestalten und Essenspausen von vier bis fünf Stunden einzuhalten. Nur für einige Zielgruppen, wie Leistungssportler oder ambitionierte Freizeitsportler, gibt es in Teilen abweichende Empfehlungen.

Protein-Timing: der Schlüssel zu gesunden, schlanken Muskeln

Wie verhält es sich nun konkret mit den Ernährungsempfehlungen bei Proteinen? Allgemeine Ernährungsrichtlinien vieler Fachgesellschaften weisen für Proteine in der Regel Empfehlungen für die Gesamtaufnahme über den Tag aus. Es mehren sich jedoch die Hinweise darauf, dass auch die Verteilung der täglichen Proteinzufuhr auf die Mahlzeiten von Bedeutung ist. So zeigten Studien, dass der Zeitpunkt der Proteinaufnahme über einen definierten Zeitraum den Muskelerhalt und auch muskuläre Aufbauprozesse beeinflusst: Bei vielen Menschen scheint es ein Proteindefizit bzw. eine Proteinlücke vor allem am Vormittag zu geben, da das Frühstück oftmals kohlenhydrat- und fettreich

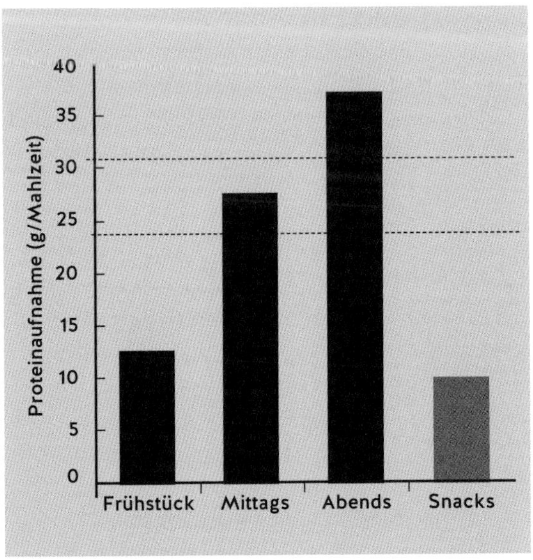

Istzustand der Proteinaufnahme: Im Durchschnitt wird beim Frühstück zu wenig Protein mit der Nahrung aufgenommen. Die gestrichelten Linien deuten die Proteinmengen pro Mahlzeit an, die notwendig sind, um die Muskelproteinsynthese zu stimulieren (ca. 25 bis 30 Gramm; Quelle siehe S. 187).

ausfällt. Eine Erhöhung der Proteinaufnahme zum Frühstück und Mittagessen wirkte sich positiv auf das Muskelwachstum, die Muskelstruktur und auch die Leistungsfähigkeit aus. Entsprechend ist die gleichmäßige Verteilung der Proteine auf die drei Hauptmahlzeiten für den Körper bedeutsam, um eine effektive Muskelproteinsynthese zu leisten. Es ist zudem wirkungsvoller, die Proteinaufnahme gleichmäßig über den Tag zu verteilen, als wenn eine größere Proteinmenge nur zu einer Mahlzeit am Tag aufgenommen wird. Kurz gesagt: Für eine optimal ablaufende Proteinsynthese ist es besser, zu jeder Mahlzeit 30 Gramm Protein aufzunehmen als nur bei einer Mahlzeit 90 Gramm.

Anabole Prozesse überwiegen

Der Grund dafür wird im Gleichgewicht zwischen Muskelaufbau und -abbau vermutet. So kommt es vermehrt zu Abbaueffekten (= katabol), wenn nach den Mahlzeiten zu wenig Proteine für den Muskel verfügbar sind. Umgekehrt überwiegen aufbauende (= anabole) Prozesse bei ausreichender Versorgung. Den Zeitpunkt nach den Mahlzeiten bezeichnet man wissenschaftlich als »postprandial«. Man spricht daher von einer postprandialen anabolen Schwelle des Proteins. Dies beschreibt die Menge an verfügbaren Proteinen zu einem definierten Zeitpunkt, um von abbauenden zu erhaltenden oder sogar aufbauenden Prozessen überzugehen. Um diese Schwelle möglichst regelmäßig zu überschreiten, ist eine ausreichende Proteinaufnahme über die drei Hauptmahlzeiten notwendig. Diese anabole Schwelle scheint je nach Körpergewicht bei Erwachsenen zwischen 25 und 30 Gramm pro Mahlzeit zu liegen. Die Bedeutsamkeit einer über den Tag gleichmäßigen Proteinaufnahme für die Muskelproteinsynthese wird vor allem in der mangelnden Option gesehen, Aminosäuren lange zu speichern. Aufgenommene Aminosäuren werden also schnellstmöglich als Baustoff für Proteine genutzt. Die innere Uhr trägt ihren Teil insofern dazu bei, als dass die Verdauungs- und Aufnahmekapazitäten sowie die Stoffwechselprozesse zu den gewohnten Tageszeiten optimiert ablaufen und somit auch die Proteinverwertung bestens funktioniert.

DIE ROLLE DER PROTEINE IN DER MUSKULATUR

Unsere Muskeln stehen im Kontext einer proteinreichen Ernährung in einem besonderen Fokus. Dies liegt vor allem daran, dass eine funktionelle Muskulatur einen immensen Einfluss auf unsere Gesundheit, Leistungsfähigkeit und Lebensqualität hat. Damit die Muskulatur gut funktioniert, benötigt sie Proteine – und zwar einerseits als Baustoff und andererseits als »Motor« für die Kontraktion.

Die Muskelproteine

Die wichtigste Muskelproteinfraktion stellt das sogenannte myofibrilläre Protein dar. Dabei handelt es sich um Proteine, aus denen die Myofibrillen, auch Muskelfibrillen, aufgebaut sind. Die Muskelfibrillen setzen sich aus den sogenannten Sarkomeren zusammen. Als Sarkomer bezeichnet man die kleinste kontraktile Einheit im Inneren einer Muskelfaser. In ihr entsteht die Kraft. Durch eine stärkere Überlappung und das daraus resultierende Zusammenziehen der in Reihe geschalteten Sarkomere kommt es zu einer aktiven Verkürzung des gesamten Muskels, was seine Kontraktion ermöglicht. Die eigentliche Kontraktion geschieht also dadurch, dass sich die Myofilamente, die aus Aktin und Myosin bestehen, ineinanderschieben. Somit machen myofibrilläre Proteine eine wesentliche Funktion des Muskels und auch den größten Teil der Muskelmasse aus. Ihre Struktur hat demzufolge auch die größte Bedeutung für den Aufbau von Muskelmasse und die Entwicklung von Kraft.

Die Kraftwerke der Zelle, die Mitochondrien, bestehen ebenfalls zum Teil aus Proteinen. In den Mitochondrien findet der Kohlenhydrat- und Fettstoffwechsel unter ausreichend Sauerstoffverfügbarkeit statt. Ihre Menge macht aber nur einen kleinen Teil des Muskels aus. Der gesamte Muskel mit seinen Mikrostrukturen und Muskelfasern wird noch von zahlreichen weiteren Proteinstrukturen umgeben. Hier findet man vor allem das intramuskuläre Bindegewebsprotein, das vorrangig aus Kollagen besteht. Die verschiedenen Kollagenarten stellen die häufigsten Eiweiße im menschlichen Körper dar und geben vielen Organen und Geweben Festigkeit und Struktur. So auch dem Muskel, der bei jeder Kontraktion auch einer mechanischen Belastung ausgesetzt ist und daher einer besonderen Festigkeit bedarf.

Proteinumsatz im Muskel

Die Muskulatur ist ein äußerst anpassungsfähiges Gewebe. Selbst wenn sie äußerlich konstant zu sein scheint, befindet sie sich in einem permanenten Umbruch, da ständig Muskelproteine auf- und wieder abgebaut werden. Diese Umbauten ermöglichen dem Körper, beschädigte Proteine durch neue zu ersetzen oder aber auch die Zusammensetzung oder Anzahl der Muskelproteine zu verändern, um sich an die Herausforderungen des Alltags anzupassen. Entsteht in der Muskulatur ein Ungleichgewicht zwischen dem Proteinaufbau und -abbau, führt dies entweder zu einer Nettozunahme oder

Einblick in ein faszinierendes System: So sind unsere Skelettmuskeln aufgebaut

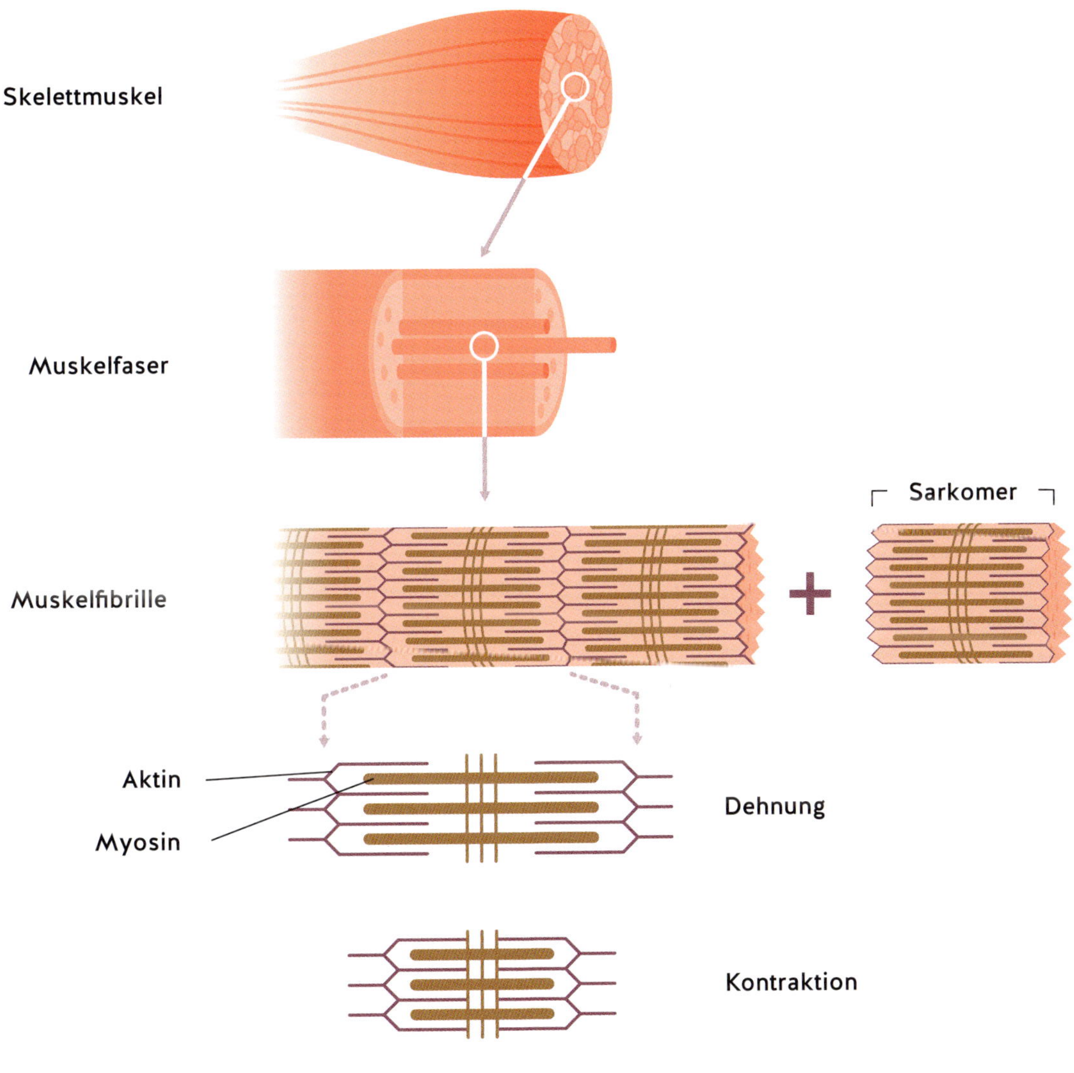

Beeindruckende Strukturen: Ein Skelettmuskel besteht aus Hunderten von Muskelfasern. Diese wiederum enthalten bis zu 1000 Muskelfibrillen (Myofibrillen). Die Fibrillen setzen sich aus den Sarkomeren zusammen. In den Sarkomeren liegen die sogenannten Myofilamente, die aus den beiden Muskelproteinen Aktin und Myosin bestehen. Bei einer Muskelkontraktion schieben sich die beiden Proteine ineinander.

Unsere Muskulatur – ein Wunderwerk, das Pflege braucht

Der menschliche Körper verfügt über mehr als 600 Muskeln. Diese sind im Vergleich zu anderen Organen und Geweben in der Lage, sich aktiv zu verkürzen. Dies wiederum gibt unserem Skelettsystem zunächst Stabilität und Form, ermöglicht aber vor allem Bewegung. Muskeln unterscheiden sich je nach ihren Aufgaben im Aussehen und in der Funktion in die quer gestreiften Skelettmuskeln, die den weitaus größten Teil der Muskelmasse des Körpers ausmachen, und in die glatte Muskulatur, die im Magen-Darm-Trakt die Verdauung unterstützt und auch die Blutgefäße weit und eng stellt. Einen Sonderfall stellt der Herzmuskel dar, der als Hohlmuskel kontrahiert und dadurch den Blutauswurf des Herzens ermöglicht. Während die glatte Muskulatur komplett eigenständig arbeitet, kann die Skelettmuskulatur aktiv angesteuert und somit durch regelmäßiges (Kraft-)Training »gepflegt« werden.

Die Muskelkontraktion der Skelettmuskeln wird durch Signale des Nervensystems eingeleitet und die Versorgung über Blutgefäße gewährleistet. Eine gesunde und leistungsfähige Muskulatur kann dadurch effizient über Nerven angesteuert werden und wird optimal mit Blut und Nährstoffen versorgt. Es bringt viele offensichtliche Vorteile mit sich, wenn Sie eine gut ausgeprägte Muskulatur haben: Muskeln machen leistungsfähig, sorgen für einen funktionierenden Stoffwechsel und spielen so eine wichtige Rolle für Gesundheit und Lebensqualität. Auch die Medizin entdeckt immer mehr die Notwendigkeit gesunder Muskeln im fortgeschrittenen Alter und zur Prävention von Erkrankungen. Dies liegt vor allem daran, dass das Muskelgewebe eine zentrale Rolle im Gesamtstoffwechsel des Körpers spielt. Allein das Vorhandensein von Muskeln benötigt bereits Energie – je mehr Muskelmasse Sie besitzen, umso höher ist Ihr Grundumsatz. Als Grundumsatz wird der Ruheenergiebedarf des Körpers bezeichnet, also die basale Stoffwechselrate. Diese ist für die Gesundheit vor allem deshalb von Bedeutung, da heutzutage etliche Menschen zu viel Nahrungsenergie aufnehmen und dadurch zu Übergewicht oder sogar Adipositas neigen. Je mehr Muskeln Sie haben, umso besser können die aufgenommenen Kalorien verstoffwechselt werden. Entsprechend belegen aktuelle Studien, dass das Vorhandensein von Muskelmasse einer der wesentlichen Faktoren darstellt, Übergewicht vorzubeugen.

Je länger Sie im Alter über eine leistungsfähige Muskulatur verfügen, desto geringer ist auch Ihr Risiko für viele Erkrankungen. Gleichzeitig gewährleistet die Muskulatur lange Autonomie und Lebensqualität. Mit kräftigen Muskeln gelingt es auch im fortgeschrittenen Alter noch, aktiv zu bleiben. Für viele Menschen erfüllen Muskeln auch ästhetische Ansprüche an ein athletisches Erscheinungsbild wie einen schlanken, muskulösen Bauch (»Sixpack«). Was auch immer der eigene Anspruch an die Muskeln ist, entscheidend ist dabei zu wissen, dass der Muskel ein hochgradig plastisches Gewebe ist. Er befindet sich in einem dynamischen Auf- und Abbau. Entsprechend bestimmt unser Lebensstil, welche Dynamik überwiegt. Aktivität kombiniert mit einer passenden Ernährung stellt die Weichen Richtung Aufbau. Eine Mangelernährung, wozu auch eine nicht ausreichende Proteinaufnahme gehört, fördert den Abbau.

einem -verlust (siehe S. 54). Man spricht fachlich von anaboler Stoffwechsellage, wenn die Aufbauten überwiegen, im Gegensatz zu einer katabolen Stoffwechsellage, wenn die Muskelstruktur abgebaut wird. Ohne ausreichend Bewegung und bei Proteinmangel sind im Alter abbauende Prozesse vorherrschend: Wir verlieren deutlich an Muskelmasse. Neben einer ausgewogenen Ernährung mit ausreichend Proteinen sind sportliche Aktivitäten oder auch nur ein aktiver Alltag potente Reize für einen Erhalt oder eine Zunahme von Muskelmasse und können das Gleichgewicht zwischen Muskelauf- und abbau in Richtung aufbauender Prozesse verschieben. Proteinaufnahme und Bewegung stellen also anabole Reize dar, die beides aktivieren, sowohl den Abbau von alten oder beschädigten Strukturen, aber vor allem den Aufbau von neuem Gewebe. Regelmäßige Bewegung (vor allem an das Alter angepasstes Krafttraining) ist daher die beste »Pflege« für unsere Muskeln und hält sie lange fit. Treibt man ausreichend Sport, ist die Verfügbarkeit von Nahrungsprotein ein zusätzlicher Verstärker, der die Nettobilanz der Muskelproteinsynthese in Richtung anaboler Prozesse verschiebt.

Muskelproteinsynthese: beeinflussende Faktoren

Die Forschung kann mittlerweile recht gut zeigen, von welchen Rahmenbedingungen ein optimierter Aufbau von Muskelprotein abhängig ist – neben der Ernährung sind dabei noch andere Faktoren von Bedeutung (siehe Abbildung S. 46).

Bei den durch die Nahrungsaufnahme erzeugten Einflussfaktoren wird in akute, das heißt durch eine einmalige Mahlzeit erzeugte Effekte und in durch die regelmäßige Ernährung erzeugte Effekte unterschieden. Bei den akuten Effekten spielen die Menge von Protein und die Qualität der Proteine eine wesentliche Rolle. So konnte in Untersuchungen gezeigt werden, dass die pro Mahlzeit aufgenommene Menge von etwa 20 Gramm qualitativ hochwertigen Proteins mit vielen essenziellen Aminosäuren für eine nahezu maximale Aufbaurate von Muskelprotein sorgt. Erhöht man die aufgenommene Proteinmenge auf das Doppelte, so wird die Muskelproteinsynthese nur geringfügig höher, aber sie hält ein wenig länger an. Dieser Effekt wird sogar etwas stärker, wenn man verschiedene Proteinquellen mischt und dadurch eine höhere Wertigkeit der Proteine erreicht.

Auch eine Mahlzeit, die reichhaltig an vielen weiteren Nährstoffen wie guten Fetten, komplexen Kohlenhydraten und Mineralstoffen ist, kann zu länger anhaltenden Aufbaureaktionen führen.

Die Muskel-Fitformel: 3 x 30 Gramm

In einer US-Studie wurde die Fragestellung untersucht, inwieweit sich die Verteilung der Eiweißaufnahme über den Tag auf die Höhe der Proteinsynthese im Muskel auswirkt. Dazu wurden gesunde Männer und Frauen in zwei Gruppen aufgeteilt:
Die Teilnehmer der Gruppe eins wurden sieben Tage lang kontrolliert mit Nahrung versorgt, die gleichmäßig verteilte Proteinmengen zum Frühstück, Mittag- und Abendessen enthielt. Dieses Muster lag bei ungefähr 30 Gramm Protein bei jeder Mahlzeit. In Gruppe zwei war die Eiweißverteilung dagegen ungleichmäßig mit einem Schwerpunkt auf dem Abendessen, nämlich bei 10 Gramm (Frühstück), 15 Gramm (Mittagessen) und 65 Gramm (Abendessen). Beide Ernährungsprotokolle waren sonst weitgehend identisch hinsichtlich Nährstoffversorgung und Energiegehalt. An Tag eins und sieben wurden Blutproben und Proben aus der Muskulatur der Studienteilnehmer entnommen. Es zeigte sich, dass in der Gruppe eins, in der die Probanden die Proteine gleichmäßig auf die drei Mahlzeiten verteilt zu sich nahmen, die 24-Stunden-Muskelproteinsynthese effektiver war als bei einer ungleichmäßigen Proteinaufnahme.

Muskelproteinsynthese – beeinflussende Faktoren

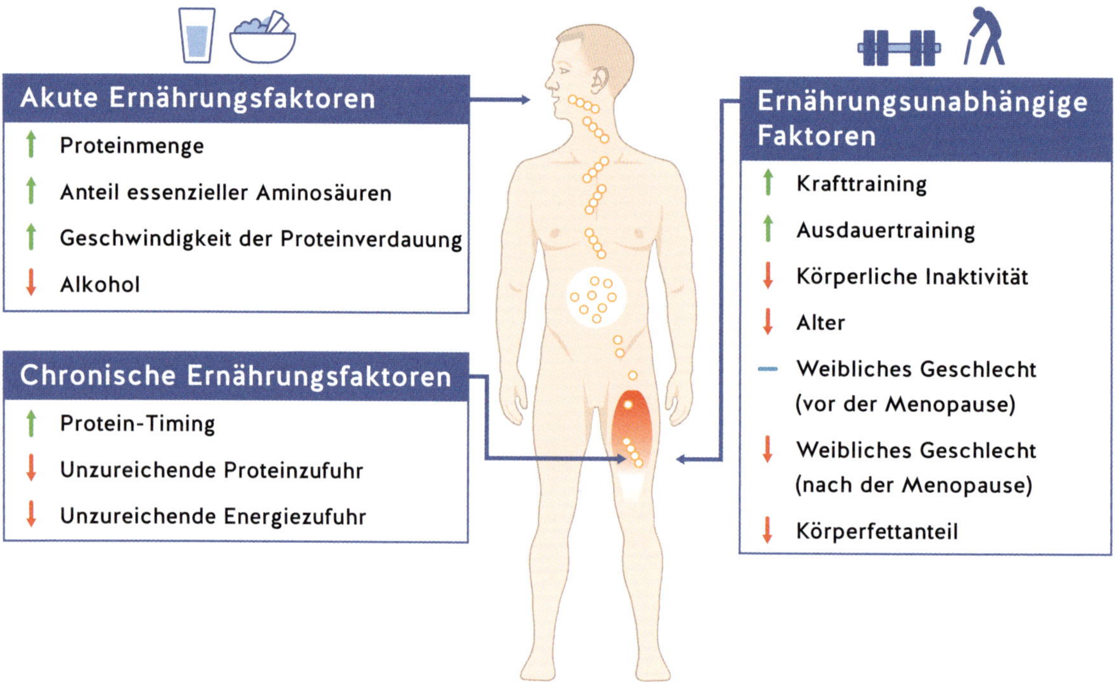

Mit unserem Lebens- und Ernährungsstil können wir zu einem großen Maß Einfluss auf den Aufbau von Muskelproteinen nehmen – sowohl positiv (↑) als auch negativ (↓) (Quelle siehe S. 187).

Alkoholkonsum ist erwiesenermaßen ein hemmender Faktor für eine reibungslose Muskelproteinsynthese. Konsumieren Sie daher alkoholische Getränke möglichst nur in Maßen – die DGE rät zu maximal 10 Gramm Alkohol am Tag für Frauen und 20 Gramm für Männer. 20 Gramm entsprechen ca. 0,5 Liter Bier oder 0,25 Liter Wein. Dies ist jedoch eindeutig keine Empfehlung, Alkohol zu trinken. Am besten verzichten Sie komplett auf Alkohol.

Bei der langfristigen Ernährung gehören ebenfalls die Menge und Qualität der Nahrungsproteine sowie ein gutes Protein-Timing zu den entscheidenden Stellschrauben. Daneben wird die Muskelproteinsynthese durch eine ausreichende Energieaufnahme beeinflusst. Damit unsere Muskeln genügend Energie in Form von Kohlenhydraten und Fetten zur Verfügung haben, sollten wir auf eine ausgewogene Ernährung achten (siehe S. 32 ff.).

Das A und O: Bewegung

Außerhalb der Ernährung hat vor allem das Aktivitätsniveau einen Einfluss auf die Muskelproteinsynthese – und hier in erster Linie die Nutzung unserer Muskeln. Je mehr wir uns bewegen und unseren Muskeln mit Krafttraining Anreize zum Wachstum bieten, umso reibungsloser läuft der Muskelaufbauprozess ab (siehe S. 45). Daneben spielen das Alter und das Geschlecht eine große Rolle: Mit zunehmenden Jahren nimmt die Muskelproteinsynthese ab. Hier kann man glücklicherweise bis zu einem gewissen Grad gegensteuern (siehe S. 48 f.). Auch Frauen nach den Wechseljahren weisen aufgrund der veränderten Hormonsituation im Körper im Mittel eine etwas geringere Muskelproteinsynthese auf. Hier kann ein regelmäßiges (moderates) Sportprogramm, bestehend aus einem Mix aus Kraft- und Ausdauertraining, hilfreich sein.

Welchen Einfluss haben Ernährung und Bewegung auf das Alter unseres Immunsystems?

Wie alle anderen Körperstrukturen altert auch unser Immunsystem. Inwieweit steht aber das Altern unserer Körperabwehr in Zusammenhang mit der Gesundheit unseres Herz-Kreislauf-Systems? Dies erforscht die Gießener Immunalterungsstudie, die Ende 2020 startete und über einen Zeitraum von fünf Jahren läuft. Dazu begleiten Forscher der Universitäten Gießen und Marburg ein Kollektiv von knapp 100 Probanden in einem Alter jenseits der 60 Jahre, die keine chronischen Erkrankungen aufweisen. Die Wissenschaftler schauen aber genauer hin und wollen herausfinden, bei welchen Probanden sich doch bereits erste Alterungserscheinungen durch Ablagerungen in den Blutgefäßen und immunologische Signaturen zeigen.

Interessanterweise gibt es dabei eine direkte Verbindung zwischen der Funktion des Abwehrsystems und der Gefäßgesundheit. Mit der Alterung des Immunsystems geht eine verstärkte entzündliche Aktivierung der Körperabwehr einher. Diese zeigt sich dadurch, dass die spezifischen Immunzellen sich immer stärker ausdifferenzieren und auch mehr proentzündliche Botenstoffe im Blut vorliegen. Diese Botenstoffe können die Innenauskleidung der Blutgefäße, das Endothel, schädigen und Ablagerungen (sogenannte Plaques) begünstigen. Die bisherigen Daten der Immunalterungsstudie zeigen, dass Probanden mit einem gesünderen Gefäßsystem niedrige Werte einiger Entzündungsmarker aufweisen und auch über eine größere Zahl von naiven, also wenig differenzierten Immunzellen verfügen. Dies scheint sich nicht nur positiv auf das Gefäßalter, sondern auch auf die anfängliche Bildung arteriosklerotischer Plaques auszuwirken, die das Risiko für Herzinfarkt und Schlaganfall erhöhen.

Was machen nun die Probanden mit einem gesünderen Gefäßsystem anders als die Testpersonen, die bereits erste Alterungserscheinungen der Blutgefäße und des Immunsystems vorweisen? Das spannende Ergebnis: Während ein Teil der sehr gesunden Teilnehmer altersentsprechend recht umfangreich sportlich aktiv ist, zeichnen sich andere durch eine Ernährungsweise aus, die reich an frischen pflanzlichen Lebensmitteln mit vielen Hülsenfrüchten ist. Inwiefern konkret pflanzliches Protein dabei eine positive Auswirkung hat, müssen zukünftige Untersuchungen zeigen.

PROTEINE – FITMACHER IM ALTER

Ein wesentliches Merkmal des Alterungsprozesses ist der schrittweise Verlust von Muskelmasse und damit auch der Kraftfähigkeiten. Bereits ab einem Alter von 30 bis 35 Jahren verlieren wir 3 bis 8 Prozent des Muskelgewebes pro Lebensjahrzehnt. Dieser Vorgang wird medizinisch als Sarkopenie bezeichnet und lässt sich leider nicht komplett verhindern, wohl aber verzögern und verlangsamen.

Sarkopenie – die schleichende Krankheit

In gewissem Ausmaß ist der Verlust von Muskeln Teil des natürlichen Alterungsprozesses und hat viel mit hormonellen Veränderungen und damit ausbleibenden Wachstumssignalen zu tun. Frauen betrifft der Verlust von Muskelmasse teilweise noch stärker, da mit der hormonellen Umstellung nach den Wechseljahren auch die Konzentration vieler Hormone reduziert ist, die das Muskelwachstum beeinflussen. So haben Frauen im Alter von etwa 60 Jahren oftmals nur noch die halbe Testosteronkonzentration wie mit 40 Jahren. Wie ausgeprägt der Muskelschwund individuell tatsächlich ausfällt, liegt allerdings auch an unserem individuellen Lebensstil. Hier spielen vor allem die körperliche Aktivität und die Ernährung eine entscheidende Rolle. Kurz gesagt: Je mehr Sie sich bis ins hohe Alter bewegen und je ausgewogener Ihre Ernährung ist und bleibt, desto geringer ist das Risiko, an einer Sarkopenie zu erkranken.

Verlust an Lebensqualität

Die Sarkopenie zu verzögern oder zu verlangsamen, stellt eine wichtige Herausforderung in der zweiten Lebenshälfte dar, derer sich jeder Einzelne auch annehmen sollte: Ein ausgeprägter Muskelschwund bestimmt in besonderem Maße die Lebensqualität, da damit zugleich in erheblichem Maße die Kraftfähigkeiten im Alter verloren gehen. Dies wiederum führt dazu, dass Betroffene schon in den Routinetätigkeiten des täglichen Lebens stark beeinträchtigt sind. Lange Wege, Treppensteigen, aktive Reisen und ganz banale Tätigkeiten wie das Heben eines Getränkekastens fallen zunehmend schwerer. Es drohen ein früher Verlust der Unabhängigkeit sowie die Gefahr von Stürzen.

So schützen Sie sich vor einer Sarkopenie

Durch welche Maßnahmen können Sie der Sarkopenie aktiv entgegenwirken? Unter Experten gilt die Kombination aus einer ausreichenden Proteinzufuhr und täglicher Bewegung als optimal zur Aufrechterhaltung der Muskelfunktion (siehe auch rechts). Jede muskuläre Belastung führt zu einem kleinen Wachstumsstimulus für die Muskeln. Gleichzeitig erhöht jede Aktivität auch die Konzentration von Wachstumsfaktoren und Hormonen wie Testosteron, sodass hierdurch anabole Signale gegeben werden. Das Gute ist: Muskeln können in jedem Alter trainiert werden, sodass es quasi nie zu spät ist, mehr Bewegung in den Alltag einzubauen.

Ein besonders vielversprechender, aber noch unzureichend erforschter Ansatz, um die Muskelmasse möglichst lange zu bewahren, ist das regelmäßige Überschreiten der Proteinschwelle (siehe S. 41). Demnach sollte die Proteinzufuhr für einen optimalen Muskelstoffwechsel möglichst gleichmäßig auf die drei Mahlzeiten am Tag verteilt werden und bei etwa 25 bis 30 Gramm pro Mahlzeit liegen. Eindeutig bewiesen ist bereits, dass der Muskelproteinaufbau von Nahrungsproteinen profitiert, die reichlich die Aminosäure Leucin enthalten (siehe S. 53). Was die Bewegung angeht, so scheint Krafttraining aufgrund der gezielten Beanspruchung von Muskelgruppen besonders effektiv zur Prävention und Behandlung der Sarkopenie zu sein.

Im Alter aktiv vorbeugen

Was bedeutet das nun konkret im Alltag? Ein Aufrechterhalten von Alltagsaktivitäten, regelmäßiges Kraft- und Ausdauertraining sowie eine Optimierung der Proteinzufuhr und des -Timings über die Lebensspanne sind die entscheidenden Stellschrauben. So kann in der zweiten Lebenshälfte eine angemessene Menge an hochwertigem Eiweiß in Kombination mit körperlicher Aktivität das Auftreten der Sarkopenie verzögern, das Fortschreiten verlangsamen und die funktionellen Folgen verringern. Fachgesellschaften wie die DGE empfehlen daher für ältere Erwachsene eine Proteinzufuhr von 1,0 Gramm Protein pro Kilogramm Körpergewicht, um den Verlust an Muskelmasse zu reduzieren. Dies kann auch gesundheitliche Vorteile bringen. So zeigen Daten aus der erwähnten Framingham-Studie (siehe S. 26), dass es einen Zusammenhang zwischen einer geringen Proteinzufuhr und einer höheren Prävalenz von körperlichen Einschränkungen in der zweiten Lebenshälfte gibt. Diese betrafen vor allem schwerere Arbeiten zu Hause oder auch das Bewältigen längerer Gehstrecken.

Diese Erkenntnisse sind besonders vor dem Hintergrund wichtig, dass ältere Menschen tendenziell dazu neigen, eher weniger Eiweiß zu sich zu nehmen. Ungefähr ein Drittel der Erwachsenen über 50 Jahren erreicht die Empfehlungen zur Tageszufuhr von Proteinen nicht, bei vielen anderen ist die Eiweißaufnahme über den Tag schlecht verteilt. Viele weitere schaffen es nicht, das Protein-Timing gezielt umzusetzen. So scheint es aber besonders im fortgeschrittenen Alter wichtig zu sein, die Proteinschwelle von 25 bis 30 Gramm pro Mahlzeit zu erreichen, um Muskelmasse und -funktion zu stabilisieren. Forschungen zeigen zudem, dass bei einer solchen Verteilung die Gesamtmuskelproteinsynthese über den Tag um bis zu 25 Prozent im Vergleich zu einer Ungleichverteilung erhöht werden kann. Fazit: Ein eiweißreiches Frühstück bildet einen wichtigen Ansatz für diese Altersgruppe, die Proteinaufnahme zu optimieren und damit der Sarkopenie entgegenzuwirken.

Perfekter Mix: Krafttraining und reichlich Proteine

Den positiven Einfluss einer Kombination von intensivem Krafttraining und einer proteinreichen Kost auf das Fortschreiten des Muskelschwundes zeigt auch eine Studie der Universität Erlangen. Das Durchschnittsalter der Teilnehmer betrug 72 Jahre und die Probanden wurden zufällig einer Krafttrainings- oder inaktiven Kontrollgruppe zugeordnet. Während die Probanden der Krafttrainingsgruppe zweimal wöchentlich trainierten und eine Zielproteinzufuhr von 1,5 Gramm pro Kilogramm Körpergewicht pro Tag erhielten, lag die Proteinzufuhr in der Kontrollgruppe bei 1,2 Gramm pro Kilogramm Körpergewicht. Bewertet wurde nach insgesamt 28 Wochen ein sogenannter Z-Score, der unter anderem die Ganggeschwindigkeit, die Handgriffkraft und auch den Status der Muskulatur beurteilt. Während sich der Z-Score in der Kontrollgruppe verschlechterte, zeigte sich in der Trainingsgruppe eine signifikante Verbesserung.

MYTHEN ÜBER EIWEISS

»Je mehr Eiweiß, desto mehr Muskeln«, »Finger weg von tierischem Eiweiß« oder »Eiweiß macht schlank«: Rund um das Thema Eiweiß kursieren viele Mythen oder auch Fake-Infos. Hier die wichtigsten auf einen Blick.

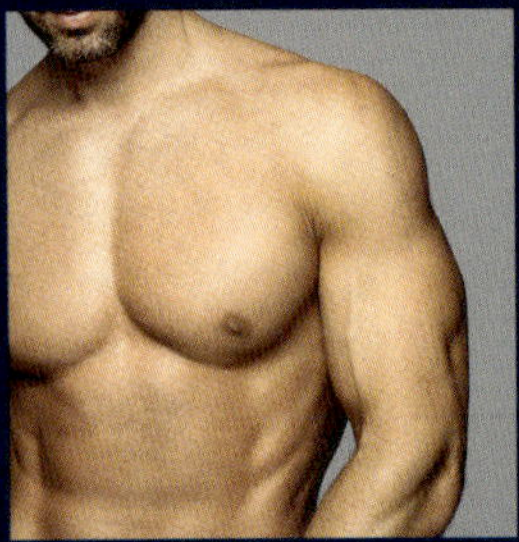

Eiweiß sorgt für Muskelberge

Wäre es nicht schön, wenn eine erhöhte Eiweißzufuhr allein ausreichen würde, um Muskeln aufzubauen? Wenn kein gezieltes Krafttraining dafür nötig wäre, sondern nur das Konsumieren von Proteinshakes? Was zu schön klingt, um wahr zu sein, ist tatsächlich einer der weitverbreitetsten Mythen rund um Proteine. Tatsächlich ist Eiweiß zwar eine notwendige Voraussetzung für Muskelwachstum, doch reicht es allein nicht dafür aus. Ohne einen entsprechenden Trainingsreiz findet keine Anpassung im Körper statt und damit auch kein Wachstum.

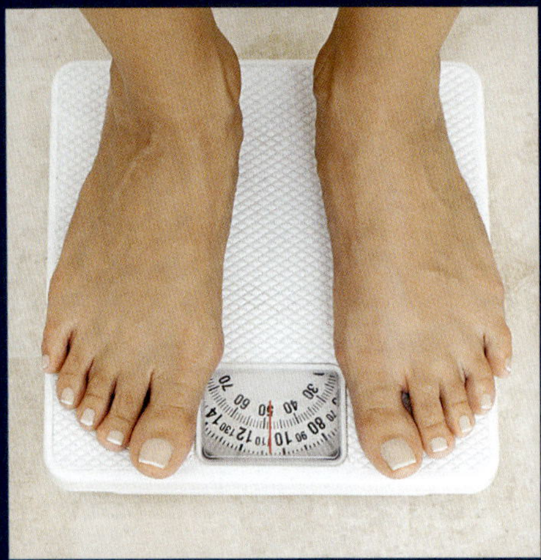

Eiweiß führt zu Gewichtsverlust

Wer mehr Eiweiß isst, nimmt automatisch ab. Auch das ist ein Mythos. Denn kein Lebensmittel oder Nährstoff dieser Welt führt allein dazu, dass wir an Gewicht verlieren. Lediglich eine negative Energiebilanz kann dies bewirken, bei der mehr Kalorien verbraucht als zugeführt werden. Sehr wohl ist aber korrekt, dass Proteine – wie übrigens Kohlenhydrate auch – lediglich 4 Kilokalorien pro Gramm enthalten, ganze 5 Kilokalorien weniger als Fett. Sie sättigen gut und lang anhaltend, weil sie den Blutzuckerspiegel nur langsam ansteigen und abfallen lassen. Außerdem bleiben bei Diäten mit erhöhter Proteinzufuhr die Muskeln besser erhalten und gleichzeitig läuft die Fettreduktion auf Hochtouren.

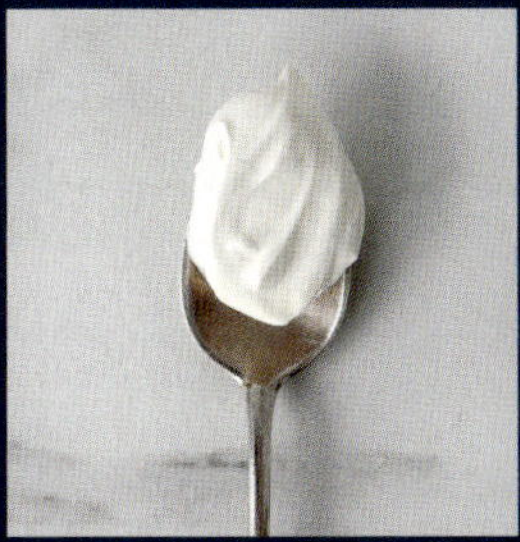

Tierisches Protein ist ungesund

Für tierische Fette ist es korrekt, dass viele von ihnen weniger gesund sind als Pflanzenfette. Für die Proteine hingegen stimmt das nicht. Tierisches Eiweiß ist für uns Menschen sogar grundsätzlich besser geeignet als pflanzliches, weil es unserem Körpereiweiß ähnlicher ist und deshalb besser verwertet werden kann. Zwar haben tierische und pflanzliche Proteine dieselbe Anzahl an Aminosäuren, aber ihr Verhältnis zueinander unterscheidet sich. Wir sprechen hier von der »biologischen Wertigkeit« des Eiweißes, die bei tierischem Protein höher ist (siehe S. 16 f.).

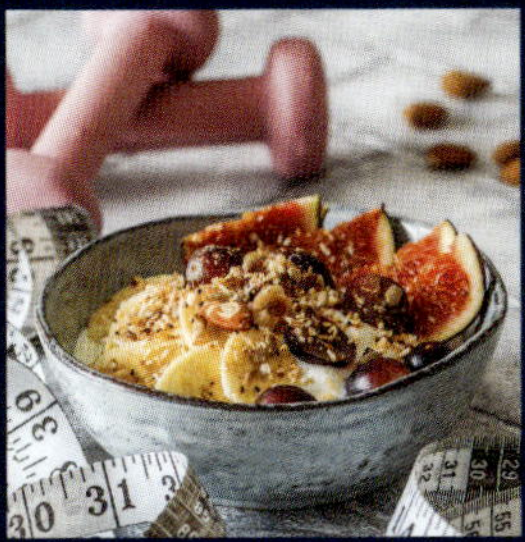

Nur Sportler brauchen mehr Eiweiß

Dass Eiweiß den Aufbau von Muskeln unterstützt, haben Sie bereits gelesen. Daraus aber zu schließen, dass Menschen, die ihre Kraft nicht gezielt trainieren möchten, weniger oder kein Eiweiß brauchen, ist falsch. Denn Proteine sind für jeden von uns wichtig, ganz unabhängig davon, ob wir lieber Wind- oder Couchsurfen. Sie versorgen unseren Körper mit wichtigen Aminosäuren, erhalten neben unseren Muskeln auch unsere Knochen, Haare, Nägel und Organe. Richtig ist jedoch, dass Sportler für Muskelaufbau und Regeneration mehr Eiweiß brauchen als Couch-Potatos.

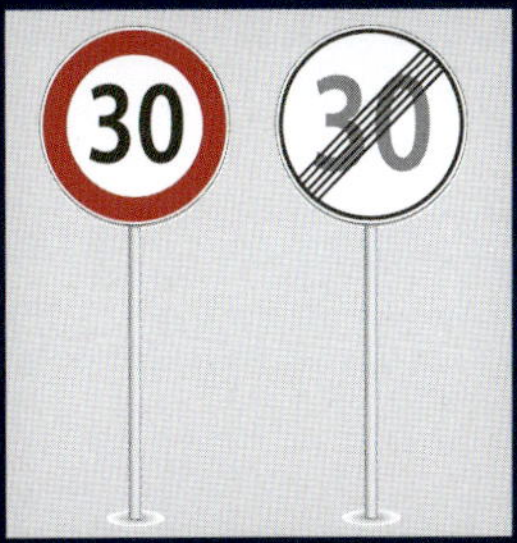

Der Körper kann nur begrenzt Eiweiß aufnehmen

Viele Jahre hielt sich das Gerücht, dass unser Körper nur etwa 30 Gramm Proteine pro Mahlzeit aufnehmen bzw. verwerten kann. Das ist so nicht ganz richtig. Vielmehr nimmt der Körper erst einmal alles an Proteinen auf, was ihm zugeführt wird. Die Proteine werden im Darm zu Aminosäuren aufgespalten und dann im Blutkreislauf im Aminosäurepool gelagert, bis sie in den Muskeln oder anderswo benötigt werden. Nur wenn dieser Pool voll ist und nicht geleert wird, werden überschüssige Aminosäuren vom Organismus in Kohlenhydrate umgewandelt.

EIWEISS – NÄHRSTOFF NUMMER 1 FÜR SPORTLER

Sportler benötigen starke, fitte Muskeln. Entsprechend sollten Breiten- wie auch Leistungssportler besonders auf eine ausgewogene Ernährung mit einer ausreichenden Proteinaufnahme Wert legen. Denn zum einen hat eine gezielte Proteinzufuhr Einfluss auf Reparaturvorgänge der (Muskel-)Gewebe während der Regeneration, zum anderen auf die strukturelle Anpassung der Muskulatur an den Trainingsprozess. Dabei spielt vor allem die Zufuhr von essenziellen Aminosäuren eine wesentliche Rolle.

Training fördert die Muskelprotein-Umsatzrate

Sowohl Kraft- als auch Ausdauertraining steigern die Umsatzrate von Muskelproteinen. Studien konnten zeigen, dass diese sogar bis zu 24 Stunden nach einer Krafttrainingseinheit erhöht ist. Während dieses Zeitraums lässt sich die Umsatzrate weiter erhöhen, wenn zusätzlich wertvolles Nahrungsprotein verfügbar ist. Dies scheint darauf zurückzuführen zu sein, dass unser Organismus nach dem Training einen höheren Bedarf an Eiweiß zur Reparatur von kleinsten Gewebeschäden und dem anschließenden Aufbau von Strukturproteinen hat. Solche Prozesse sind nicht nur nach dem Krafttraining wichtig, sondern auch nach Spielsportarten sowie Ausdauertraining. Auch hier besteht ein erhöhter Bedarf an essenziellen Aminosäuren zur Regeneration und Anpassung.

Proteinmenge und -Timing im Sport

Während früher stark auf die Gesamtmenge des aufgenommenen Proteins geschaut wurde, wird inzwischen im ambitionierten Freizeit- und Spitzensport vermehrt auf das richtige Timing in und um die sportliche Aktivität Wert gelegt. Studien untermauern diese Entwicklung. Trainer und Sportler fokussieren sich also mehr auf die jeweilige einzelne Mahlzeit und die damit verbundene optimale Menge und Qualität der Proteinaufnahme, um den

Reichlich Eiweiß am Abend?

Es gibt bislang nur wenige wissenschaftliche Daten zum Thema Eiweißaufnahme am Abend. Die vorhandenen Forschungsarbeiten geben aber Hinweise darauf, dass es durchaus sinnvoll ist, auch abends ausreichend Eiweiß zu sich zu nehmen. So konnte eine Untersuchung zeigen, dass eine Menge von 30 bis 40 Gramm Eiweiß zum Abendessen die Muskelproteinsynthese während des Schlafes erhöhte.

In einer weiteren Studie zu einem zwölfwöchigen Krafttrainingsprogramm bekamen die Probanden abends 27,5 Gramm Protein zu essen. Auch hier zeigten die Ergebnisse eine positive Wirkung auf die Muskelmasse und den Kraftzuwachs.

sportlichen Anpassungsprozess effektiv zu unterstützen. Damit möchte man die Anpassung in der Muskelstruktur, die durch Reparatur- und Umbauprozesse des Gewebes gekennzeichnet ist, optimieren. Bezüglich der perfekten Menge verweisen wissenschaftliche Arbeiten auf einen Bedarf von 1,2 bis 2,0 Gramm Protein pro Kilogramm Körpergewicht pro Tag. Die höheren Werte dieser Range sind dabei jedoch nur in Phasen hochintensiven Trainings notwendig.

Die perfekte Dosis pro Mahlzeit

Wie viel Eiweiß sollten Sportler nun pro Mahlzeit zu sich nehmen, damit in unserem Körper eine möglichst optimale Muskelproteinsynthese stattfindet? Es gibt einige Studien, die zeigen, dass es hier individuelle Unterschiede gibt. Bei vielen Menschen führen bereits 20 Gramm Eiweiß zu einem nahezu maximalen Anstieg der muskulären Proteinsynthese nach einem Krafttraining. Nimmt der Sportler nach einem Krafttraining statt 20 Gramm 40 Gramm auf, kommt es noch zu einem leichten Anstieg der Proteinsynthese um etwa 10 bis 20 Prozent.

Bezieht man die aufzunehmende Proteinmenge etwas genauer auf das Körpergewicht von Sportlern, geht man davon aus, dass durchschnittlich 0,24 Gramm pro Kilogramm Körpergewicht den Aufbau von Muskelprotein optimieren. Um dabei der Individualität der Sportler gerecht zu werden, wurde dieser Wert zu einer Spanne von maximal 0,40 Gramm pro Kilogramm und Mahlzeit erweitert. Das entspricht einer Menge von 32 Gramm Protein für einen 80 Kilogramm schweren Mann.

Entscheidend: die Proteinqualität

Auch für Sportler gilt: Neben Menge und Timing ist ebenfalls die Qualität und damit die Quelle der Nahrungsproteine bedeutsam. Die Synthese von Muskelprotein erhöht sich nach einem Krafttraining vor allem dann, wenn Eiweiß mit einer hohen biologischen Wertigkeit aufgenommen wird. Optimal scheint es, etwa 10 Gramm Aminosäuren in den ersten zwei Stunden nach der sportlichen Aktivität aufzunehmen. Der Gesamtproteinbedarf wird dann auf 0,25 bis 0,3 Gramm pro Kilogramm Körperge-

Superhero Leucin

Die besondere Bedeutung der Proteinaufnahme insgesamt und der Aminosäure Leucin im Speziellen zeigt sich in folgender Studie. Hier wurde die Höhe der Muskelproteinsynthese anhand vier verschiedener Produktvarianten von Molke, Leucin und einer Mischung verschiedener verzweigtkettiger Aminosäuren verglichen. Die Probanden wurden in vier Gruppen unterteilt und nahmen folgende Nahrungsmengen standardisiert auf:

Gruppe eins: 6,25 Gramm Molke
Gruppe zwei: 6,25 Gramm Molke mit zusätzlich 2,25 Gramm Leucin (insgesamt 3 Gramm Leucin)
Gruppe drei: 6,25 Gramm Molke mit zusätzlich 4,25 Gramm Leucin (insgesamt 5 Gramm Leucin)
Gruppe vier: 25 Gramm Molke (enthält insgesamt 3 Gramm Leucin)

Alle vier Gruppen verzeichneten eine erhöhte Proteinsynthese im Vergleich zu nüchternen Bedingungen. Gruppe eins hatte eine niedrigere Synthese als Gruppe vier, wodurch deutlich wird, dass hier mehr Molkenprotein auch zu mehr Aufbau führte. Die Zugabe von 2,25 Gramm Leucin zu 6,25 Gramm Molke in Gruppe zwei erhöhte die Proteinsynthese nicht, allerdings die Zugabe von 4,25 Gramm Leucin zu den 6,25 Gramm Molke in Gruppe drei. Hier bewegte sich die Muskelproteinsynthese der Gruppe drei auf einem ähnlichen Niveau wie bei Gruppe vier, die aber insgesamt mehr Protein zu sich nahm. Dies deutet darauf hin, dass die Zugabe einer geringen Menge Leucin zu einer niedrigen Proteindosis ebenso wirksam sein kann wie der Konsum einer viel größeren Proteingesamtmenge.

No-go Crash-Diäten

Finger weg von einseitigen Diäten, denn damit fördern Sie oftmals den Abbau von Muskelmasse! Entziehen Sie dem Körper nämlich sowohl Proteine als auch Kohlenhydrate, überwiegen abbauende Prozesse, vor allem wenn Sie sich dazu auch nicht ausreichend bewegen.

wicht geschätzt, was für einen durchschnittlich gebauten Athleten 15 bis 25 Gramm Nahrungsprotein im Kontext einer Sporteinheit entspricht. Ob die Proteine unmittelbar vor, während oder nach dem Sport konsumiert werden, ist weniger von Bedeutung als die genannte zeitliche Nähe zum Training. Einen Einfluss der Proteinaufnahme auf die Anpassung des Muskels nach dem Sport lässt sich bis zu 24 Stunden nach der Beendigung der Belastung nachweisen. Der optimale Effekt wird allerdings in den ersten zwei Stunden erreicht. Für Sportler, die regelmäßig trainieren, wird generell empfohlen, 0,4 Gramm Protein pro Kilogramm Körpergewicht über den Tag verteilt etwa alle drei bis fünf Stunden zu konsumieren.

Mehr Muskeln dank Leucin

Längerfristig angelegte Trainingsstudien zeigten, dass milchbasierte Proteine und auch gezielt kombinierte pflanzliche Proteine nach einem Krafttraining gute Effekte auf die Zuwächse von Muskelkraft haben und auch die Körperzusammensetzung, also das Verhältnis von Muskel- zu Fettmasse positiv beeinflussen. Dieses Verhältnis ist ein wichtiger diagnostischer Parameter dafür, wie positiv sich ein Trainingsprogramm auf unsere Gesundheit auswirkt. Denn vor allem bei einem gesundheitlich orientierten Krafttraining sollte nicht eine Abnahme des Körpergewichts im Vordergrund stehen – im Gegenteil, wer Muskeln aufbaut, nimmt teilweise noch leicht an Gewicht zu, da Muskelmasse mehr wiegt als Fett.

Wichtig dabei scheint das ausreichende Vorhandensein der essenziellen Aminosäure Leucin zu sein, da diese eine gute Verdauungs- und Absorptionsfähigkeit im Darm hat. So wird sie vom Körper reichlich beim Aufbau von Strukturproteinen verwendet. Leucin gehört neben Valin und Isoleucin zu den verzweigtkettigen Aminosäuren, abgekürzt BCAA (Branched-Chain Amino Acids). Diese Aminosäuren werden weniger in der Leber, dafür mehr im Muskel umgebaut und für den Gewebeaufbau genutzt. Die Bedeutung dieser Proteine für die Muskelproteinsynthese kann gut anhand von Studien zur Wirkung von Leucin gezeigt werden (siehe Kasten S. 53). Hier zeigte sich, dass die Konzentration von Leucin im Blutplasma nach dem Proteinverzehr stark mit den Muskelproteinsyntheseraten korrelierte. Kurz gesagt: Je mehr Leucin vorhanden ist, desto stärker wird der Muskelaufbau stimuliert. Dies aber immer unter Berücksichtigung der notwendigen Maximalmenge an Protein (siehe S. 53). Leucin steckt beispielsweise reichlich in Parmesan, Magerquark, Eiern, Sojabohnen und Linsen.

Insulin als Muskelaufbautreiber

Wie bereits erwähnt, findet in unserem Körper ständig sowohl Muskelproteinaufbau als auch -abbau statt. Ein erhöhter Muskelaufbau durch Sport wird dadurch erreicht, dass die Aufbauprozesse gegenüber den Abbauprozessen überwiegen. Es gilt also immer: Wenn die Muskelproteinsynthese den Muskelproteinabbau übersteigt, hat man einen erhöhten Aufbau. Man spricht hier von einer positiven Netto-Proteinbilanz. Als Formel kann man dies so darstellen: **Netto-Muskelproteinbilanz = Muskelproteinsynthese - Muskelproteinabbau.** Um eine gute Netto-Muskelproteinbilanz zu erreichen, müssen Sportler also nicht nur optimale Voraussetzungen für eine gute Muskelproteinsynthese schaffen, sondern auch darauf achten, dass sie den Muskelproteinabbau in den entsprechenden Phasen niedrig halten. Dazu ist nicht nur eine ausreichende Proteinversorgung in guter Qualität zum richtigen Zeitpunkt notwendig, sondern auch ein insgesamt möglichst anaboles Milieu. Zu einem solch aufbauenden Milieu gehört auch das Hormon Insulin. Immer, wenn durch die Aufnahme von Nahrung, besonders von Kohlenhydraten, der Blutzuckerspiegel ansteigt, schütten die Inselzellen in der Bauchspeicheldrüse Insulin aus. Das Hormon wirkt dann blutzuckersenkend, indem es an den Zellen als Türöffner für die Glukose aus der Nahrung fungiert. Auch Muskelzellen besitzen Insulinrezeptoren auf der Zelloberfläche. Durch diese Eigenschaft dient dem Körper das Insulin aber auch als eine Art Sensor für die Verfügbarkeit von energiereichen Substraten. Werden Kohlenhydrate aufgenommen, ist die Energieversorgung gesichert und der Körper kann es sich leisten, energieverbrauchende Strukturen aufzubauen. Dementsprechend wird auch durch die Kohlenhydrataufnahme und die Freisetzung von Insulin der Strukturaufbau durch Proteine unterstützt. Insulin ist daher ein anabol wirkendes Hormon, das die Aufnahme von Aminosäuren stimuliert und positiv auf das Wachstum von Muskelzellen wirkt. Fazit: Wenn Sie Muskelaufbau betreiben wollen, sollten Sie mit Eiweiß auch immer Kohlenhydrate zu sich nehmen. Stehen dem Körper keine oder nur wenige Kohlenhydrate zur Verfügung, liegt auch zu wenig Insulin vor, um das Muskelwachstum anzutreiben.

Perfektes Team: Insulin und Aminosäuren

Wie das Zusammenspiel von Insulin und Aminosäuren beim Muskelwachstum abläuft, wird durch folgende Studie veranschaulicht: Probanden wurde Insulin in verschiedenen Konzentrationen und Aminosäuren in einer hohen Konzentration zugeführt. Es gab insgesamt vier verschiedene Gruppen:

- Gruppe eins: nüchterner Zustand
- Gruppe zwei: hohe Aminosäurendosis + niedrige Insulingabe
- Gruppe drei: hohe Aminosäurendosis + mittlere Insulingabe
- Gruppe vier: hohe Aminosäurendosis + sehr hohe Insulingabe

In Gruppe eins, der nüchternen Gruppe, waren die Muskelprotein-Abbauraten relativ hoch. In diesem Zustand überwiegt also der Proteinabbau gegenüber dem -aufbau, was bei längerer Dauer netto zu einem Muskelverlust führen würde. Interessant wird es bei Gruppe zwei. Eine Aufnahme einer großen Menge von Aminosäuren ohne das Vorhandensein von Insulin sorgte nicht per se für eine Reduzierung des Muskelproteinabbaus. Für eine positive Netto-Proteinsynthese benötigt der Organismus also auch Insulin, damit die vorhandenen Aminosäuren auch von ihm verwertet werden können. Wurde in Gruppe drei dann das Insulin moderat erhöht, kam es zu einer signifikanten Reduktion des Muskelproteinabbaus. Bei Gruppe vier hingegen konnte eine sehr hohe Insulindosis keine weitere Stimulation des Muskelaufbaus erzeugen.

Diese Studie zeigt mehrere Dinge. Erstens: Das Vorhandensein von Aminosäuren – auch von essenziellen – reicht isoliert nicht, um den Proteinabbau zu reduzieren. Zweitens: Insulin hemmt den Muskelproteinabbau und setzt dadurch einen anabolen Reiz, wenn ausreichend Aminosäuren vorhanden sind. Drittens – und das ist besonders interessant – bedarf es nur einer mittleren Insulinkonzentration, um eine maximale Wirkung zu erzielen. In die Praxis übersetzt heißt das, dass Sie um den Zeitpunkt des Trainings auch immer etwas Kohlenhydrate konsumieren sollten, um eine muskelaufbauende Wirkung zu erzielen.

Molekulare Vorgänge beim Muskelwachstum

Die Regulation des Muskelwachstums wird durch den Körper streng kontrolliert. Der Organismus unserer Urahnen konnte so auch auf mögliche Mangelsituationen optimal reagieren. Aus unserer heutigen Perspektive einer Wohlstandsgesellschaft ist nicht immer nachvollziehbar, warum auch ein Herunterregulieren der Muskelmasse wichtig für das Überleben ist. Unseren Vorfahren konnte eine gut ausgebildete Muskulatur jedoch auch Probleme schaffen, zum Beispiel bei Nahrungs- und entsprechend Energiemangel. Denn dann sind überschüssige Muskelpakete unnütze Energieverbrenner, die anderen lebenswichtigen Organen auch im Ruhezustand wichtige Energielieferanten rauben.

Daher funktionieren die einzelnen physiologischen Systeme im Muskel so, dass bei Baustoff- und Energiemangel eher abbauende Prozesse überwiegen. Diese werden noch verstärkt, wenn ein »Disuse« dazukommt. Mit dem englischen Begriff wird schlicht und einfach die Nichtnutzung beschrieben und meint den Bewegungsmangel. Entsprechend stellen Baustoff- und Substratverfügbarkeit sowie Bewegungsreize auch auf Ebene der Muskelfaser die zentralen Faktoren dar, die fein austariert entweder eher anabole oder eher katabole Signale an die Muskulatur vermitteln. Dies geschieht in Form einer Vielzahl von Signalmolekülen, die – je nachdem, welche Signale überwiegen – entweder Muskelwachstum, Muskelmassereduktion oder einfach nur den Erhalt signalisieren.

Der mTOR-Signalweg

Eine Vielzahl von Signalmolekülen ist an der Regulierung der Muskelproteinsynthese beteiligt. Im Zentrum der Regulation steht der mTOR-Signalweg. Die Kenntnis um diese Signalkaskaden ist wichtig, um besser zu verstehen, wie Muskelwachstum vor allem unter dem Fokus Ernährung und Sport reguliert wird. Der mTOR-Signalweg wird sowohl durch verschiedene Substrate, also Nährstoffe, als auch Hormone und andere Signalmoleküle reguliert.
Ein wichtiger Modulator ist Aktivität. Dazu zählen

Kein Widerspruch: Muskelabbau wichtig für Muskelaufbau

Fakt ist: Der Muskelproteinabbau ist nicht grundsätzlich etwas Schlechtes und muss daher verhindert werden. Auf Seite 23 haben wir bereits auf die Autophagievorgänge hingewiesen, die im Körper vor allem in Essenspausen stattfinden. Muskelproteine altern und werden auch durch mechanische Belastungen und durch einen erhöhten Stoffwechsel im Sport geschädigt. Der Muskelproteinabbau ermöglicht es, diese geschädigten Proteine aus den Muskelzellen zu beseitigen, in Aminosäuren aufzuspalten und einem Recyclingprozess zuzuführen, der dann den Aufbau neuer Muskelproteine ermöglicht. Dass der Abbau von Muskelproteinen sogar eine wichtige Rolle für das Muskelwachstum und die Muskelanpassung durch Sport spielt, konnte in einer Studie mit gentechnisch veränderten Mäusen eindrucksvoll gezeigt werden. Dabei wurde bei den Nagetieren ein Gen ausgeschaltet, das die Autophagieprozesse steuert. Die Mäuse waren durch den Eingriff nicht mehr in der Lage, Muskelproteine abzubauen. Es zeigte sich, dass sie, obwohl der Muskelaufbau eigentlich nicht eingeschränkt war, trotzdem muskulär schwächer und kleiner waren als nicht genveränderte Mäuse. Die Studie macht also deutlich, dass auch Abbauprozesse und damit die Autophagie eine notwendige Voraussetzung sind, um effizienten Muskelaufbau zu leisten.

Alltagsbelastungen genauso wie gezieltes Kraft- und Ausdauertraining. Eine stärkere Aktivierung geht von intensiveren Kraftbelastungen aus, die im Hypertrophietraining umgesetzt werden. Damit sind Trainingsbelastungen gemeint, die gezielt eine Vergrößerung des Querschnitts der Muskeln und damit auch der Muskelfasern erreichen sollen. Das Hypertrophiesignal selbst wird dabei von einer Hormongruppe ausgelöst, die als Wachstumsfaktoren bezeichnet werden. Dazu zählen das Geschlechtshormon Testosteron und der insulinähnliche Wachstumsfaktor 1, englisch insulin-like growth factor (IGF-1). IGF-1 wird vor allem in der Leber gebildet und regt das Zellwachstum an. Nach einer sportlichen Belastung kann man höhere Konzentrationen dieses Hormons im Blut messen.

Ein weiterer Modulator des mTOR-Signalwegs ist Insulin. Es wird vor allem dann ausgeschüttet, wenn kohlenhydratreiche Nahrung aufgenommen wird und der Zucker in Form von Glukose in die Zellen transportiert werden soll. Für eine optimale Aktivierung des mTOR-Signals reichen bereits moderate Insulinsignale aus (siehe S. 55). Das Zusammenwirken von Sport und Insulinsignal kann man sich entsprechend so vorstellen: Eine muskuläre Aktivität setzt ein aktivierendes Signal auf den mTOR-Signalweg. Dieses Signal wird durch das Vorhandensein von Insulin verstärkt.

Die Rolle der Aminosäuren

Neben sportbedingter Freisetzung von Wachstumsfaktoren und Insulin gibt es weitere Signale, die wesentlich an der mTOR-Regulation beteiligt sind. Dazu gehört das Vorhandensein von Aminosäuren, vor allem essenzieller. Sind diese neben den Wachstumsfaktoren und Insulin zeitgleich in ausreichender Menge verfügbar, sorgt dies für ein effizientes Wachstumssignal für den Muskel. Eine besondere Aktivierung des mTOR-Signalwegs geht dabei von der unentbehrlichen Aminosäure Leucin aus. Mit Leucin angereicherte Nahrungsmittel konnten in experimentellen Studien den mTOR-Signalweg verstärkt aktivieren und damit aufbauende Signale für den Muskel erwirken, gerade auch im Zusammenspiel mit sportlicher Belastung.

Hemmende Signale auf mTOR

Es gibt jedoch auch Signale, die das Muskelwachstum hemmen. Die Kombination von Nahrungsmangel und chronischem Stress zählt dazu. Letzterer führt zu einer erhöhten Produktion des Stresshormons Cortisol. Es wird in der Nebennierenrinde gebildet und ist zunächst ein lebenswichtiges Hormon, dessen Konzentration im Blut einem natürlichen Tagesrhythmus folgt. Zwischen sechs und acht Uhr morgens ist sie am höchsten, während sie gegen Mitternacht ihren Tiefpunkt erreicht. Ein zusätzlicher Anstieg erfolgt zum Beispiel bei sehr langen Nahrungspausen oder auch sehr umfänglichen, energiezehrenden Ausdauerbelastungen wie einem Marathonlauf. Cortisol ist dann in der Lage, aus energiereichen Verbindungen des Körpers Substrate zur Verfügung zu stellen, unter anderem durch den Abbau von Muskelproteinen. Entsprechend vermittelt Cortisol katabole, also abbauende Signale. Daraus lässt sich schlussfolgern, dass ein Krafttraining im Anschluss an eine umfangreiche Ausdauerbelastung eher kontraproduktiv sein kann. Das Cortisolsignal könnte sich in diesem Fall hemmend auf das Muskelwachstum auswirken. Zwar sorgen kurzzeitigere Ausdauerbelastungen kaum für einen Anstieg des Hormons. Trotzdem leitet man im Sport die Regel »Kraft- vor Ausdauertraining« ab, denn so kann es zu weniger störenden Interferenzen zwischen beiden Trainingsmodi kommen.

Ein weiteres hemmendes Signal auf den Muskel wird durch das Enzym mit dem etwas sperrigen Namen AMPK vermittelt. Der Name AMPK steht für AMP-aktivierte Proteinkinase, AMP für Adenosinmonophosphat. AMP ist ein Abbauprodukt des ATP (Adenosintriphosphat), die universelle Energiewährung des Körpers. Je mehr ATP verbraucht wird, desto mehr AMP wird gebildet und desto aktiver wird das Enzym AMPK. Daher ist das AMPK quasi ein Energiesensor im Muskel, der immer dann aktiviert wird, wenn ein Energiemangel vorliegt. Sinnvollerweise blockiert dieser dann auch effizient den mTOR-Signalweg, sodass kein Wachstum stattfindet. Für Sportler bedeutet das: Nach bereits erfolgtem hohem Energieverbrauch ist ein Krafttraining für den Muskel weniger effizient.

SO PROFITIEREN WIR VOM PROTEIN-TIMING

Junge Muskeln, mehr Leistungsfähigkeit, weniger Körperfett, ein fittes Immunsystem: Die Vorteile einer gezielten Kombination aus Proteinmenge, -qualität und -Timing sind vielfältig. Lesen Sie hier noch mal das Wichtigste in Kürze.

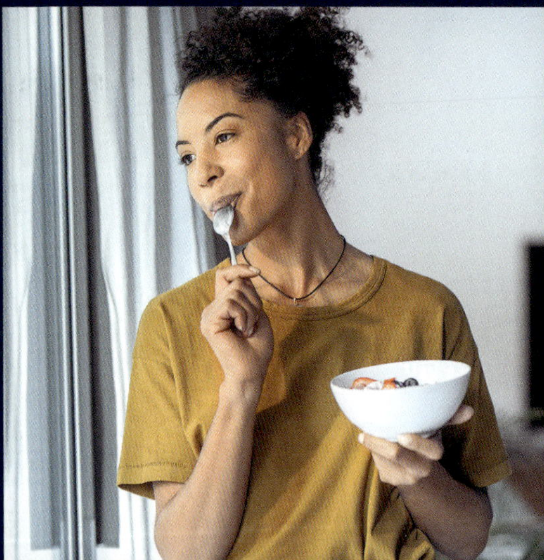

Proteinlücken ade

Viele Menschen nehmen zum Frühstück und Mittagessen zu wenig Proteine mit der Nahrung auf, da in vielen Lebensmitteln der Gehalt an Kohlenhydraten und Fetten dominiert. Achten wir jedoch bewusst darauf, bereits morgens mit einer ordentlichen Portion Eiweiß in den Tag zu starten, laufen wir gar nicht erst Gefahr, eine Proteinlücke entstehen zu lassen. Durch optimiertes Protein-Timing beugen wir Proteinlücken aktiv vor. Versuchen Sie, durchschnittlich 25 bis 30 Gramm Eiweiß pro Mahlzeit (bei drei Mahlzeiten am Tag) zu sich zu nehmen. Unsere Rezepte ab Seite 62 unterstützen Sie dabei.

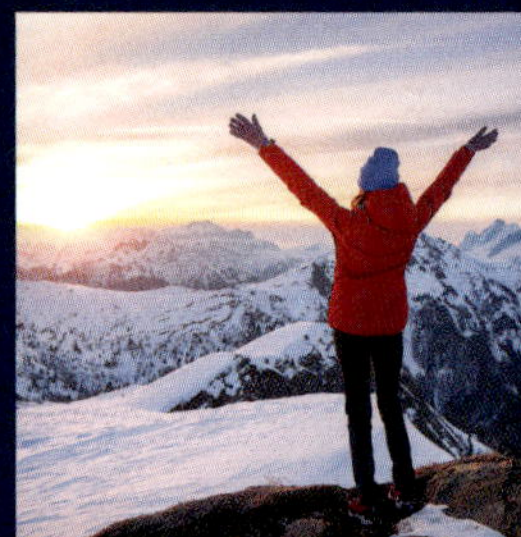

Mehr Leistungsfähigkeit

Eine gesunde und starke Muskulatur trägt entscheidend dazu bei, dass wir uns fit fühlen und entsprechend Leistung abrufen können – sei es im Alltag oder beim Sport. Durch gezieltes Protein-Timing mit dem Fokus auf hochwertigem Eiweiß versorgen wir unsere Muskeln kontinuierlich mit essenziellen Aminosäuren und verhindern so den Abbau von Muskelmasse. Die Muskulatur bleibt leistungsstark und kann ihren Aufgaben uneingeschränkt nachkommen.

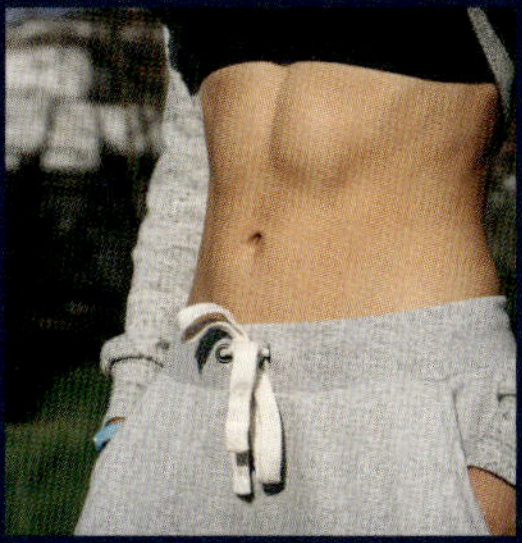

Schlank-macher Muskulatur

Ein optimiertes Protein-Timing über die drei Hauptmahlzeiten sorgt für eine effiziente Muskelproteinsynthese über den gesamten Tag. So werden Muskeln erhalten bzw. das Muskelwachstum gefördert. Je mehr Muskelmasse Sie haben, desto mehr Nahrungsenergie verbrennt Ihr Körper. So können Sie aktiv der Entstehung von Übergewicht entgegenwirken oder bereits bestehende Fettpolster an Bauch, Hüfte und Po nach und nach zum Schmelzen bringen. Zugleich minimieren Sie Ihr Risiko für zahlreiche Erkrankungen im Alter wie Herz-Kreislauf-Erkrankungen oder Diabetes Typ 2.

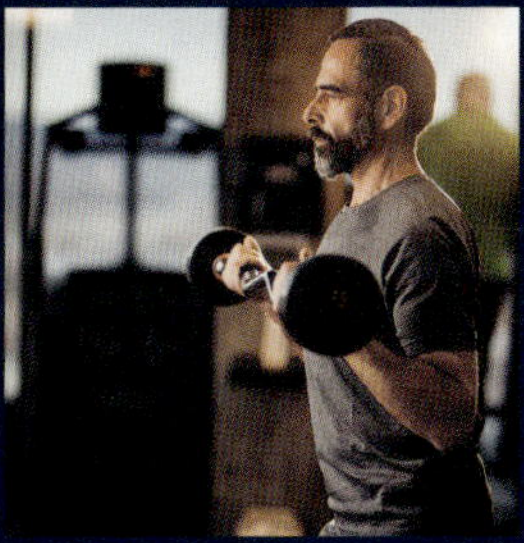

Gesund und fit bis ins hohe Alter

In der zweiten Lebenshälfte reduziert sich altersbedingt die Muskelmasse, was die Entwicklung einer Sarkopenie begünstigt (siehe S. 48 f.). Dieser Muskelschwund kann zu einem frühen Verlust von Autonomie und Lebensqualität führen. Mit einem optimalen Protein-Timing – idealerweise in Kombination mit regelmäßigem Krafttraining – wirken Sie dem Verlust von Muskelmasse entgegen und legen damit den entscheidenden Grundstein für ein gesundes und langes Leben.

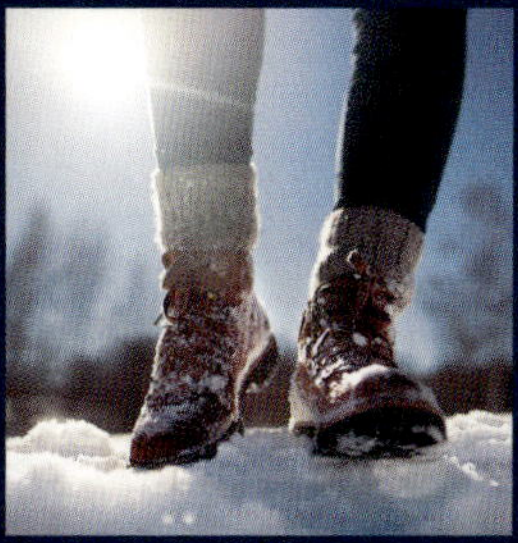

Starkes Immunsystem

Proteine sind essenziell für unsere körperliche Abwehr: Viele Bestandteile des Immunsystems wie die Antikörper sind aus Eiweißstrukturen aufgebaut und befinden sich in einem ständigen Auf- und Abbau. Auch werden einige Aminosäuren, wie Glutamin, von Immunzellen zur Energieproduktion genutzt. Entsprechend kann unser Immunsystem von der gleichmäßigen Verfügbarkeit von hochwertigem Nahrungsprotein profitieren und bleibt so top im Kampf gegen Krankheitserreger.

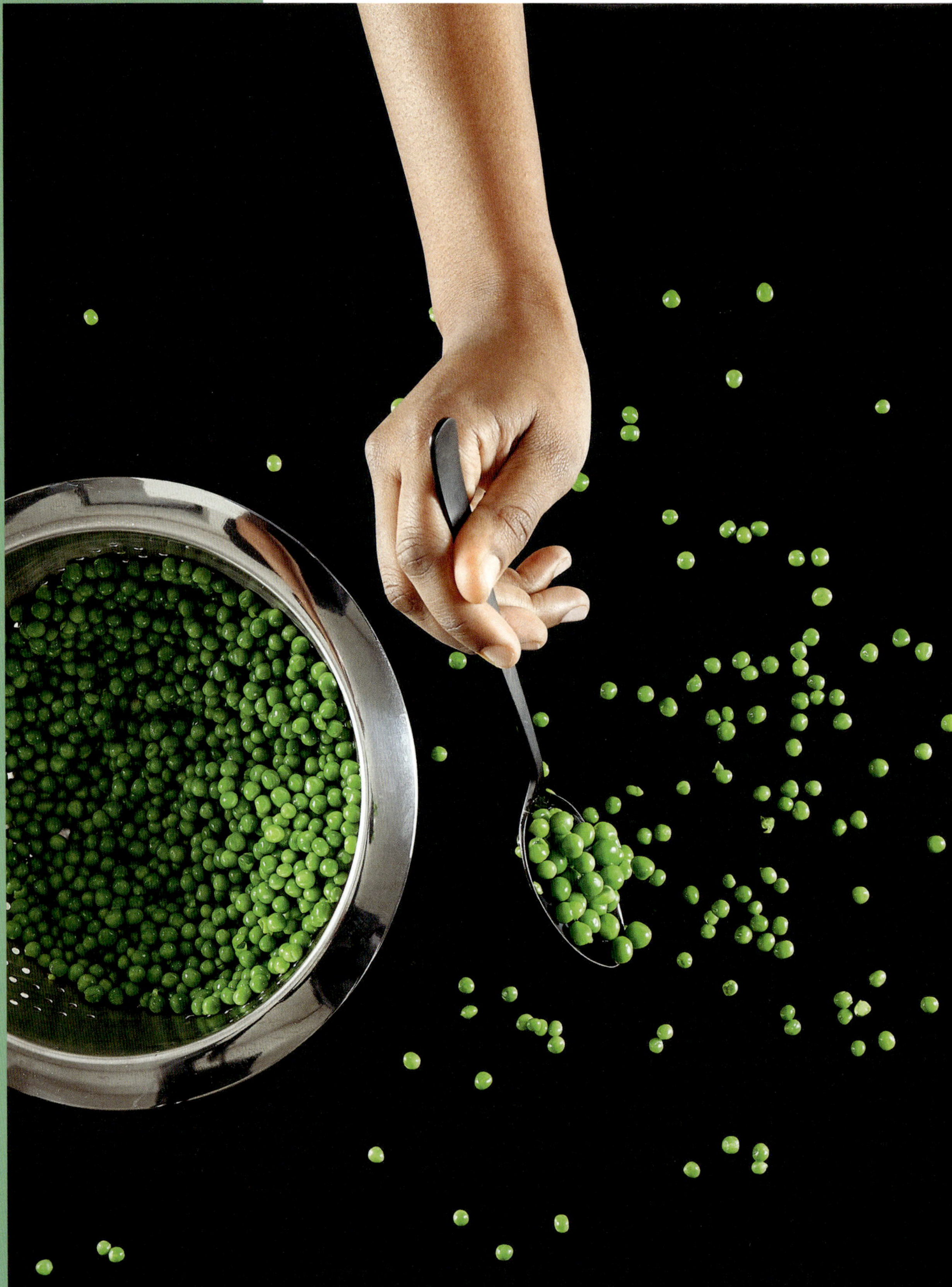

UNSERE PROTEIN-REZEPTE

Fruchtige Amarant-Pancakes, Kürbis-Feta-Sandwich, italienischer Tomatentopf oder Süßkartoffelsalat mit Hähnchen: Läuft Ihnen auch schon das Wasser im Mund zusammen? Unsere Rezepte beweisen, wie abwechslungsreich und köstlich zugleich eine eiweißbasierte Ernährung sein kann. Also, nichts wie ran an den Kochlöffel!

SCHNELL VEGETARISCH

MEDITERRANES OMELETT

Mit Power in den Tag starten: Die mit zweierlei Käse verfeinerte Eierspeise schmeckt nicht nur köstlich, sondern sorgt auch dafür, dass Sie bereits zum Frühstück eine ordentliche Portion hochwertiges Eiweiß auf dem Teller haben.

FÜR 2 PERSONEN
15 MIN. ZUBEREITUNG

1 Radicchio (ca. 150 g)
2 Schalotten
5 Eier (M)
50 ml Milch
Salz, Pfeffer
1 EL Olivenöl
125 g Mozzarella
2 EL geriebener Parmesan

1 Den Radicchio putzen, waschen, trocken schütteln und in Streifen schneiden. Die Schalotten schälen und fein würfeln. Die Eier mit der Milch, Salz und Pfeffer verquirlen.

2 Das Olivenöl in einer beschichteten Pfanne leicht erhitzen, die Schalottenwürfel darin goldbraun anbraten. Radicchio dazugeben und ganz leicht andünsten, anschließend die verquirlten Eier darübergießen und das Omelett bei schwacher Hitze in ca. 6 Min. langsam stocken lassen.

3 Den Mozzarella klein würfeln oder grob zerteilen. Wenn die Oberfläche des Omeletts noch leicht feucht ist, den Mozzarella und den Parmesan obenauf verteilen, einen Deckel auf die Pfanne legen und das Omelett noch gut 1 Min. backen.

4 Das Omelett auf eine Platte gleiten lassen, in Tortenstücke schneiden und auf zwei Tellern anrichten.

GUT ZU WISSEN

Für ein eiweißreiches Frühstück sind Eier eine gute Wahl, schließlich stecken in zwei mittelgroßen Hühnereiern bereits 13 Gramm Eiweiß. Ob Omelett oder Rührei, kombinieren Sie die Eier für eine Extraportion an gesunden Vitaminen und Mineralstoffen gern mit Gemüse. Je nach Vorliebe sorgen Käse oder magerer Aufschnitt für ein Plus an Eiweiß.

PRO PORTION:
ca. 466 kcal | 32 g **Eiweiß**
34 g Fett | 6 g Kohlenhydrate

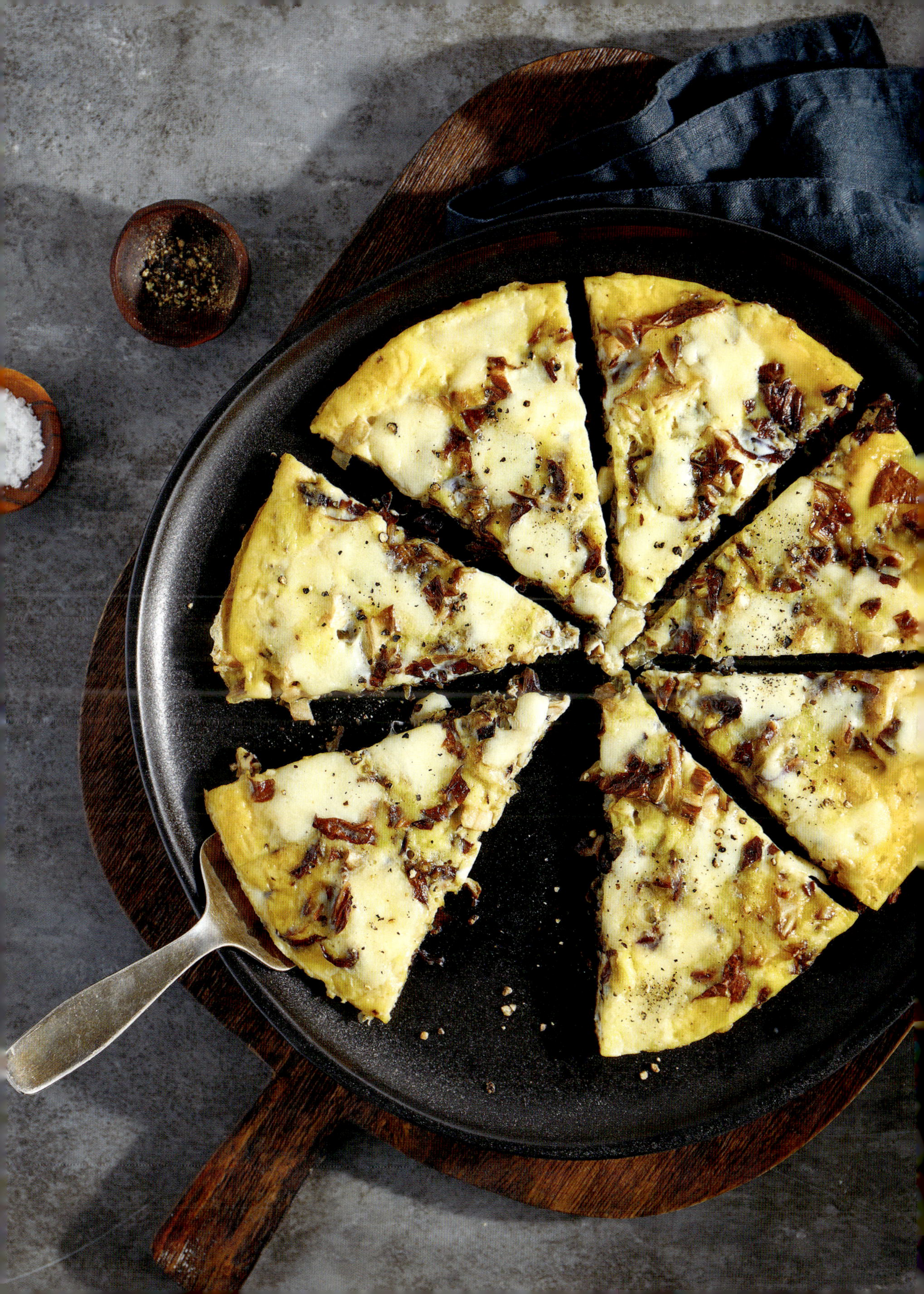

VEGETARISCH BALLASTSTOFFE

EIWEISSBROT

Kombiniert mit herzhaftem oder süßem Aufstrich, sorgt unser spezielles Brot schon am Morgen für das erste Highlight des Tages. Es schmeckt auch fein, wenn Sie es mit Hüttenkäse, Quark oder Putenbrust toppen.

FÜR 1 BROT (CA. 15 SCHEIBEN)
15 MIN. ZUBEREITUNG
30 MIN. RUHEN + 50 MIN. BACKEN

500 g Magerquark
3 Eier (M)
125 g zarte Haferflocken
150 g Haferkleie
30 g Kichererbsenmehl
1 Pck. Backpulver
1 TL Salz
30 g Leinsamen
30 g Kürbiskerne
50 g Sonnenblumenkerne
2-3 EL Hanfsamen zum Bestreuen

GUT ZU WISSEN

Eiweißbrot ist fett- und eiweißreich, aber recht arm an Kohlenhydraten. Ursprünglich wurde es entwickelt, um bei einer Low-Carb-Ernährung nicht auf die gewohnte Brotzeit verzichten zu müssen. Es passt aber auch super als Frühstück.

1 In einer großen Schüssel den Magerquark mit den Eiern gründlich verrühren. In einer zweiten Schüssel die Haferflocken mit Haferkleie, Kichererbsenmehl, Backpulver und Salz mischen. Die Mischung zur Quark-Eier-Creme geben, dann auch die Leinsamen, die Kürbiskerne und die Sonnenblumenkerne hinzufügen. Alles gründlich verrühren und zugedeckt 30 Min. ruhen lassen.

2 Den Backofen auf 180° vorheizen. Ein Backblech mit Backpapier auslegen.

3 Den Teig in der Schüssel mit einem Spatel zusammenschieben, dann auf das vorbereitete Blech geben und mit angefeuchteten Händen zu einem länglichen Laib (ca. 30 cm lang) formen. Den Laib drei- oder viermal schräg einschneiden und mit den Hanfsamen bestreuen. Das Brot im Ofen (unten) ca. 50 Min. backen. Zum Auskühlen auf einen Rost heben.

TIPP: Eiweißbrot verdirbt leider schnell. Deshalb das Brot gleich nach dem Abkühlen in Scheiben schneiden und diese mit Pergamentpapier dazwischen einfrieren. So können Sie jederzeit die benötigte Menge aus dem Kälteschlaf holen. Die Scheiben nebeneinander unter einem Tuch auftauen lassen oder im Toaster auftauen und aufbacken.

PRO SCHEIBE:
ca. 160 kcal | 11 g **Eiweiß**
6 g Fett | 14 g Kohlenhydrate

SCHNELL VEGETARISCH

ZWEIERLEI AUFSTRICHE

Hier kommen leckere Aufstriche, mit denen Sie sich eine Extraportion Eiweiß aufs Brot streichen. Die Cremes nach dem Anrühren in ein Schraubdeckelglas abfüllen, verschließen und im Kühlschrank aufbewahren.

Schoko-Nuss-Creme

FÜR CA. 8 PORTIONEN
15 MIN. ZUBEREITUNG

100 g Zartbitterschokolade
2 EL Milch (1,5 % Fett)
100 g Skyr
1 EL Kakaopulver
1 EL Rohrohrzucker
etwas gemahlene Vanille
40 g geröstete gemahlene Mandeln oder Haselnusskerne

Die Schokolade hacken und mit der Milch in einem kleinen Topf unter häufigem Rühren bei niedriger Hitze schmelzen lassen. Dann den Skyr, Kakaopulver, Zucker, Vanille und Mandeln oder Haselnüsse unterrühren. Die Schoko-Nuss-Creme hält sich gekühlt 5-6 Tage.

PRO PORTION:
122 kcal | 4 g **Eiweiß**
8 g Fett | 7 g Kohlenhydrate

Linsencreme

FÜR CA. 6 PORTIONEN
15 MIN. ZUBEREITUNG

125 g rote Linsen
250 ml Gemüsebrühe
75 g körniger Frischkäse
2 EL Olivenöl
1 EL Zitronensaft
2 EL Pistazienkerne
2 EL gehackte Mandeln
Salz, Pfeffer
gemahlener Koriander

Die Linsen mit der Gemüsebrühe in einem kleinen Topf aufkochen und zugedeckt bei niedriger Hitze in ca. 10 Min. weich garen. Etwas abkühlen lassen, dann kräftig mit Frischkäse, Olivenöl und Zitronensaft verrühren. Pistazienkerne und Mandeln unterrühren, die Creme mit Salz, Pfeffer und Koriander abschmecken. Die Linsencreme hält sich gekühlt 3-4 Tage.

PRO PORTION:
149 kcal | 8 g **Eiweiß**
8 g Fett | 9 g Kohlenhydrate

AMARANT-PANCAKES
mit Früchten

Pancakes sind der Hit bei Groß und Klein. Sie schmecken als Frühstück ebenso wie zwischendurch oder als Dessert. Unsere Variante bekommt einen Extra-Proteinkick, indem Skyr und Amarant unter den Teig gerührt werden.

FÜR 2 PERSONEN
20 MIN. ZUBEREITUNG

125 ml Milch (1,5 % Fett)
2 EL Apfelessig
2 Eier (M)
75 g Weizenmehl Type 1050
30 g gepuffter Amarant
2 TL Backpulver
Salz
100 g Skyr
140 g Fruchtstücke (z.B. kleine Heidelbeeren, Johannisbeeren, Apfel- und Aprikosenwürfelchen)
3 EL Rapsöl
4 EL flüssiger Honig oder Dicksaft zum Beträufeln

GUT ZU WISSEN

Weizenmehl mit der Typenzahl 1050 enthält mehr gesunde Inhaltsstoffe als das gewohnte helle 405er. Es ist ein wunderbarer Kompromiss zum oftmals nicht so beliebten Weizenvollkornmehl.

1 Die Milch mit dem Essig verrühren und ca. 5 Min. beiseitestellen. In einer Schüssel die Eier kräftig verquirlen, die vorbereitete Milch, das Mehl, Amarant, Backpulver, 1 Prise Salz und Skyr einrühren. Die Fruchtstücke unter den Teig heben.

2 In einer beschichteten Pfanne 1 EL Öl mit einem Backpinsel verteilen und erhitzen. Für jeden Pancake ca. 2 EL Teig hineingeben. Pancakes bei mittlerer Hitze von jeder Seite ca. 2 Min. backen, herausnehmen und warm halten.

3 Nach und nach den übrigen Teig zu Pancakes backen, dabei immer wieder etwas Öl in die Pfanne geben. Die Pancakes mit Honig oder Dicksaft beträufeln.

VARIANTEN: Lassen Sie sich bei der Auswahl der Früchte von Saison und Regionalität inspirieren – dann schmeckt das Obst am aromatischsten und hat zugleich einen meist kurzen Transportweg hinter sich. Und in der kalten Jahreszeit eignet sich tiefgefrorenes Obst.
Statt gepufftem Amarant können Sie Haferflocken oder zusätzliches Mehl unter den Teig rühren.

PRO PORTION:
ca. 555 kcal | 22 g **Eiweiß**
24 g Fett | 58 g Kohlenhydrate

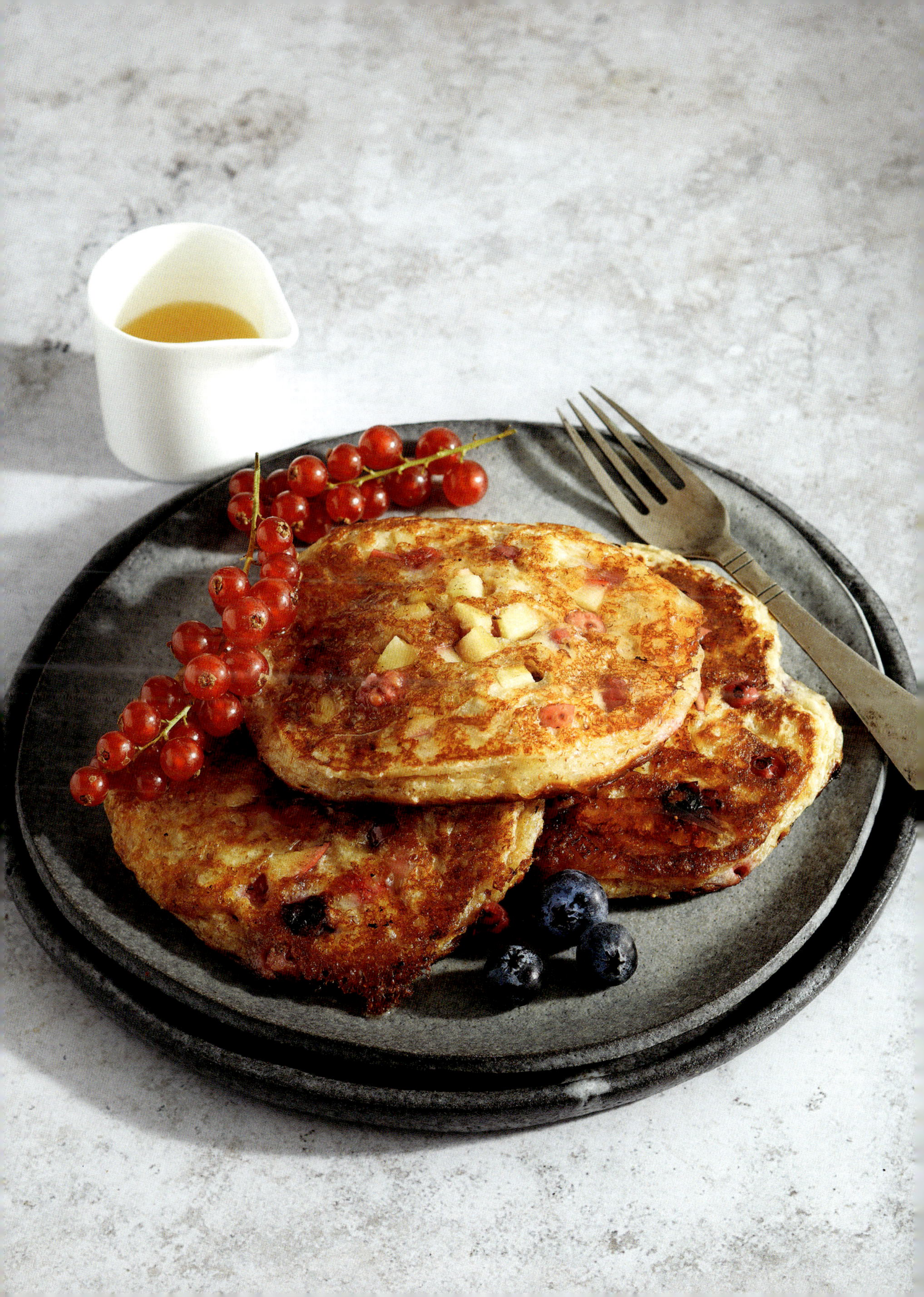

PORRIDGE-VARIATIONEN

Porridge sorgt für einen guten Start in den Tag: Das Flockenfrühstück ist reich an Eiweiß und Ballaststoffen und macht deshalb lang anhaltend satt. Zudem ist es ganz easy abzuwandeln – ganz nach Geschmack und Saison. Als Topping sind Samen, Nüsse und Kerne aller Art bestens geeignet. Und Früchte sorgen nicht nur für viel Aroma, sondern zugleich für wertvolle Vitamine und Mineralstoffe.

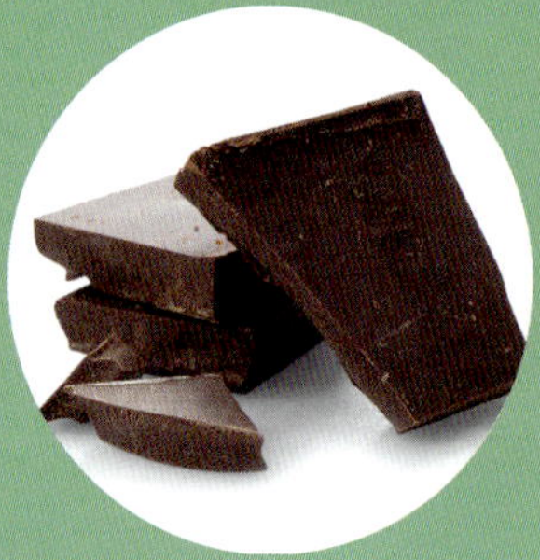

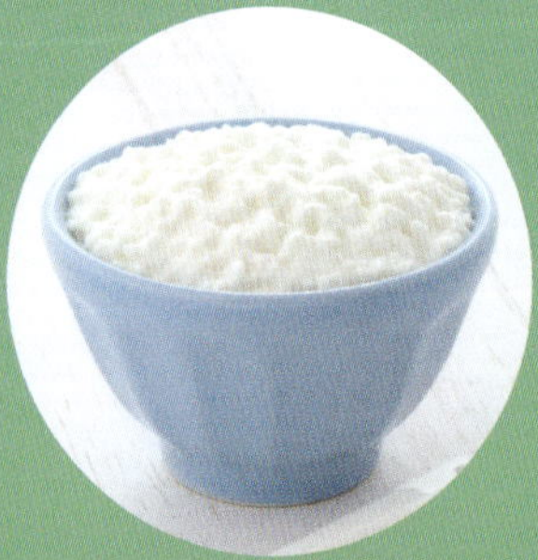

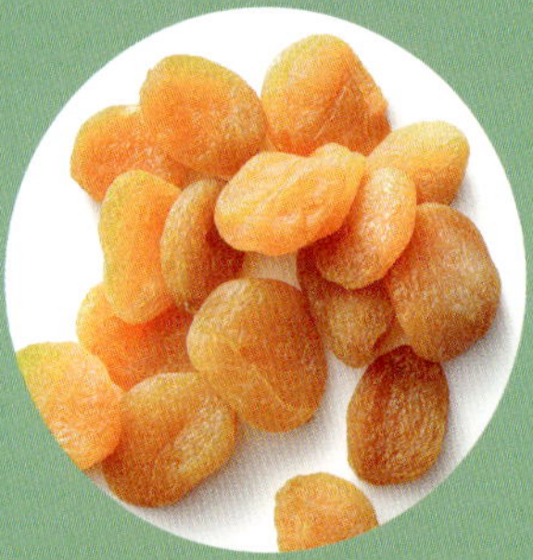

Schoko-Dinkel-Porridge

FÜR 2 PERSONEN
10 MIN. ZUBEREITUNG

20 g Zartbitterschokolade hacken und mit **250 ml Milch (1,5 % Fett)** in einem kleinen Topf unter Rühren erwärmen, bis die Schokolade geschmolzen ist. **100 g kernige Dinkelflocken** einrühren und alles bei niedriger Hitze 1-2 Min. köcheln lassen. Evtl. etwas Wasser angießen, wenn das Porridge zu fest wird. Porridge auf zwei Schalen verteilen. **40 g Cashewkerne** grob hacken und in einer beschichteten Pfanne bei mittlerer Hitze anrösten, bis sie angenehm duften. **60 g getrocknete Früchte (z.B. Aprikosen, Mango, Ananas)** etwas kleiner schneiden. **100 g körnigen Frischkäse** auf das Porridge geben, mit den Früchten und den Cashewkernen toppen.

PRO PORTION:
ca. 554 kcal | 23 g **Eiweiß**
20 g Fett | 62 g Kohlenhydrate

Porridge-Bowl mit Pflaumen

FÜR 2 PERSONEN
10 MIN. ZUBEREITUNG

300 g Pflaumen waschen, halbieren und entsteinen, die Hälften noch etwas kleiner schneiden. **150 g Joghurt (1,5 % Fett)** mit **150 g Skyr** verrühren. **250 ml Milch (1,5 % Fett)** und **100 g kernige Haferflocken** in einem kleinen Topf unter Rühren einmal aufkochen, bei schwacher Hitze ca. 1 Min. köcheln lassen. Das Porridge in je eine Hälfte von zwei breiten Schalen umfüllen, den Joghurt-Skyr-Mix daneben anrichten. Die Pflaumenwürfel dekorativ darauf verteilen. **20 g Walnusskerne** etwas zerdrücken und aufstreuen, **2 EL flüssigen Honig** darüberträufeln. **20 g gefriergetrocknete Erdbeeren** mit den Fingern über den Bowls zerbröseln.

PRO PORTION:
ca. 547 kcal | 25 g **Eiweiß**
13 g Fett | 74 g Kohlenhydrate

GUT ZU WISSEN

Für den Fall, dass einmal kein frisches Obst zur Hand ist, sollten stets einige Trockenfrüchte im Vorratsschrank auf ihren großen Auftritt warten. Wählen Sie dabei am besten ungeschwefeltes Obst, das sieht zwar oft nicht ganz so leuchtend aus, ist aber gesünder.

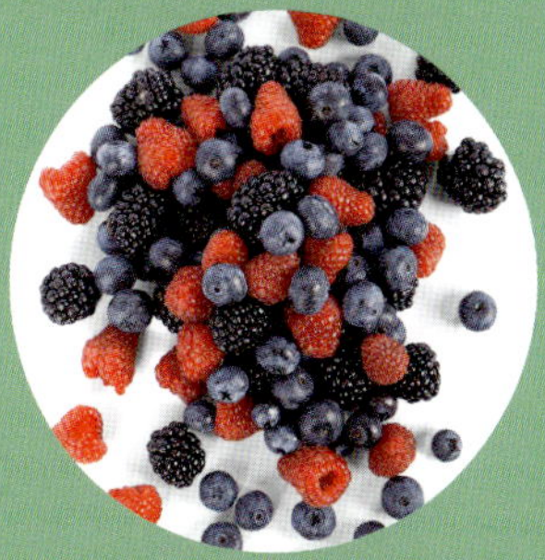

Kerniges Beeren-Porridge

FÜR 2 PERSONEN
10 MIN. ZUBEREITUNG

250 g gemischte Beeren waschen und verlesen (alternativ TK-Früchte verwenden und diese auf einem Teller ausbreiten und antauen lassen). **30 g Sonnenblumenkerne** und **15 g Leinsamen** in einer beschichteten Pfanne bei mittlerer Hitze leicht anrösten. **250 ml Haferdrink** und **100 g kernige Haferflocken** in einem kleinen Topf unter Rühren einmal aufkochen, dann bei niedriger Hitze ca. 1 Min. köcheln lassen. Mit **2 Prisen gemahlener Vanille** würzen und in zwei Schalen umfüllen. Die Beeren sowie die gerösteten Sonnenblumenkerne und Leinsamen dazugeben. Das Porridge mit **30 g Hanfsamen** bestreuen und mit **4 TL Apfel- oder Birnendicksaft** beträufeln.

PRO PORTION:
ca. 544 kcal | 20 g **Eiweiß**
22 g Fett | 57 g Kohlenhydrate

VEGETARISCH · TO GO

KARTOFFEL-BOHNEN-SALAT

mit Omelettschnecken

Die Kombi aus Kartoffeln und Eiern schmeckt nicht nur gut, sie ist Spitzenreiter bei der biologischen Wertigkeit. Grüne Bohnen leisten einen weiteren Beitrag zur guten Versorgung mit Eiweiß und kurbeln die Proteinsynthese im Körper an.

FÜR 2 PERSONEN
35 MIN. ZUBEREITUNG

400 g festkochende Kartoffeln
1 Gemüsezwiebel
Salz
2 Zweige Bohnenkraut
300 g breite grüne Bohnen
2 EL Kürbiskerne
4 Eier (M)
Pfeffer
geräuchertes Paprikapulver
1 TL Rapsöl
4 EL Apfelessig
3 EL Kürbiskernöl
40 g Parmesan (am Stück; ohne tierisches Lab hergestellt, siehe Tipp S. 93)

1 Die Kartoffeln schälen, waschen und mundgerecht würfeln. Die Zwiebel schälen und fein würfeln. Beides in einen breiten Topf geben und leicht salzen. Ca. 500 ml Wasser angießen, zugedeckt zum Kochen bringen und 10 Min. garen.

2 Inzwischen das Bohnenkraut waschen. Die Bohnen waschen, putzen und in 3-4 cm lange Stücke schneiden. Nach den 10 Min. Kochzeit das Bohnenkraut und die Bohnen zu den Kartoffeln geben, alles zugedeckt weitere 6-8 Min. garen, bis die Kartoffeln gar und die Bohnen bissfest sind. In ein Sieb abgießen und gut abtropfen lassen, das Bohnenkraut entfernen.

3 Die Kürbiskerne in einer beschichteten Pfanne ohne Fett bei mittlerer Hitze kurz rösten, bis sie angenehm duften. Aus der Pfanne nehmen und beiseitestellen.

4 Die Eier in einer Schüssel mit Salz, Pfeffer und Paprikapulver verquirlen. Das Rapsöl in der Pfanne erhitzen, die Eier hineingeben und bei mittlerer Hitze zum Omelett backen. Aus der Pfanne nehmen, aufrollen und auskühlen lassen, dann in 1 cm breite Röllchen schneiden.

5 Kartoffeln, Zwiebeln, Bohnen und Omelettschnecken auf Tellern anrichten. Essig mit Kürbiskernöl, Salz und Pfeffer verquirlen und darüberträufeln. Die Kürbiskerne darüberstreuen. Vom Parmesan mit einem Sparschäler Späne abhobeln und über den Salat geben.

PRO PORTION:
ca. 630 kcal | 29 g **Eiweiß**
38 g Fett | 38 g Kohlenhydrate

TO GO: Den Salat in fest verschließbare Lunchboxen geben und mit zur Arbeit nehmen. Sie können den Salat dann auch gut schon am Vorabend zubereiten.

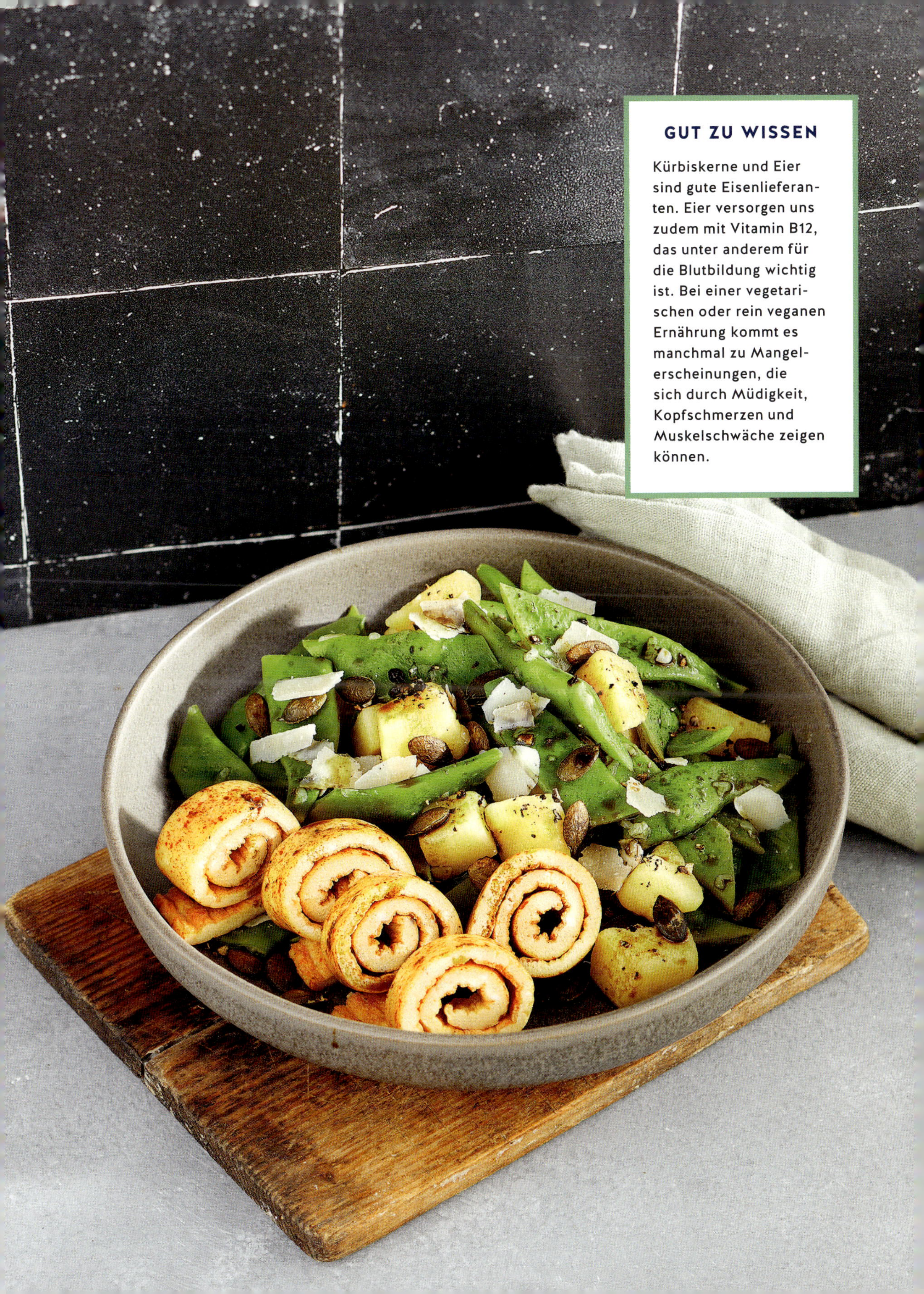

GUT ZU WISSEN

Kürbiskerne und Eier sind gute Eisenlieferanten. Eier versorgen uns zudem mit Vitamin B12, das unter anderem für die Blutbildung wichtig ist. Bei einer vegetarischen oder rein veganen Ernährung kommt es manchmal zu Mangelerscheinungen, die sich durch Müdigkeit, Kopfschmerzen und Muskelschwäche zeigen können.

TO GO · VEGAN

QUINOASALAT
mit Linsen

Quinoa liefert viel pflanzliches Eiweiß und punktet mit einem hohen Gehalt an Eisen, Zink, Magnesium und Folsäure. Zusammen mit den Erbsen und den Linsen ist dieses Gericht ein toller Wohlfühl-Sattmacher.

FÜR 2 PERSONEN
30 MIN. ZUBEREITUNG

250 ml Gemüsebrühe
125 g bunte Quinoa
125 g TK-Erbsen
65 g rote Linsen
6 Stängel Minze
2 Schalotten
5 EL Apfelessig
1 TL mittelscharfer Senf
Salz, Pfeffer
2 EL Rapsöl
1 EL Walnussöl
20 g Walnusskerne

MEAL PREP: Den Salat am Vorabend zubereiten und in einem fest verschlossenen Glas oder in einer Lunchbox mit an den Arbeitsplatz nehmen. Wenn er länger als einen Tag aufbewahrt werden soll, die Schalotten in dem Dressing weglassen. Stattdessen vor dem Mitnehmen oder Genießen einige Schnittlauchröllchen aufstreuen.

1 Die Brühe in einem Topf zugedeckt zum Kochen bringen. Die Quinoa und die Erbsen hineingeben, aufkochen und zugedeckt bei niedriger Hitze ca. 10 Min. garen. Die Linsen in einem Sieb kalt abspülen, zur Quinoa-Erbsen-Mischung geben, gut verrühren und alles weitere 6 Min. garen, bis die Linsen noch gut bissfest sind.

2 Inzwischen die Minze waschen und trocken schütteln, die Blätter abzupfen. Einige Blätter beiseitelegen, die restlichen in feine Streifen schneiden. Die Schalotten schälen und fein würfeln.

3 In einer Schüssel den Essig mit Senf, Salz und Pfeffer verquirlen. Beide Ölsorten mit einem Schneebesen kräftig darunterschlagen, zuletzt die Minzestreifen und die Schalottenwürfel unterrühren. Das Dressing abschmecken.

4 Quinoa, Erbsen und Linsen in einem Sieb abtropfen lassen, dann in dem Dressing wenden. Den Salat auf Tellern anrichten, mit den beiseitegelegten Minzeblättern und den Walnüssen bestreuen.

PRO PORTION:
ca. 620 kcal | 25 g **Eiweiß**
28 g Fett | 60 g Kohlenhydrate

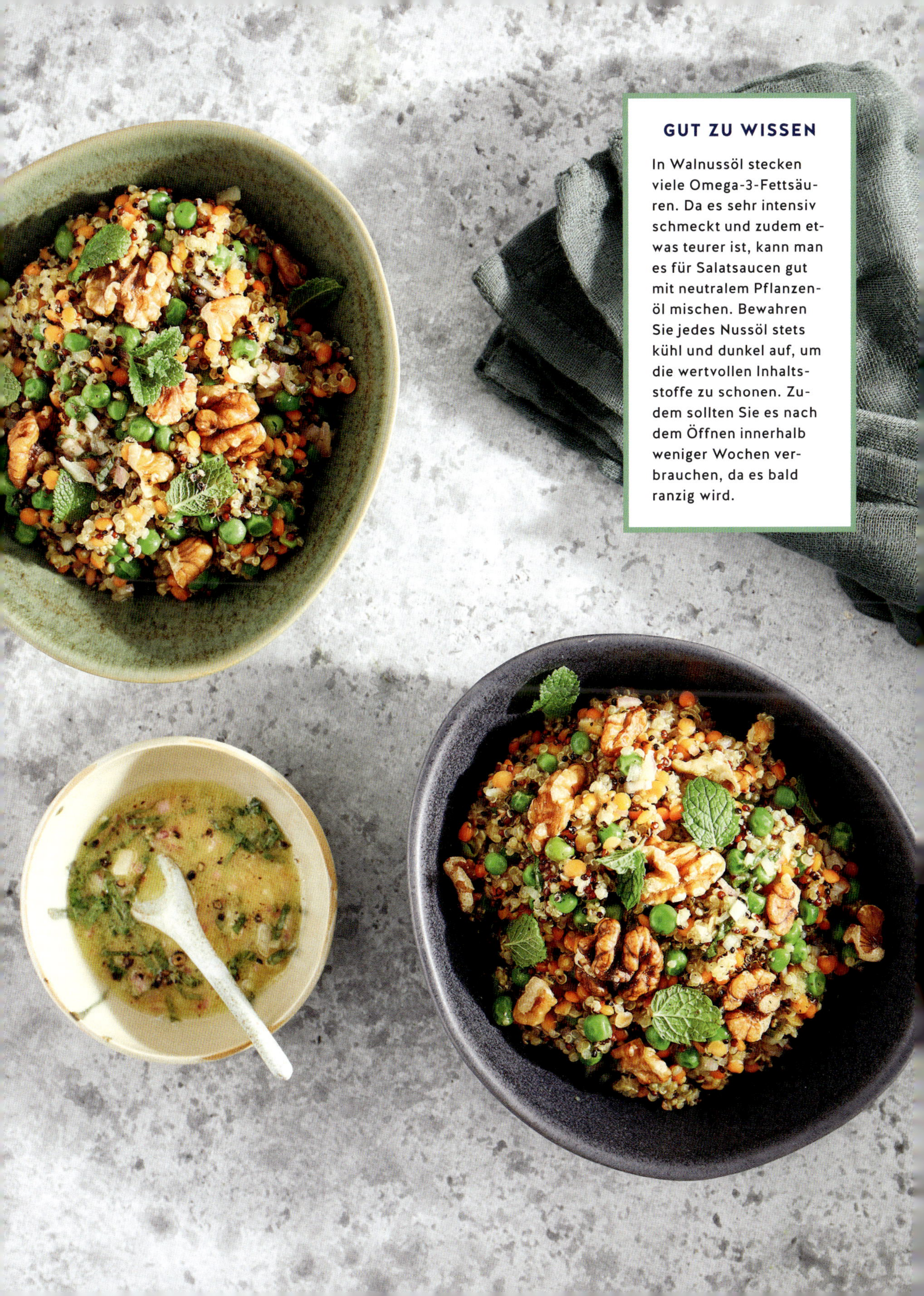

GUT ZU WISSEN

In Walnussöl stecken viele Omega-3-Fettsäuren. Da es sehr intensiv schmeckt und zudem etwas teurer ist, kann man es für Salatsaucen gut mit neutralem Pflanzenöl mischen. Bewahren Sie jedes Nussöl stets kühl und dunkel auf, um die wertvollen Inhaltsstoffe zu schonen. Zudem sollten Sie es nach dem Öffnen innerhalb weniger Wochen verbrauchen, da es bald ranzig wird.

SCHNELL · VEGETARISCH · TO GO

GEMÜSESTICKS
mit Hummus

In Kichererbsen stecken neben wertvollem Protein reichlich Ballaststoffe, die im Darm quellen und lange sättigen. Das hält den Blutzuckerspiegel niedrig. Zudem senken sie den Cholesterinspiegel und schützen so die Blutgefäße.

FÜR 2 PERSONEN
20 MIN. ZUBEREITUNG

3 EL ungeschälter Sesam
1 kleine Knoblauchzehe
1 Dose Kichererbsen (ca. 265 g Abtropfgewicht)
3 EL Zitronensaft
3 EL Olivenöl
100 g Skyr
Salz, Pfeffer
30 g Parmesan (am Stück; ohne tierisches Lab hergestellt, siehe Tipp S. 93)
1 rote Paprikaschote
3 Stangen Sellerie
1 dicke Möhre
150 g Salatgurke

1 Den Sesam in einer kleinen beschichteten Pfanne ohne Fett bei mittlerer Hitze rösten, bis er angenehm duftet. Die Pfanne vom Herd nehmen. Den Knoblauch schälen und vierteln. Die Kichererbsen in ein Sieb abgießen und abtropfen lassen, den Sud dabei auffangen.

2 Die Kichererbsen mit Sesam, Knoblauch, Zitronensaft, Olivenöl und Skyr im Standmixer oder in einem hohen Rührbecher mit dem Pürierstab pürieren. Den Hummus mit 3-4 EL Kichererbsensud verrühren, bis die gewünschte Konsistenz erreicht ist.

3 Den Hummus mit Salz und Pfeffer abschmecken und in zwei Gläser oder Lunchboxen umfüllen. Den Parmesan in kleine Würfel schneiden und darüberstreuen.

4 Das Gemüse waschen bzw. schälen, putzen und in lange Stifte schneiden. Gemüsestifte mit dem Hummus auf Tellern anrichten. Oder zum Mitnehmen Gemüse separat in eine geeignete Box einpacken.

MEAL PREP: Vom Hummus am besten gleich die doppelte Menge zubereiten, der Aufwand bleibt nahezu gleich. Die übrige Creme können Sie fest verschlossen mindestens 1 Woche im Kühlschrank aufbewahren. Genießen Sie sie als Brotaufstrich oder als Beilage zu gebratenem Hähnchen oder Gemüse.

PRO PORTION:
ca. 560 kcal | 28 g **Eiweiß**
33 g Fett | 36 g Kohlenhydrate

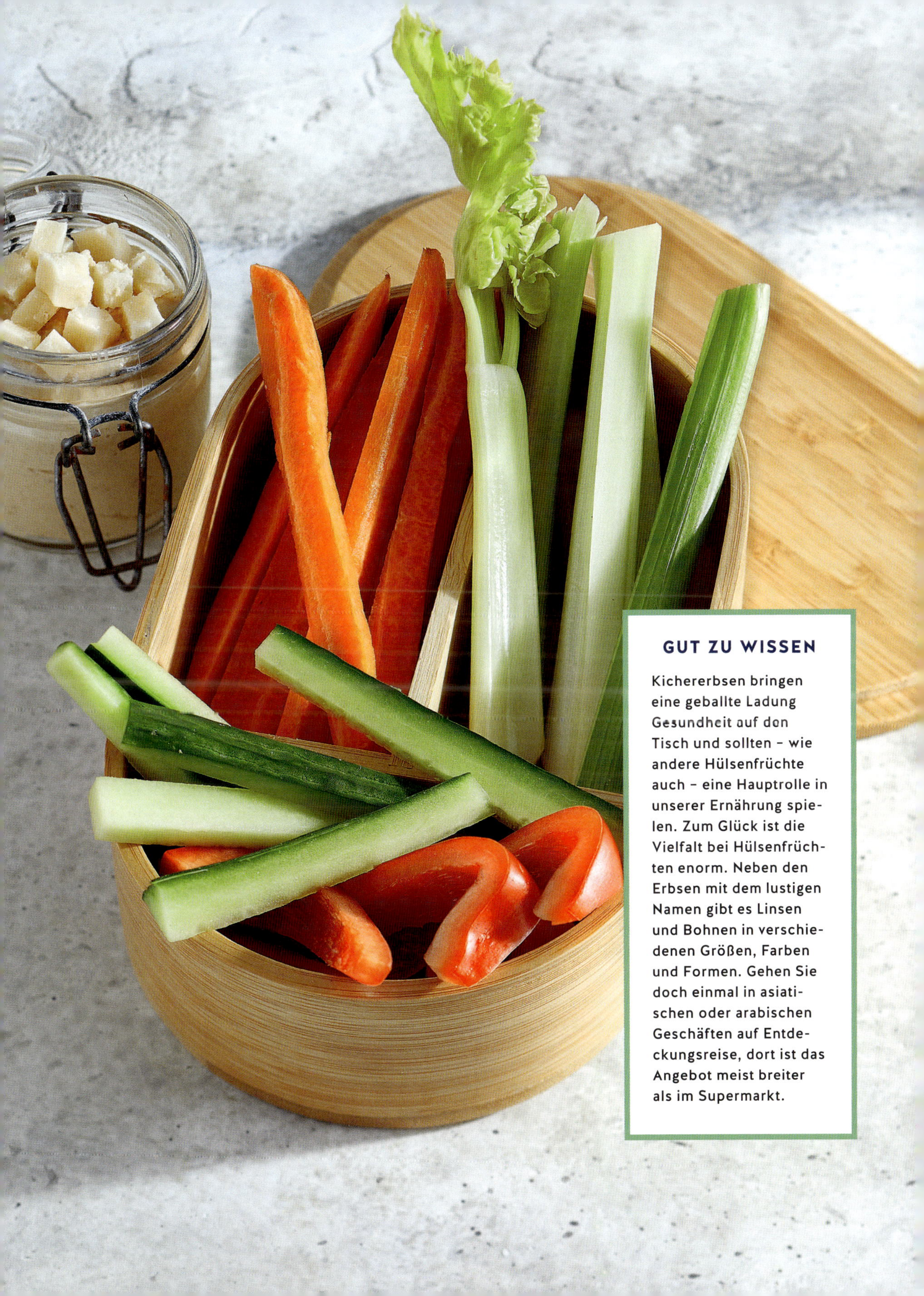

GUT ZU WISSEN

Kichererbsen bringen eine geballte Ladung Gesundheit auf den Tisch und sollten – wie andere Hülsenfrüchte auch – eine Hauptrolle in unserer Ernährung spielen. Zum Glück ist die Vielfalt bei Hülsenfrüchten enorm. Neben den Erbsen mit dem lustigen Namen gibt es Linsen und Bohnen in verschiedenen Größen, Farben und Formen. Gehen Sie doch einmal in asiatischen oder arabischen Geschäften auf Entdeckungsreise, dort ist das Angebot meist breiter als im Supermarkt.

BALLASTSTOFFE · TO GO · VEGAN

BROKKOLI-ROHKOST

mit Hülsenfrüchten

Brokkoli ist ein Allroundtalent. Er kurbelt den Stoffwechsel an und liefert reichlich Carotine, aus denen unser Stoffwechsel das wertvolle Vitamin A baut. Zudem steckt in ihm Magnesium für mehr Muskelpower und ein gesundes Herz.

FÜR 2 PERSONEN
20 MIN. ZUBEREITUNG

5 EL Apfelessig
Salz, Pfeffer
2 TL mittelscharfer Senf
3 EL Rapsöl
300 g Brokkoliröschen
30 g Sonnenblumenkerne
2 Frühlingszwiebeln
150 g rote Linsen
300 ml Gemüsebrühe
1 kleine Dose Kichererbsen (ca. 100 g Abtropfgewicht)

GUT ZU WISSEN

Rohes und bissfest gegartes Gemüse hat einen niedrigeren glykämischen Index als weich gekochtes. Das bedeutet, dass die enthaltenen Kohlenhydrate langsamer ins Blut gelangen und wir lange satt bleiben. Lebensmittel mit einem hohen »Glyx« hingegen lassen den Blutzuckerspiegel schnell ansteigen.

1 In einer Salatschüssel den Apfelessig mit Salz, Pfeffer und dem Senf gründlich verquirlen. Das Öl mit einem Schneebesen kräftig darunterschlagen.

2 Den Brokkoli waschen, trocken tupfen und fein hacken. Die Sonnenblumenkerne in einer kleinen beschichteten Pfanne ohne Fett bei mittlerer Hitze goldbraun rösten. Den Brokkoli und die Sonnenblumenkerne in dem Dressing wenden.

3 Die Frühlingszwiebeln waschen, putzen und schräg in feine Ringe schneiden. Die Frühlingszwiebeln mit den Linsen und der Gemüsebrühe in einem kleinen Topf aufkochen, zugedeckt bei mittlerer Hitze ca. 6 Min. köcheln lassen.

4 Die Kichererbsen in einem Sieb abtropfen lassen, zu den Linsen geben und alles noch einmal aufkochen. Die Hülsenfrüchte zum Brokkoli in die Schüssel geben und alles gut mischen. Die Brokkoli-Rohkost abschmecken und auf Tellern anrichten oder zum Mitnehmen in verschließbare Boxen oder Gläser umfüllen.

PRO PORTION:
ca. 624 kcal | 33 g **Eiweiß**
28 g Fett | 49 g Kohlenhydrate

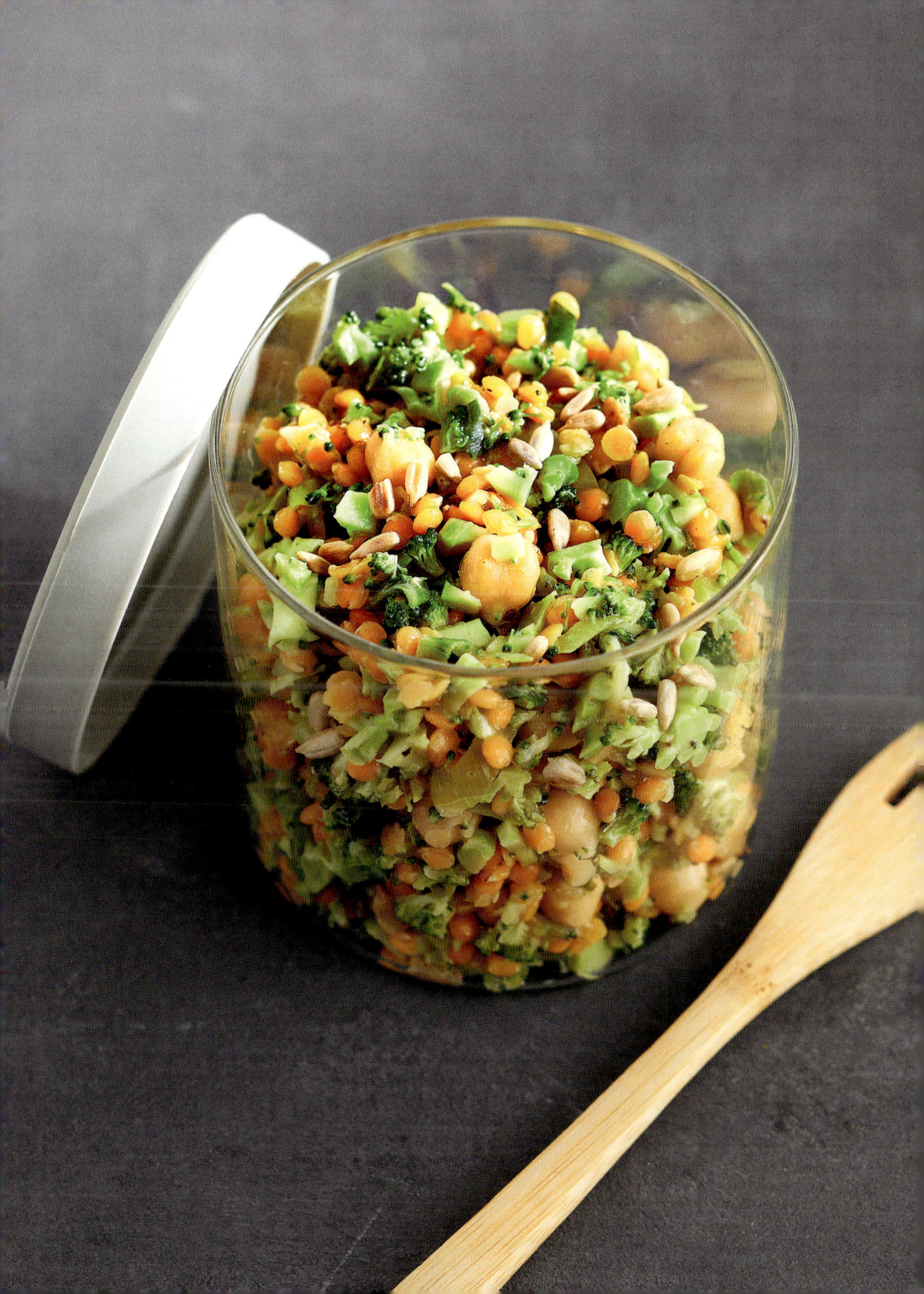

BALLASTSTOFFE TO GO

»REIS«-SALAT
mit Käsedressing

Der neue Foodtrend: Produkte, die wie Nudeln oder Reis aussehen, aber aus Hülsenfrüchten hergestellt sind. Diese dürfen Sie ruhig öfter in Ihren Speiseplan einbauen, denn sie sorgen für Abwechslung und enthalten besonders viel Eiweiß.

FÜR 2 PERSONEN
20 MIN. ZUBEREITUNG

350 g Zucchini
170 g »Reis« aus Linsen oder Kichererbsen
Salz
125 g Joghurt (1,5 % Fett)
75 g Edelpilzkäse
2 EL Apfelessig
Pfeffer
25 g getrocknete Cranberrys
75 g magerer roher Schinken (in Scheiben)

1 Die Zucchini waschen und putzen, zuerst in 5 cm lange Stücke, dann längs in dünne Scheiben und diese quer in schmale Streifen schneiden.

2 In einem Topf ca. 1 l Wasser aufkochen, »Reis« und etwas Salz dazugeben und nach Packungsanweisung bissfest garen. Dabei für die letzten 2 Min. der Kochzeit die Zucchinistreifen mit in das Kochwasser geben.

3 »Reis« und Zucchini in ein Sieb abgießen, kurz mit kaltem Wasser abschrecken und gut abtropfen lassen. In einer Schüssel etwas abkühlen lassen.

4 Inzwischen den Joghurt mit Käse und Essig im Standmixer oder in einem hohen Rührbecher mit dem Pürierstab pürieren. Mit Salz und Pfeffer abschmecken.

5 Den »Reis« und die Zucchini mit den Cranberrys mischen und auf Tellern anrichten, das Dressing darüber verteilen. Den Schinken in Streifen schneiden und daraufgeben. Oder Salatzutaten zum Mitnehmen in verschließbare Gläser oder Lunchboxen verteilen, das Dressing darüber verteilen. Boxen oder Gläser fest verschließen.

VARIANTEN: Statt mit Zucchini schmeckt der Salat auch mit Erbsen sehr gut. Dafür TK-Erbsen zusammen mit dem »Reis« kochen lassen.
Für eine Veggievariante den Schinken weglassen. Stattdessen einige Streifen gewürzten Tofu oder eine Handvoll gemischte Nusskerne unter den Salat heben.

PRO PORTION:
ca. 610 kcal | 39 g **Eiweiß**
22 g Fett | 58 g Kohlenhydrate

DINKELSALAT

mit Pestodressing

Basilikum ist ein toller Eisenlieferant. Das Spurenelement sorgt für einen guten Transport von Sauerstoff über unser Blut zu allen Körperzellen. Grund genug, selbst gemixtes Pesto häufiger aufzutischen, wie hier als raffiniertes Dressing.

FÜR 2 PERSONEN
25 MIN. ZUBEREITUNG

150 g Schnellkoch-Dinkel (»Dinkel wie Reis«)
25 g Pinienkerne
1 kleine Knoblauchzehe
1 Bund Basilikum
2 EL Olivenöl
40 ml Gemüsebrühe
Salz, Pfeffer
200 g kleine bunte Cocktailtomaten
50 g Parmesan (am Stück; ohne tierisches Lab hergestellt, siehe Tipp S. 93)
75 g Hähnchenbrustaufschnitt (in dünnen Scheiben)

1 Den Dinkel mit gut 300 ml Wasser in einem kleinen Topf unter Rühren aufkochen, dann zugedeckt bei niedriger Hitze in ca. 15 Min. bissfest garen.

2 Inzwischen die Pinienkerne ohne Fett in einer kleinen beschichteten Pfanne bei mittlerer Hitze goldgelb rösten. Die Pfanne beiseitestellen.

3 Den Knoblauch schälen und vierteln. Das Basilikum waschen und trocken schütteln, die Blätter abzupfen und mit den gerösteten Pinienkernen, dem Knoblauch, Olivenöl und Gemüsebrühe im Standmixer oder in einem hohen Rührbecher mit dem Pürierstab pürieren. Mit Salz und Pfeffer würzen.

4 Die Tomaten waschen und halbieren. Vom Käse mit einem Sparschäler Späne abhobeln. Den Hähnchenbrustaufschnitt in Streifen schneiden.

5 Den Dinkel abtropfen lassen und in eine Schüssel geben, darin mit den Tomaten und dem Aufschnitt mischen. Das Pestodressing darüber verteilen, alles vermischen und pikant abschmecken. Salat auf Tellern anrichten und den Parmesan darüberstreuen. Oder zum Mitnehmen den Salat in Lunchboxen oder Schraubdeckelgläser füllen und verschließen. Auch hier Parmesan und Hähnchenbrust obenauf geben.

PRO PORTION:
ca. 591 kcal | 31 g **Eiweiß**
27 g Fett | 52 g Kohlenhydrate

GUT ZU WISSEN

»Dinkel wie Reis« sind vorbehandelte Getreidekörner mit kurzer Garzeit. Alternativ können Sie Schnellkoch-Weizen verwenden.

TO GO

SÜSSKARTOFFELSALAT

mit Hähnchen

Süßkartoffeln werden inzwischen auch in Deutschland angebaut, passen also zur regional orientierten Küche. Sie punkten, die Farbe verrät es schon, durch einen hohen Gehalt an Betacarotin, aber auch Vitamin C und E kommen reichlich vor.

FÜR 2 PERSONEN
30 MIN. ZUBEREITUNG

15 g Ingwer
150 g kleine feste Champignons
400 g Süßkartoffeln
2 EL Rapsöl
Salz, Pfeffer
200 g Hähnchenbrustfilet
1 TL Currypulver
100 g Römersalat
100 g Joghurt (1,5 % Fett)
30 g geröstete Cashewkerne

GUT ZU WISSEN

Fleisch ist ein supterguter Eiweißlieferant, aber sollte nicht zu häufig auf dem Teller landen. Die Deutsche Gesellschaft für Ernährung (DGE) empfiehlt, maximal 300-600 Gramm Fleisch pro Woche zu essen. Genießen Sie Fleisch also in kleinen Mengen und achten Sie beim Einkauf möglichst auf eine artgerechte Tierhaltung.

1 Den Ingwer schälen und fein hacken. Champignons putzen, mit einem feuchten Tuch abreiben und halbieren. Die Süßkartoffeln schälen und in 1,5–2 cm große Würfel schneiden.

2 In einer beschichteten Pfanne 1 EL Öl erhitzen. Den Ingwer und die Süßkartoffeln darin unter häufigem Wenden bei mittlerer Hitze gut 5 Min. braten. Die Champignons dazugeben und ca. 5 Min. mit anbraten, die Süßkartoffeln sollen dabei unbedingt noch bissfest bleiben. Das Gemüse mit Salz und Pfeffer würzen und in eine Schüssel umfüllen.

3 Das restliche Öl in der Pfanne erhitzen. Das Hähnchenbrustfilet abtupfen, in schmale Streifen schneiden und in der Pfanne bei starker Hitze unter Rühren ca. 4 Min. rundherum goldbraun braten. Mit Salz, Pfeffer und Currypulver würzen, dann zum Gemüse geben.

4 Den Salat waschen, putzen, sehr gut trocken schütteln oder mit Küchenpapier trocken tupfen, grob zerkleinern und mit dem Joghurt in einem hohen Rührbecher mit dem Pürierstab oder im Standmixer pürieren, mit Salz und Pfeffer würzen.

5 Gemüse und Hähnchen mit dem Dressing auf Tellern anrichten. Die Cashewkerne grob hacken und darüberstreuen. Oder zum Mitnehmen in Lunchboxen oder verschließbare Gläser füllen, das Dressing darüber verteilen.

PRO PORTION:
ca. 560 kcal | 36 g **Eiweiß**
22 g Fett | 53 g Kohlenhydrate

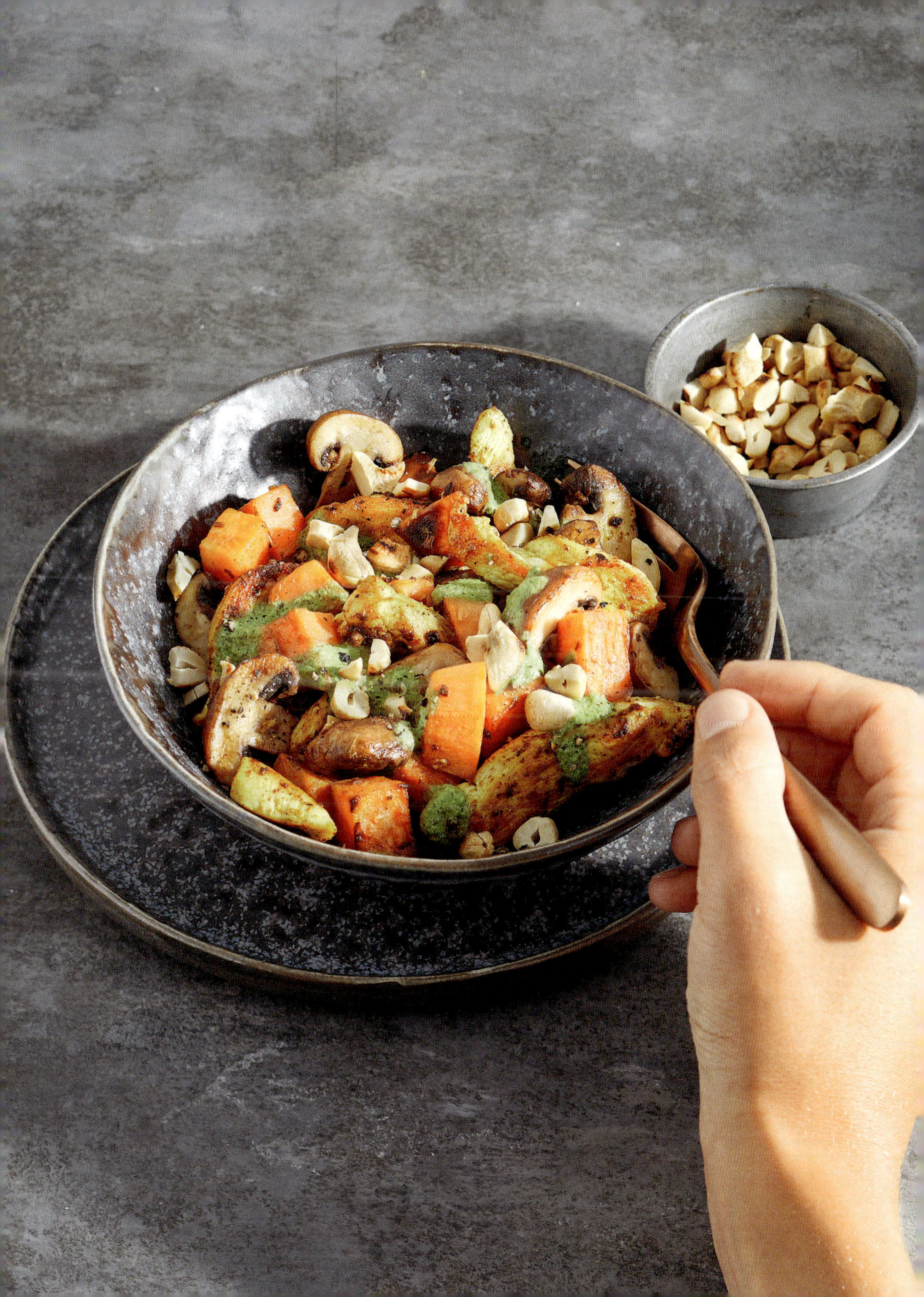

EIWEISSSHAKES

Reich an wertvollen Proteinen und Kohlenhydraten, blitzschnell gemixt und gut zu transportieren – die Rede ist von bunten Shakes. Sie sind ideal vor der morgendlichen Joggingrunde, die keinesfalls mit einem über Nacht geleerten Energiespeicher angetreten werden sollte. Oder vor dem spätnachmittäglichen Gang in Fitnessstudio, wenn das Mittagessen schon eine Weile zurückliegt.

SCHNELL · VEGETARISCH

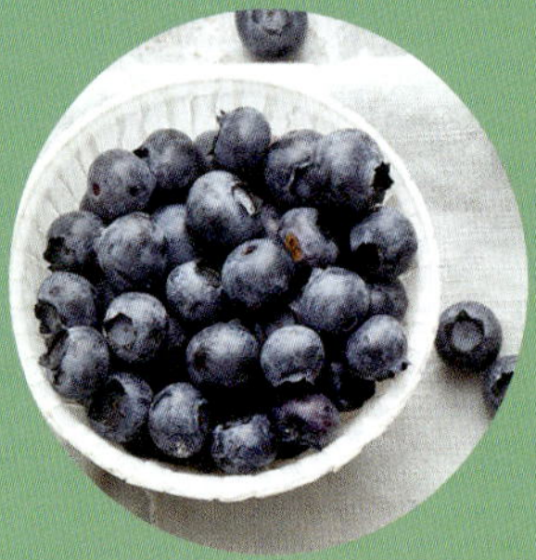

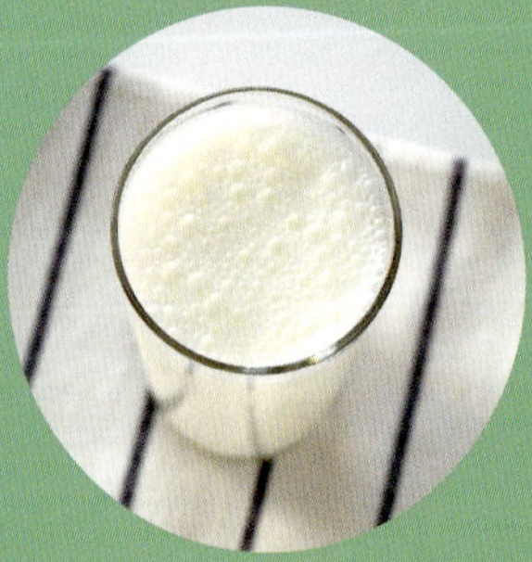

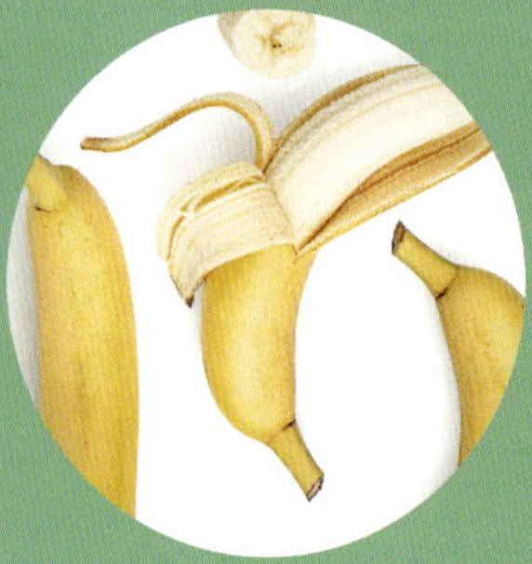

Beeriger Buttermilchshake

FÜR 2 PERSONEN
10 MIN. ZUBEREITUNG

250 g Heidelbeeren kurz waschen, verlesen und abtropfen lassen (alternativ 250 g TK-Heidelbeeren zugedeckt etwas antauen lassen). **1/2 Bio-Zitrone** heiß abwaschen, abtrocknen, etwas Schale fein abreiben und den Saft auspressen. Heidelbeeren, Zitronenschale und -saft, **1 Prise gem. Vanille, 500 ml Buttermilch** und **30 g Instant-Haferflocken** im Mixer oder in einem hohen Gefäß mit dem Pürierstab zerkleinern und aufmixen.

PRO PORTION:
ca. 230 kcal | 11 g **Eiweiß**
2 g Fett | 34 g Kohlenhydrate

Energiebooster

FÜR 2 PERSONEN
10 MIN. ZUBEREITUNG

150 g gemischte Beeren kurz waschen, verlesen und abtropfen lassen (alternativ 150 g TK-Beeren zugedeckt etwas antauen lassen). **1 kleine Banane (oder 1/2 große Banane)** schälen und grob zerschneiden, sofort mit **2 EL Zitronensaft** beträufeln. **1 Handvoll jungen Spinat** waschen und verlesen. Den Spinat und die Banane mit den Beeren, **15 g Instant-Haferflocken, 150 g Joghurt (1,5 % Fett), 150 ml Haferdrink, 20 g Hanfsamen** und **1 Prise Zimtpulver** im Mixer oder in einem hohen Gefäß mit dem Pürierstab zerkleinern und aufmixen.

PRO PORTION:
ca. 229 kcal | 9 g **Eiweiß**
7 g Fett | 26 g Kohlenhydrate

GUT ZU WISSEN

Pflanzendrinks werden hierzulande als Ersatz für Milch immer beliebter. Greifen Sie idealerweise bevorzugt zu Haferdrink, denn Hafer wächst bei uns. Kokosdrink hat immer, Soja- und Mandeldrink sehr oft weite Wege hinter sich. Haferdrink enthält jedoch deutlich weniger Eiweiß als Kuhmilch. Einen kleinen Ausgleich schaffen Hanfsamen. Wer jedoch mehr Eiweiß mit dem Shake zu sich nehmen möchte, kommt um Kuhmilch oder die Ergänzung durch Eiweißpulver nicht herum.

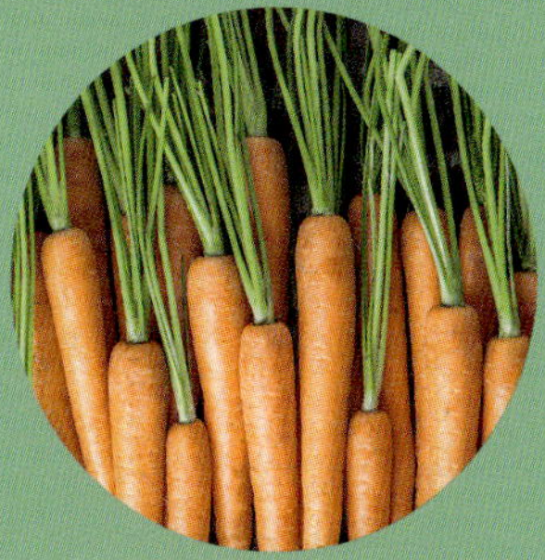

Samtiger Möhrenshake

FÜR 2 PERSONEN
20 MIN. ZUBEREITUNG

200 g Möhren und **1 kleines Stück Ingwer (ca. 8 g)** schälen und in kleine Würfel schneiden bzw. fein hacken, mit wenig Wasser in einen kleinen Topf geben. Aufkochen und die Möhren zugedeckt in ca. 10 Min. weich garen. Den **Saft von 1 Orange** auspressen. Die Möhren abtropfen und etwas abkühlen lassen, mit Orangensaft, **250 g Skyr, 200 ml Mineralwasser** mit Kohlensäure und **2 TL Apfel- oder Birnendicksaft** im Mixer oder in einem hohen Gefäß mit dem Pürierstab pürieren.

PRO PORTION:
ca. 170 kcal | 15 g **Eiweiß**
1 g Fett | 20 g Kohlenhydrate

KÜRBIS-FETA-SANDWICH

Kürbis ist reich an Ballaststoffen sowie Mineralstoffen wie Magnesium, Kalzium und Eisen. Die leuchtende Farbe verrät den hohen Gehalt an Betacarotin. Auch Kürbiskerne sind top, enthalten sie doch viel Eiweiß und gesunde Fettsäuren.

FÜR 2 PERSONEN
20 MIN. ZUBEREITUNG

150 g Hokkaido-Kürbis (am Stück)
2 EL Olivenöl
Salz, Pfeffer
2 Stängel Minze
2 Stängel Petersilie
30 g Kürbiskerne
80 g körniger Frischkäse
50 g Schafskäse (Feta)
4 Salatblätter (z.B. Römersalat)
4 Scheiben Eiweißbrot (à ca. 50 g; Rezept siehe S. 64)

VARIANTE: Sie haben noch Süßkartoffeln übrig? Nehmen Sie diese statt Kürbis für das Sandwich.

MEAL PREP: Den übrigen Kürbis in mundgerechte Würfel schneiden, in wenig Salzwasser bissfest dünsten und abkühlen lassen. Zugedeckt kühl stellen, am nächsten oder übernächsten Tag verarbeiten. Kürbisstücke zum Beispiel in einen bunten Salat geben. Oder erneut erhitzen und als Beilage zu gebratenen Fischfilets auftischen.

1 Den Kürbis waschen, entkernen und in knapp 1/2 cm dünne Scheiben bzw. Spalten schneiden. Das Öl in einer breiten beschichteten Pfanne erhitzen, die Kürbisscheiben bzw. -spalten darin bei mittlerer Hitze von jeder Seite 1–2 Min. braten. Dabei mit Salz und Pfeffer würzen.

2 Die Minze und die Petersilie waschen und trocken schütteln, die Blätter abzupfen und fein schneiden. Die Kürbiskerne hacken. Kräuter und Kerne in einer Schüssel mit dem Frischkäse verrühren. Den Feta dazubröckeln, untermischen und mit Salz und Pfeffer abschmecken.

3 Die Salatblätter waschen und gut trocken schütteln, etwas kleiner zupfen. Die Brotscheiben mit der Kräuter-Käse-Creme bestreichen und mit Salatblättern belegen.

4 Auf zwei der Brote den gebratenen Kürbis verteilen. Die beiden anderen Brotscheiben mit der bestrichenen Seite nach unten darauflegen. Die Sandwiches leicht andrücken und auf Tellern anrichten. Oder gut verpackt mitnehmen.

PRO PORTION:
ca. 580 kcal | 38 g **Eiweiß**
34 g Fett | 25 g Kohlenhydrate

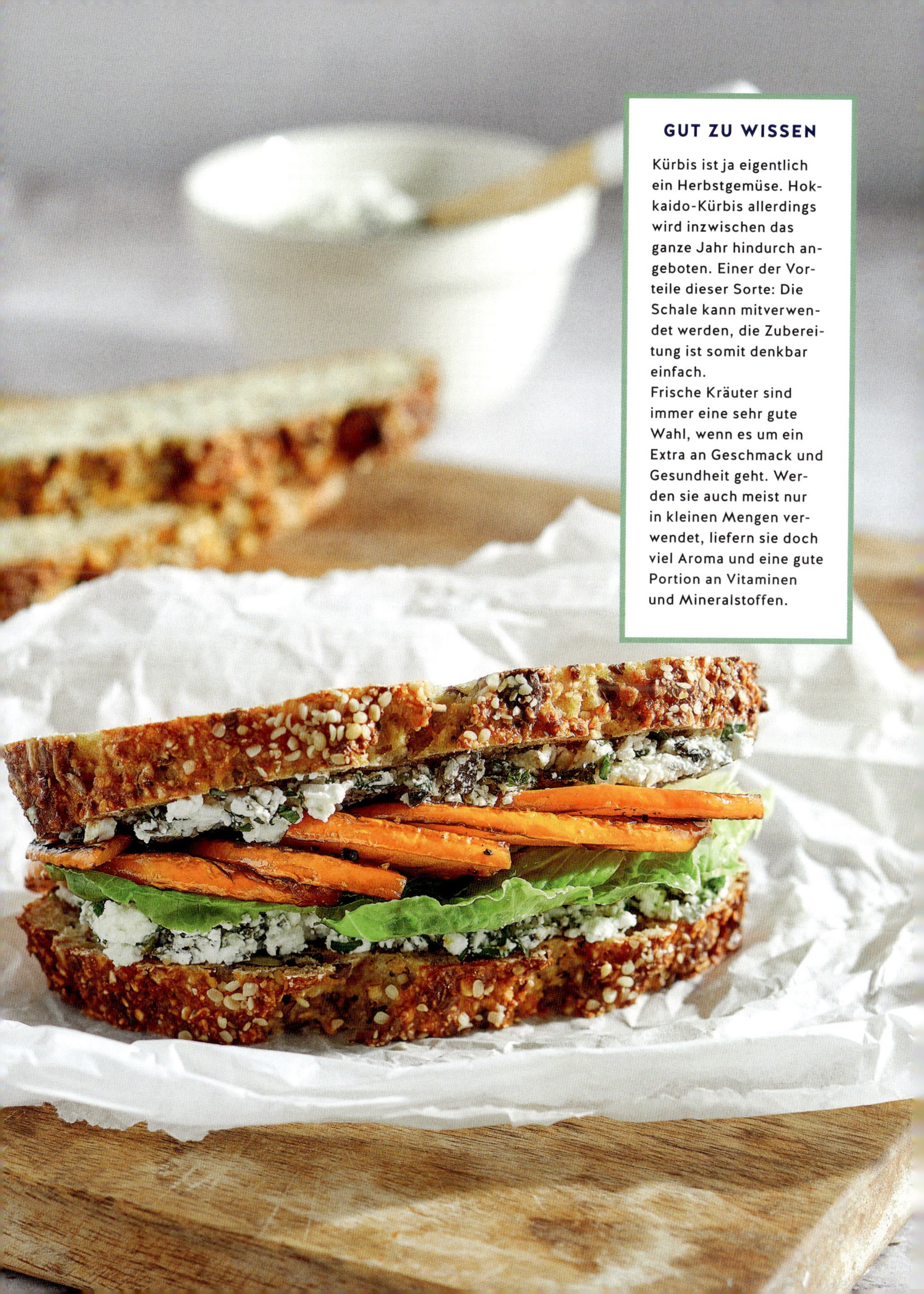

GUT ZU WISSEN

Kürbis ist ja eigentlich ein Herbstgemüse. Hokkaido-Kürbis allerdings wird inzwischen das ganze Jahr hindurch angeboten. Einer der Vorteile dieser Sorte: Die Schale kann mitverwendet werden, die Zubereitung ist somit denkbar einfach.

Frische Kräuter sind immer eine sehr gute Wahl, wenn es um ein Extra an Geschmack und Gesundheit geht. Werden sie auch meist nur in kleinen Mengen verwendet, liefern sie doch viel Aroma und eine gute Portion an Vitaminen und Mineralstoffen.

BALLASTSTOFFE TO GO VEGAN

BUNTE TACOS

Tacos und auch Wraps werden ja gern mit gekauften Fladen zubereitet. Wer genau wissen will, was in seinem Essen steckt, backt die Fladen selbst. Das geht schneller als gedacht!

FÜR 2 PERSONEN
30 MIN. ZUBEREITUNG

120 g Weizenmehl Type 1050
20 g Kichererbsenmehl
1 TL Backpulver
½ TL Salz
2 EL Rapsöl
60 g feine Sojaschnetzel
200 ml Gemüsebrühe
1 Minidose Kidneybohnen (ca. 60 g Abtropfgewicht)
1 Minidose Maiskörner (ca. 70 g Abtropfgewicht)
Pfeffer
¼ TL Chiliflocken
½ TL gemahlener Kreuzkümmel
4 Salatblätter (z.B. Eisberg oder Romana)
2 kleine feste Tomaten
1 kleine Zwiebel
100 g Sojacreme

TO GO: Die Tacos schmecken auch kalt fein. Fladen dazu direkt nach dem Backen in ein feuchtes Tuch einrollen, auskühlen lassen. Füllen, wieder aufrollen und schräg halbieren. Endstücke in Frischhaltefolie oder Bienenwachstücher wickeln – so fällt nichts raus.

1 Beide Mehlsorten, Backpulver, Salz, Rapsöl und 6-7 EL Wasser zu einem glatten Teig kneten. Zugedeckt ca. 10 Min. ruhen lassen. In 2 Portionen teilen und zu runden Fladen (ca. 24 cm Durchmesser) ausrollen. Eine beschichtete Pfanne ohne Fett stark erhitzen, einen Fladen darin bei mittlerer Hitze 1-2 Min. backen, bis er sich ein wenig aufbläht, dann wenden und von der anderen Seite 1-2 Min. backen. Herausnehmen und unter einem feuchten Küchentuch ruhen lassen. Zweiten Fladen backen. Ebenfalls unter das feuchte Tuch legen.

2 Parallel dazu die Sojaschnetzel nach Packungsanweisung mit der Brühe in einen Topf geben und aufkochen, zugedeckt bei niedriger Hitze ca. 10 Min. garen. Kidneybohnen und Mais in ein Sieb abgießen und zu den Sojaschnetzeln geben. Alles mit Salz, Pfeffer, Chiliflocken und Kreuzkümmel würzen und zugedeckt bei niedriger Hitze noch 2-3 Min. köcheln lassen.

3 Salatblätter waschen, trocken schütteln und in Streifen schneiden. Tomaten waschen, halbieren und die Stielansätze entfernen, die Hälften klein würfeln. Zwiebel schälen und in feine Scheiben schneiden, diese in die einzelnen Ringe teilen.

4 Die Fladen mit der Sojacreme bestreichen. Salat, Tomaten, Zwiebel und die Sojaschnetzel-Mischung auf einer Hälfte von jedem Fladen verteilen. Fladen zusammenklappen und auf Tellern anrichten.

PRO PORTION:
ca. 620 kcal | 26 g **Eiweiß**
23 g Fett | 70 g Kohlenhydrate

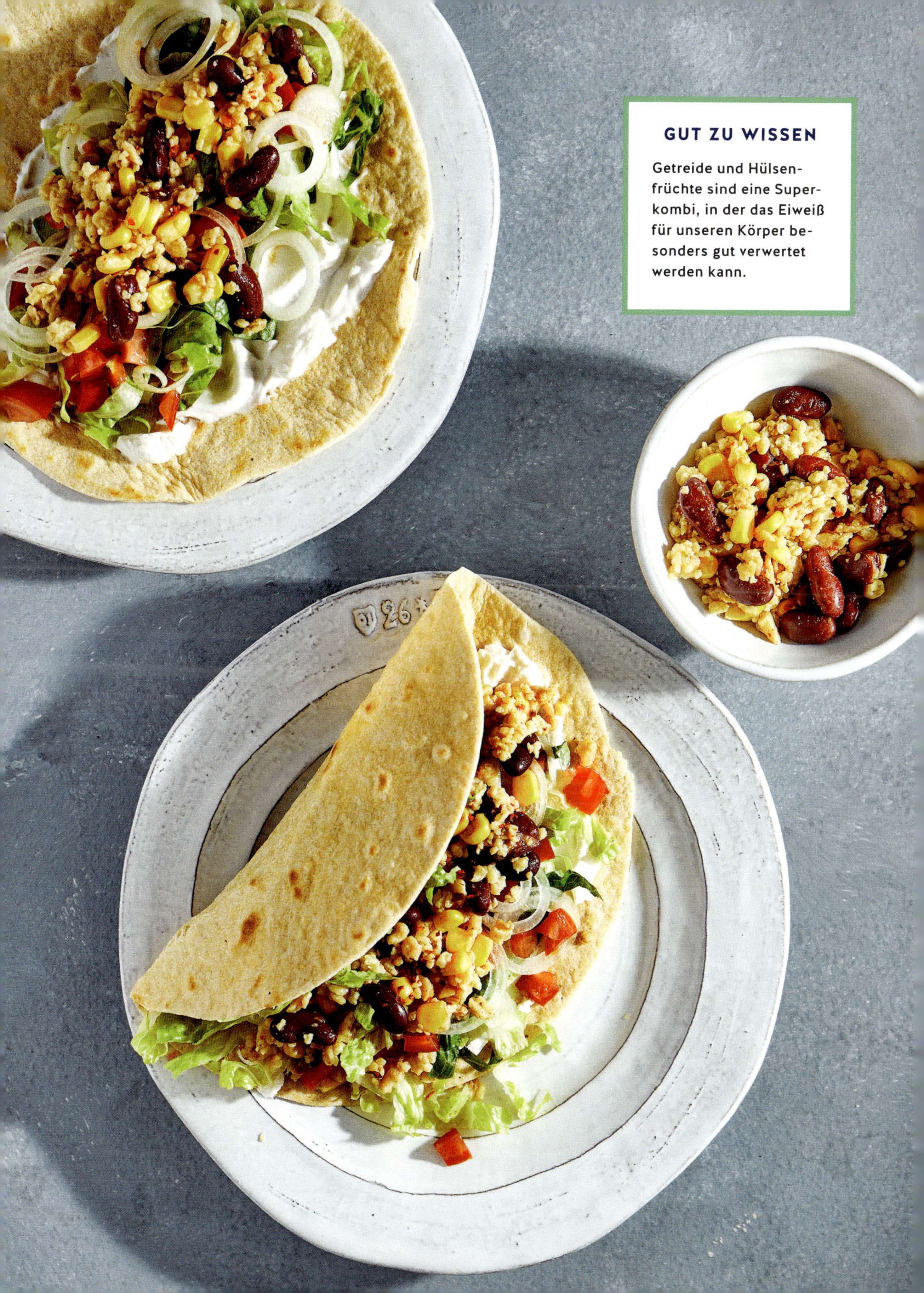

GUT ZU WISSEN

Getreide und Hülsenfrüchte sind eine Superkombi, in der das Eiweiß für unseren Körper besonders gut verwertet werden kann.

SCHNELL BALLASTSTOFFE TO GO

TEXMEX-SANDWICH

Sandwiches sind oft erste Wahl, wenn es um ein Mittagessen to go geht. Um dabei ausreichend Eiweiß für lang anhaltende Power einzupacken, sind meist Wurst oder Käse als Belag angesagt. Bei uns sorgen Surimi-Stäbchen für Abwechslung.

FÜR 2 PERSONEN
15 MIN. ZUBEREITUNG

1 kleine Dose Kidneybohnen (ca. 130 g Abtropfgewicht)
75 g Doppelrahm-Frischkäse oder Skyr
1 kleine grüne Chilischote
20 g Cashewkerne
Salz, Pfeffer
1 TL gemahlener Kreuzkümmel
Tabasco
1 große gelbe Paprikaschote
4 Blätter Eisbergsalat
1 schmales Vollkornbaguette (ca. 200 g; ersatzweise 4 Vollkornbrötchen à ca. 50 g)
12 Surimi-Stäbchen (ca. 180 g)

1 Die Kidneybohnen in ein Sieb abgießen, kalt abspülen, abtropfen lassen und mit dem Frischkäse oder Skyr im Standmixer oder in einem hohen Rührbecher mit dem Pürierstab pürieren. Die Chilischote waschen und putzen, fein hacken und unter die Bohnencreme rühren. Die Cashewkerne fein hacken und ebenfalls unterrühren. Die Creme mit Salz, Pfeffer, Kreuzkümmel und Tabasco würzen.

2 Die Paprikaschote längs halbieren, entkernen und waschen, die Hälften in schmale lange Streifen schneiden. Den Eisbergsalat waschen, trocken tupfen und ebenfalls in Streifen schneiden.

3 Das Baguette einmal längs und einmal quer halbieren, alle Hälften mit der Bohnencreme bestreichen, mit Salat, Paprika und den Surimi-Stäbchen belegen und wieder zusammensetzen. Die Sandwiches auf Tellern anrichten oder zum Mitnehmen in Pergamentpapier oder ein Bienenwachstuch wickeln.

PRO PORTION:
ca. 610 kcal | 28 g **Eiweiß**
21 g Fett | 67 g Kohlenhydrate

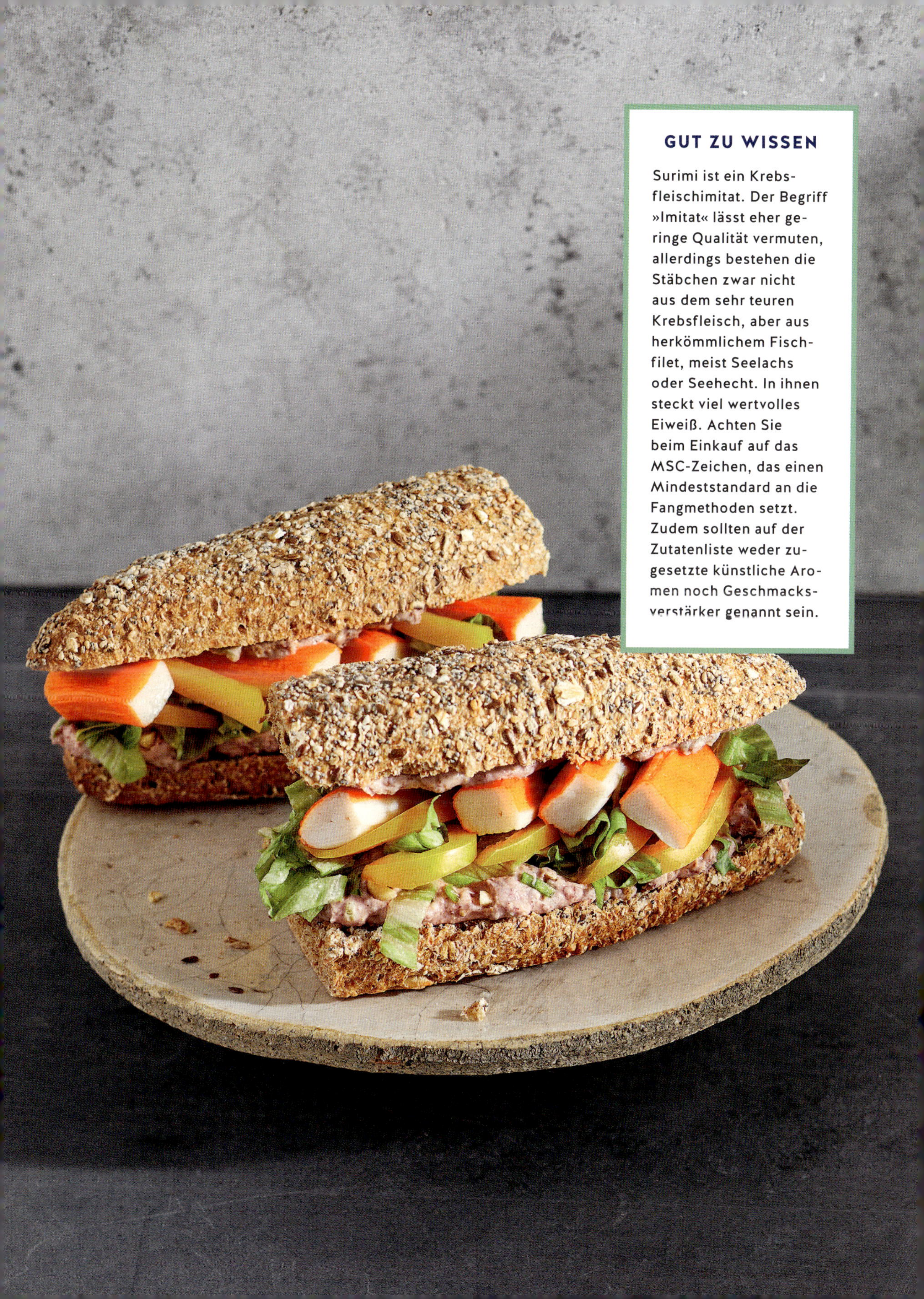

GUT ZU WISSEN

Surimi ist ein Krebsfleischimitat. Der Begriff »Imitat« lässt eher geringe Qualität vermuten, allerdings bestehen die Stäbchen zwar nicht aus dem sehr teuren Krebsfleisch, aber aus herkömmlichem Fischfilet, meist Seelachs oder Seehecht. In ihnen steckt viel wertvolles Eiweiß. Achten Sie beim Einkauf auf das MSC-Zeichen, das einen Mindeststandard an die Fangmethoden setzt. Zudem sollten auf der Zutatenliste weder zugesetzte künstliche Aromen noch Geschmacksverstärker genannt sein.

SCHNELL TO GO

SOMMERROLLEN
mit Putenbrust

Etwas Leichtes zum Mitnehmen ins Büro, bei dem Putenbrustaufschnitt, Frischkäse und geröstete Sojakerne für den Eiweißkick sorgen. Als Nachtisch packen Sie einen Apfel mit ein, so bleiben Sie garantiert lange satt.

FÜR 2 PERSONEN
20 MIN. ZUBEREITUNG

2 Frühlingszwiebeln
1 rote Paprikaschote
2 EL Rapsöl
30 g geröstete Sojakerne oder -bohnen
½ TL gemahlener Kreuzkümmel
Salz, Pfeffer
1 Handvoll Rucola
2 Stängel Petersilie
75 g körniger Frischkäse
8 Blätter Reispapier (ca. 22 cm Durchmesser; insgesamt ca. 70 g)
100 g Putenbrustaufschnitt (in dünnen Scheiben)
2 große Äpfel

VARIANTEN: Die Sommerrollen können Sie mit den verschiedensten Füllungen zubereiten. Probieren Sie auch einmal Gurken- und Möhrenstreifen, dünne Käsescheiben und gehackte Kürbiskerne. Oder Pak Choi, gebratenes Hähnchenfilet und Erdnusscreme. Für eine Veggievariante können Sie entsprechenden Käse oder Aufschnitt mit in die dünnen Reisblätter einwickeln.

1 Die Frühlingszwiebeln waschen, putzen und in feine Ringe schneiden. Die Paprika längs vierteln, entkernen und waschen, die Viertel längs in schmale Streifen schneiden.

2 Das Öl in einer beschichteten Pfanne erhitzen, Frühlingszwiebeln, Paprika und Sojakerne darin bei mittlerer Hitze unter gelegentlichem Rühren 2-3 Min. braten. Das Gemüse mit Kreuzkümmel, Salz und Pfeffer würzen, aus der Pfanne nehmen und abkühlen lassen.

3 Den Rucola waschen, verlesen und trocken schütteln, grobe Stiele entfernen. Die Petersilie waschen und trocken schütteln, die Blätter abzupfen und grob hacken. Mit dem Frischkäse verrühren, mit Salz und Pfeffer abschmecken.

4 Je 2 Reisblätter zusammen für ca. 1 Min. in lauwarmes Wasser tunken, bis sie biegsam sind. Auf einem sauberen Küchentuch ausbreiten, Aufschnitt, Rucola, Petersilien-Frischkäse und das Gemüse darauf verteilen. An drei Seiten die Ränder einschlagen und die Blätter dann aufrollen. Nacheinander 4 Sommerrollen zubereiten. Auf Teller verteilen. Die Äpfel als Nachtisch essen. Oder zum Mitnehmen Sommerrollen in Lunchboxen legen und diese verschließen. Obst als Nachtisch getrennt einpacken.

PRO PORTION:
ca. 520 kcal | 25 g **Eiweiß**
19 g Fett | 57 g Kohlenhydrate

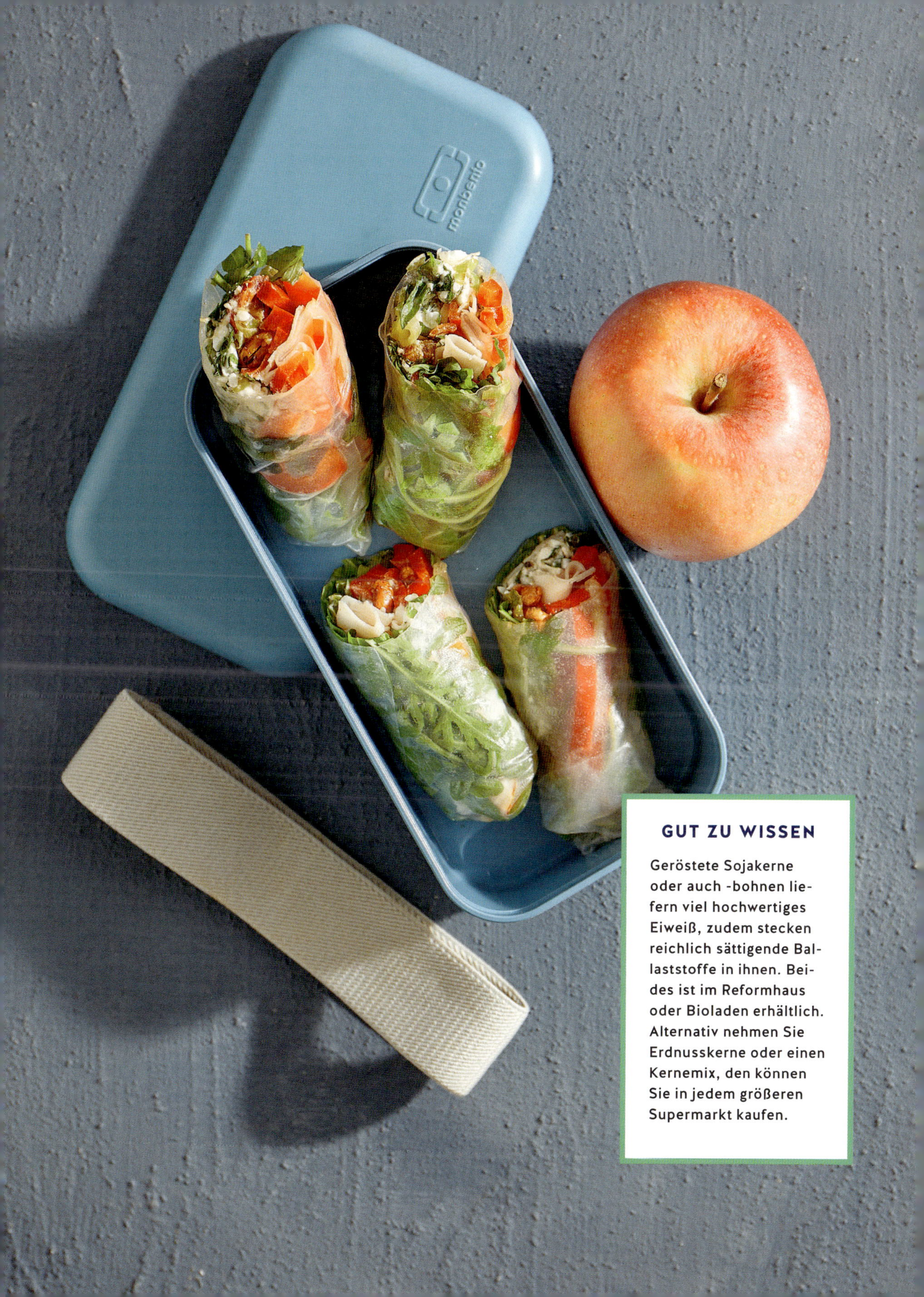

GUT ZU WISSEN

Geröstete Sojakerne oder auch -bohnen liefern viel hochwertiges Eiweiß, zudem stecken reichlich sättigende Ballaststoffe in ihnen. Beides ist im Reformhaus oder Bioladen erhältlich. Alternativ nehmen Sie Erdnusskerne oder einen Kernemix, den können Sie in jedem größeren Supermarkt kaufen.

SCHNELL VEGETARISCH

TOMATENTOPF
auf italienische Art

Tomaten gehören bei uns zu den beliebtesten Gemüsesorten. Ganz zu Recht, denn in ihnen steckt viel Gutes. Sie kräftigen das Herz, fördern einen erholsamen Schlaf ebenso wie den Zellstoffwechsel und unterstützen das Immunsystem.

FÜR 2 PERSONEN
20 MIN. ZUBEREITUNG

1 Zwiebel
1 Knoblauchzehe
3 Stangen Sellerie
2 EL Olivenöl
1 Dose gehackte Tomaten (400 g)
250 ml Gemüsebrühe
Salz, Pfeffer
60 g kleine Suppennudeln (mögl. Vollkorn)
20 g Pinienkerne
1 Handvoll Rucola
2 Kugeln Burrata (à ca. 100 g Abtropfgewicht)
40 g Parmesan (am Stück; ohne tierisches Lab hergestellt, siehe Tipp rechts)

1 Die Zwiebel und den Knoblauch schälen. Die Zwiebel vierteln und die Viertel quer in dünne Scheiben schneiden, den Knoblauch hacken. Den Sellerie waschen, putzen und in dünne Scheiben schneiden.

2 Das Olivenöl in einem Topf erhitzen, Zwiebel, Knoblauch und Sellerie darin unter Rühren leicht anbraten. Die Tomaten und die Brühe dazugeben, mit Salz und Pfeffer würzen und bei mittlerer Hitze ca. 10 Min. zugedeckt köcheln lassen.

3 Inzwischen die Suppennudeln nach Packungsanweisung in kochendem Salzwasser garen, in ein Sieb abgießen und abtropfen lassen. Die Pinienkerne in einer kleinen beschichteten Pfanne ohne Fett goldbraun rösten, dann auf einen Teller füllen. Den Rucola verlesen, waschen und trocken schütteln, grobe Stiele entfernen. Rucola in feine Streifen schneiden. Die Burratakugeln abtropfen lassen.

4 Den Tomatentopf abschmecken und mit den Nudeln auf tiefe Teller verteilen. Burrata in die Mitte setzen, alles mit Rucola und Pinienkernen bestreuen. Parmesan darüberhobeln.

VARIANTE: Liegen andere Gemüsereste im Kühlschrank? Statt Sellerie können Sie für den Tomatentopf ebenso gut Aubergine, Zucchini oder Brokkoli nehmen.

PRO PORTION:
ca. 640 kcal | 25 g **Eiweiß**
41 g Fett | 39 g Kohlenhydrate

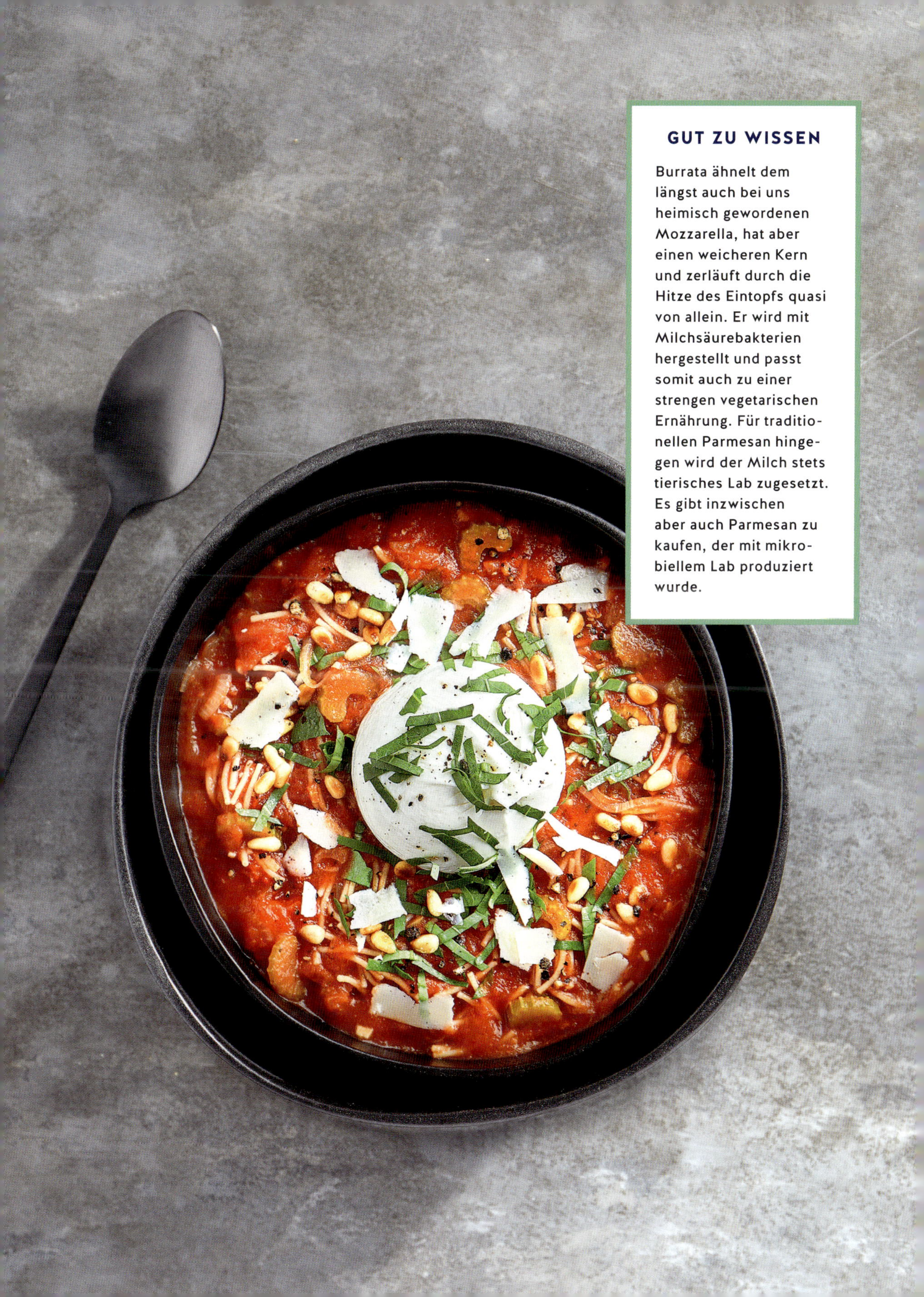

GUT ZU WISSEN

Burrata ähnelt dem längst auch bei uns heimisch gewordenen Mozzarella, hat aber einen weicheren Kern und zerläuft durch die Hitze des Eintopfs quasi von allein. Er wird mit Milchsäurebakterien hergestellt und passt somit auch zu einer strengen vegetarischen Ernährung. Für traditionellen Parmesan hingegen wird der Milch stets tierisches Lab zugesetzt. Es gibt inzwischen aber auch Parmesan zu kaufen, der mit mikrobiellem Lab produziert wurde.

SCHNELL VEGETARISCH

BUCHWEIZENWAFFELN
mit Tomaten-Gurken-Salat

Buchweizen wird wie Getreide verwendet, ist jedoch ein Knöterichgewächs. Körner und Mehl versorgen uns unter anderem mit B-Vitaminen, Kalzium und Kalium. Sie fördern die Durchblutung und stärken unsere Körperabwehr.

FÜR 2 PERSONEN
25 MIN. ZUBEREITUNG

200 g Kefir
2 EL Rapsöl
2 Eier (M)
70 g Buchweizenmehl
60 g Weizenmehl Type 1050
2 TL Backpulver
2 EL ungeschälter Sesam
2 TL getrockneter Thymian
Salz, Pfeffer
30 g Buchweizen
200 g kleine feste Tomaten
200 g Salatgurke
4 EL Apfelessig
150 g Magerquark
4 EL Milch (1,5 % Fett)
Außerdem:
Öl für das Waffeleisen

GUT ZU WISSEN

Im Brüsseler Waffeleisen entstehen besonders dicke, fluffige Waffeln. Wenn Sie eines der eher verbreiteten Herz-Waffeleisen haben, können Sie die Buchweizenwaffeln auch darin backen.

1 Den Kefir mit dem Rapsöl und den Eiern gründlich verrühren. Beide Mehlsorten, Backpulver, Sesam, Thymian, Salz und Pfeffer mischen, dann unter die Kefir-Eier-Creme rühren. Den Teig zugedeckt 10 Min. quellen lassen.

2 Inzwischen den Buchweizen in einer beschichteten Pfanne ohne Fett bei mittlerer Hitze ca. 5 Min. rösten. Aus der Pfanne nehmen und beiseitestellen.

3 Die Tomaten waschen, halbieren und die Stielansätze entfernen, Hälften klein würfeln. Die Gurke schälen, längs vierteln und quer in Scheiben schneiden. Beides mit dem Apfelessig mischen und mit Salz und Pfeffer würzen.

4 Ein Brüsseler Waffeleisen (siehe Tipp) einfetten und auf mittlerer Stufe aufheizen. Ein Drittel des Teiges hineingeben. Das Eisen schließen und den Teig in ca. 4 Min. zu einer goldbraunen Waffel backen. Aus dem restlichen Teig auf dieselbe Weise 2 weitere Waffeln backen. Waffeln auf einem Kuchengitter ausbreiten und unter einem Küchentuch warm halten.

5 Die Waffeln halbieren und auf zwei Teller stapeln, den Tomaten-Gurken-Salat danebensetzen. Den Quark mit der Milch cremig rühren, mit Salz und Pfeffer würzen und neben Waffeln und Salat anrichten. Die Buchweizenkerne darüberstreuen.

PRO PORTION:
ca. 660 kcal | 31 g **Eiweiß**
25 g Fett | 71 g Kohlenhydrate

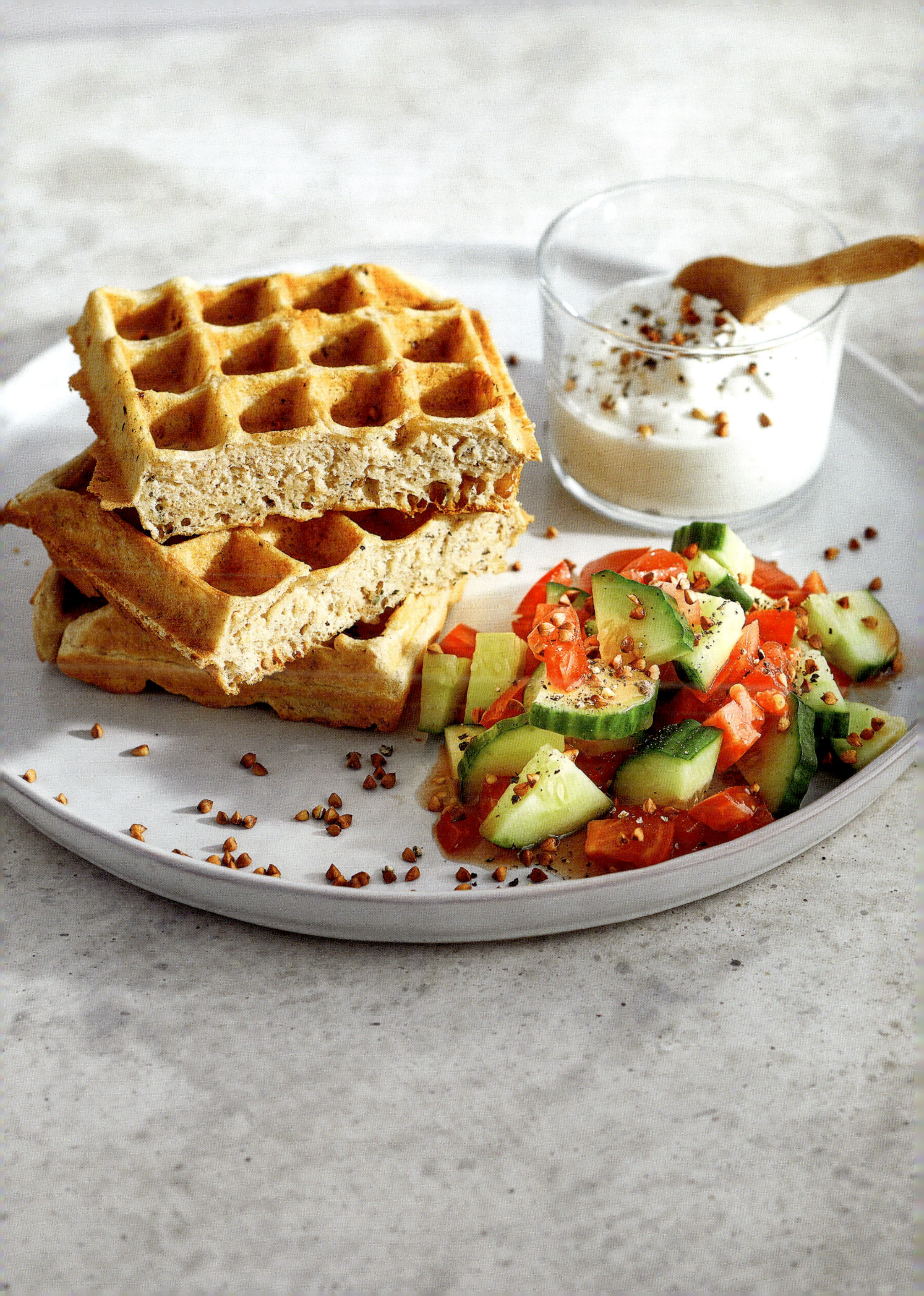

SCHNELL VEGETARISCH

MÖHRENOMELETT

mit Erbsen und Spinat

Omeletts als leichtes Essen gehen immer. Werden, wie bei diesem Rezept, die Eier mit Erbsen kombiniert, wird daraus nicht nur eine leckere Kombi, sondern Sie bekommen Proteine satt! Servieren Sie also gern öfter beides zusammen.

FÜR 2 PERSONEN
30 MIN. ZUBEREITUNG

180 g Möhren (mögl. mit etwas Möhrengrün)
4 Eier (M)
125 ml Milch (1,5 % Fett)
Salz, Pfeffer
30 g kernige Haferflocken
1 große Zwiebel
1 EL Rapsöl
1 Knoblauchzehe
125 g TK-Erbsen
150 g TK-Blattspinat
40 g getrocknete Cranberrys
30 g Walnusskerne

1 Die Möhren schälen, putzen und fein raspeln, Möhrengrün fein schneiden und beiseitestellen. Möhrenraspel mit Eiern, Milch, Salz, Pfeffer und den Haferflocken verrühren. Zugedeckt ca. 10 Min. quellen lassen.

2 Inzwischen die Zwiebel schälen und fein würfeln. In einem kleinen Topf 1 TL Öl erhitzen, die Zwiebelwürfel darin goldbraun braten. Den Knoblauch schälen und dazupressen. Mit 100 ml Wasser ablöschen, dann Erbsen und Spinat einrühren. Das Gemüse bei mittlerer Hitze zugedeckt ca. 10 Min. auftauen lassen und garen, zwischendurch mehrmals umrühren. Die Cranberrys untermischen.

3 In einer beschichteten Pfanne 1 TL Öl mit einem Backpinsel verteilen und erhitzen. Die Hälfte der Möhren-Eier-Masse hineingeben und bei mittlerer Hitze in ca. 6 Min. langsam stocken lassen, evtl. nach 3 Min. einen passenden Deckel auflegen. Omelett aus der Pfanne auf einen Teller gleiten lassen und zugedeckt beiseitestellen. Mit dem restlichen Öl und der übrigen Eiermasse ein zweites Omelett backen.

4 Das Erbsen-Spinat-Gemüse mit Salz und Pfeffer würzen und auf die Omeletts geben, diese nach Belieben halb zusammenklappen. Die Walnüsse grob hacken und mit dem Möhrengrün darüberstreuen.

GUT ZU WISSEN

Im Frühling passt zum Möhrenomelett statt Erbsen-Spinat-Gemüse gedünsteter Spargel ganz wunderbar.

PRO PORTION:
ca. 560 kcal | 27 g **Eiweiß**
27 g Fett | 45 g Kohlenhydrate

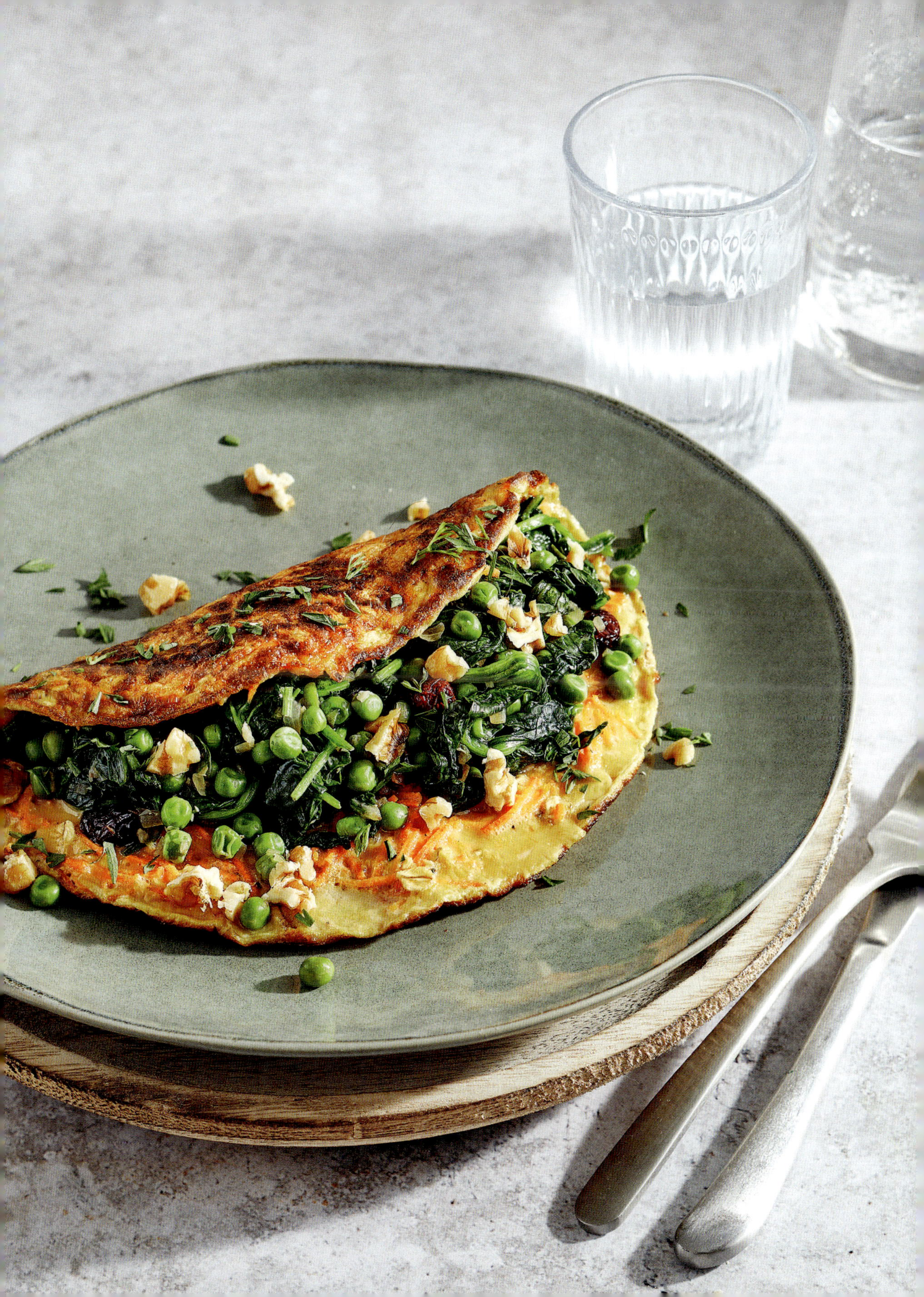

VEGETARISCH · TO GO

RUCOLA-PAPRIKA-TORTILLA

Der Mix aus Kartoffeln und Eiern hat eine deutlich höhere biologische Wertigkeit als jedes der beiden Lebensmittel allein. Bringen Sie die Kombi also oft auf den Tisch – ob wie hier als spanische Tortilla oder als Bratkartoffeln mit Spiegelei.

FÜR 2 PERSONEN
1 STD. ZUBEREITUNG

450 g festkochende Kartoffeln
1 Zwiebel
1 kleine rote Paprikaschote
2 EL Olivenöl
40 g Rucola
40 g Parmesan (am Stück; ohne tierisches Lab hergestellt, siehe Tipp S. 93)
4 Eier (M)
4 EL Milch
Salz, Pfeffer
250 g helle oder dunkle Weintrauben

1 Kartoffeln schälen und waschen, in 1/2 cm dicke Scheiben schneiden. Diese, je nach Größe, ein- oder zweimal durchschneiden. Zwiebel schälen und fein würfeln. Paprika längs halbieren, entkernen und waschen, Hälften klein würfeln. Zwiebel in etwa 1/2 EL Öl in einer beschichteten Pfanne (ca. 20 cm Durchmesser) goldgelb anbraten, aus der Pfanne nehmen. Erneut 1/2 EL Öl in der Pfanne erhitzen, die Kartoffeln darin bei mittlerer Hitze ca. 10 Min. anbraten, dabei gelegentlich wenden. Paprika- und Zwiebelwürfel dazugeben und alles 10-15 Min. braten, bis die Kartoffeln fast gar sind.

2 Rucola verlesen, waschen und trocken schleudern, grobe Stiele entfernen. Rucola fein hacken. Parmesan reiben. Beides mit Eiern, Milch, Salz und Pfeffer verquirlen. Kartoffelmix vorsichtig unterheben. Im restlichen Öl (1 EL) in der Pfanne bei niedriger Hitze zugedeckt etwa 20 Min. stocken lassen, zwischendurch die Pfanne mehrmals rütteln. Wenn die Eiermasse nahezu gestockt ist, mit einem Pfannenwender vorsichtig von Pfannenrand und -boden lösen. Einen Deckel auf die Pfanne legen, beides zusammen umdrehen, Tortilla wieder in die Pfanne gleiten lassen. Offen noch ca. 5 Min. backen.

3 Tortilla abkühlen lassen, zum Mitnehmen in mundgerechte Stücke schneiden und in Lunchboxen verteilen. Die Weintrauben waschen und separat mitnehmen. Oder die Tortilla zu Hause genießen.

PRO PORTION:
ca. 600 kcal | 27 g **Eiweiß**
27 g Fett | 55 g Kohlenhydrate

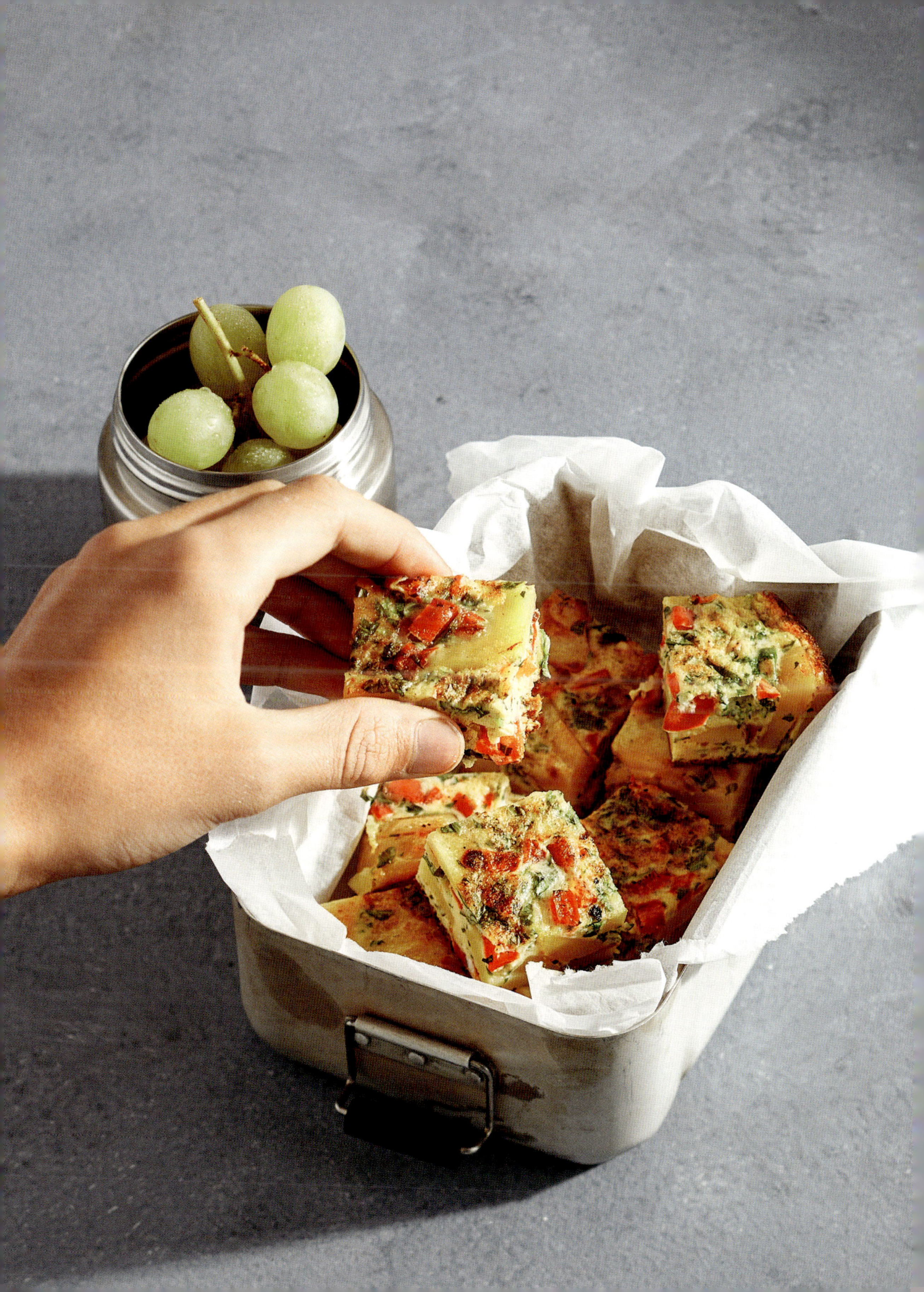

SCHNELL · BALLASTSTOFFE · VEGAN

INGWERTOFU

auf Asiagemüse

Wie gesund frisches Gemüse ist, weiß inzwischen jeder. Nur kurz bei großer Hitze gebraten, bleiben die wertvollen Inhaltsstoffe bestens erhalten und entschwinden nicht – wie beim Garen in Wasser – in den Kochsud.

FÜR 2 PERSONEN
25 MIN. ZUBEREITUNG

100 g Vollkornreis (Langkorn)
Salz
20 g Ingwer
30 g Cashewkerne
200 g Räuchertofu
1 große Möhre
125 g Zuckerschoten
1 zarter Lauch
150 g Mungobohnenkeime
2 EL Rapsöl
2 EL Currypulver
100 ml Gemüsebrühe
3 EL Sojasauce
Pfeffer

1 Den Reis nach Packungsanweisung in Salzwasser garen. Den Ingwer schälen und klein würfeln. Die Cashewkerne hacken. Den Tofu in 1 cm große Würfel schneiden.

2 Die Möhre schälen, putzen, längs halbieren und schräg in dünne Scheiben schneiden. Die Zuckerschoten waschen, putzen und diagonal halbieren oder dritteln. Den Lauch waschen, putzen und schräg in dünne Ringe schneiden. Die Mungobohnenkeime kalt abbrausen.

3 In einer breiten Pfanne oder im Wok 1 EL Öl erhitzen. Möhre, Zuckerschoten und Lauch darin bei starker Hitze unter häufigem Rühren ca. 2 Min. anbraten. Mit Currypulver bestäuben und dieses kurz anrösten, dann die Brühe angießen und das Gemüse unter häufigem Rühren ca. 5 Min. garen.

4 Inzwischen das restliche Öl in einer beschichteten Pfanne erhitzen, die Tofuwürfel darin bei starker Hitze rundherum goldbraun und knusprig braten. Den Ingwer und die Cashewkerne dazugeben und noch kurz mit anbraten.

5 Die Mungobohnenkeime zum Gemüse geben, alles mit Sojasauce, Salz und Pfeffer würzen und noch 1-2 Min. garen. Den Reis ggf. abtropfen lassen und mit dem Gemüse anrichten. Die Tofuwürfel daraufsetzen.

VARIANTEN: Statt mit Tofu können Sie das Gemüse auch mit klein gewürfeltem Putenfleisch oder mit Garnelen kombinieren, beides hat ebenfalls einen hohen Eiweißanteil. Allerdings ist das Gericht dann nicht mehr vegan.

PRO PORTION:
ca. 630 kcal | 28 g **Eiweiß**
29 g Fett | 57 g Kohlenhydrate

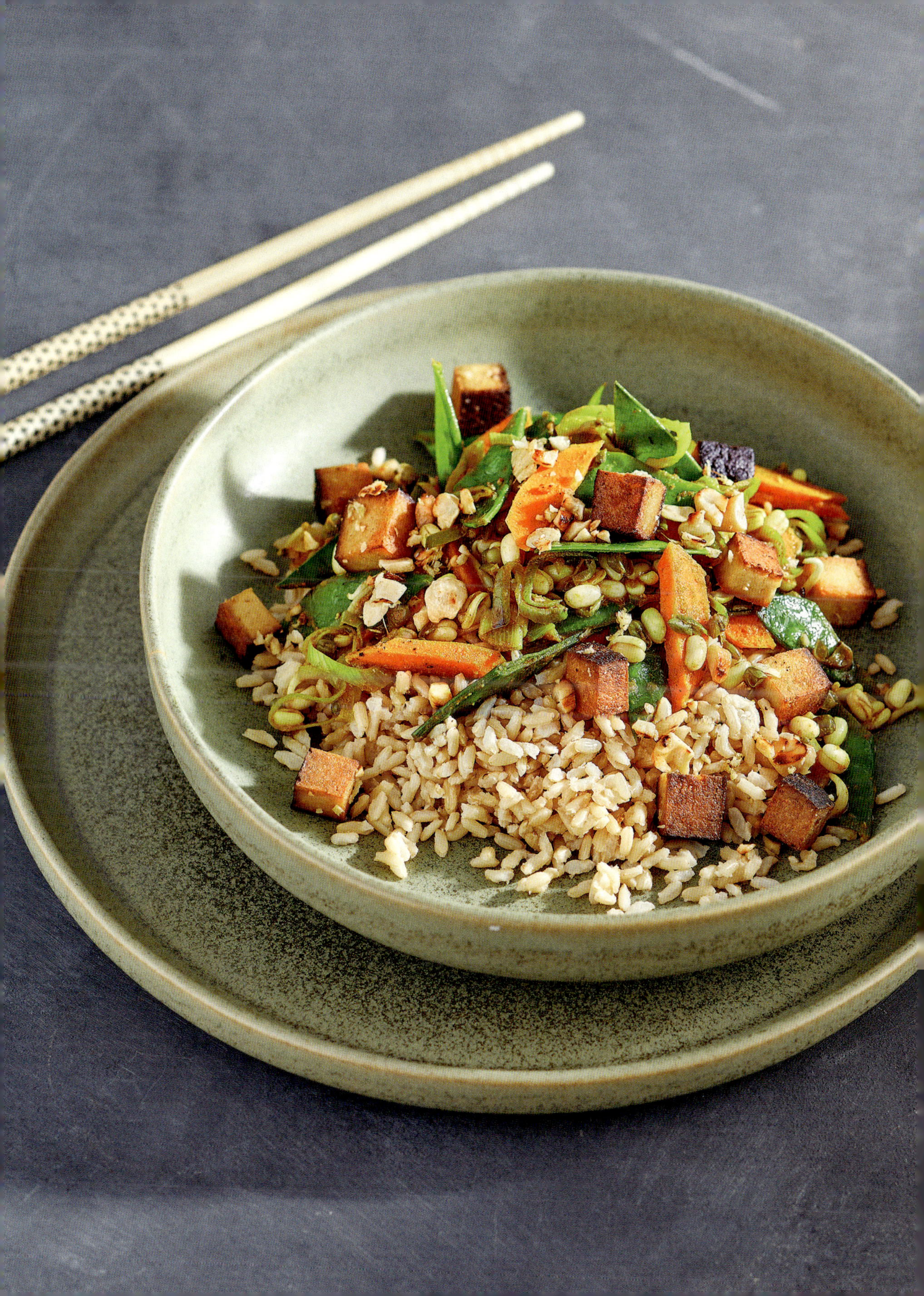

BALLASTSTOFFE · TO GO · VEGAN

LINSENBÄLLCHEN
mit Gurkensalat

Linsen gehören zu den besten pflanzlichen Eiweißlieferanten. Besonders schnell gar sind rote Linsen und daher die perfekte Basis für die knusprigen Bällchen. Der Gurkensalat sorgt für den frischen Extrakick.

FÜR 2 PERSONEN
40 MIN. ZUBEREITUNG

1 kleine Zwiebel
150 g Möhren
125 g rote Linsen
250 ml Gemüsebrühe
75 g Kichererbsenmehl
2 EL Weizenvollkornmehl
½ TL Backpulver
1 TL Currypulver
Salz, Pfeffer
3 EL ungeschälter Sesam
3 EL Rapsöl
½ Salatgurke
6 Stängel Minze
2 EL Apfelessig
200 g gehackte Tomaten (Dose oder Tetrapak)

TO GO: Zum Mitnehmen Bällchen, Salat und Tomatensauce getrennt voneinander in Gläser oder in eine Lunchbox mit separaten Fächern geben. Bällchen und Sauce schmecken auch kalt sehr gut, Aufwärmen am Arbeitsplatz ist also überflüssig.

1 Die Zwiebel schälen und fein würfeln. Die Möhren schälen, putzen und raspeln. Beides mit den Linsen und der Gemüsebrühe in einem Topf zum Kochen bringen. Zugedeckt bei mittlerer Hitze ca. 8 Min. kochen lassen.

2 Die Linsenmischung in eine Schüssel geben und etwas abkühlen lassen, dann mit Kichererbsenmehl, Weizenmehl, Backpulver und Currypulver gründlich verrühren. Mit Salz und Pfeffer abschmecken.

3 Den Sesam auf einen Teller geben. Je 1 gehäuften EL der Linsenmasse zwischen den Handflächen zu einem Bällchen rollen, dann im Sesam wenden. In einer beschichteten Pfanne ca. 2 EL Öl erhitzen, die Bällchen darin bei mittlerer bis starker Hitze rundherum goldbraun braten.

4 Inzwischen die Gurke schälen und in 1–2 cm große Würfel schneiden. Die Minze waschen und trocken schütteln, die Blätter abzupfen und fein schneiden. Beides mit Apfelessig, übrigem Öl (1 EL), Salz und Pfeffer mischen und abschmecken.

5 Die gehackten Tomaten in einem kleinen Topf aufkochen, mit Salz und Pfeffer würzen. Die Bällchen mit dem Salat und der Tomatensauce anrichten.

PRO PORTION:
ca. 640 kcal | 30 g **Eiweiß**
28 g Fett | 60 g Kohlenhydrate

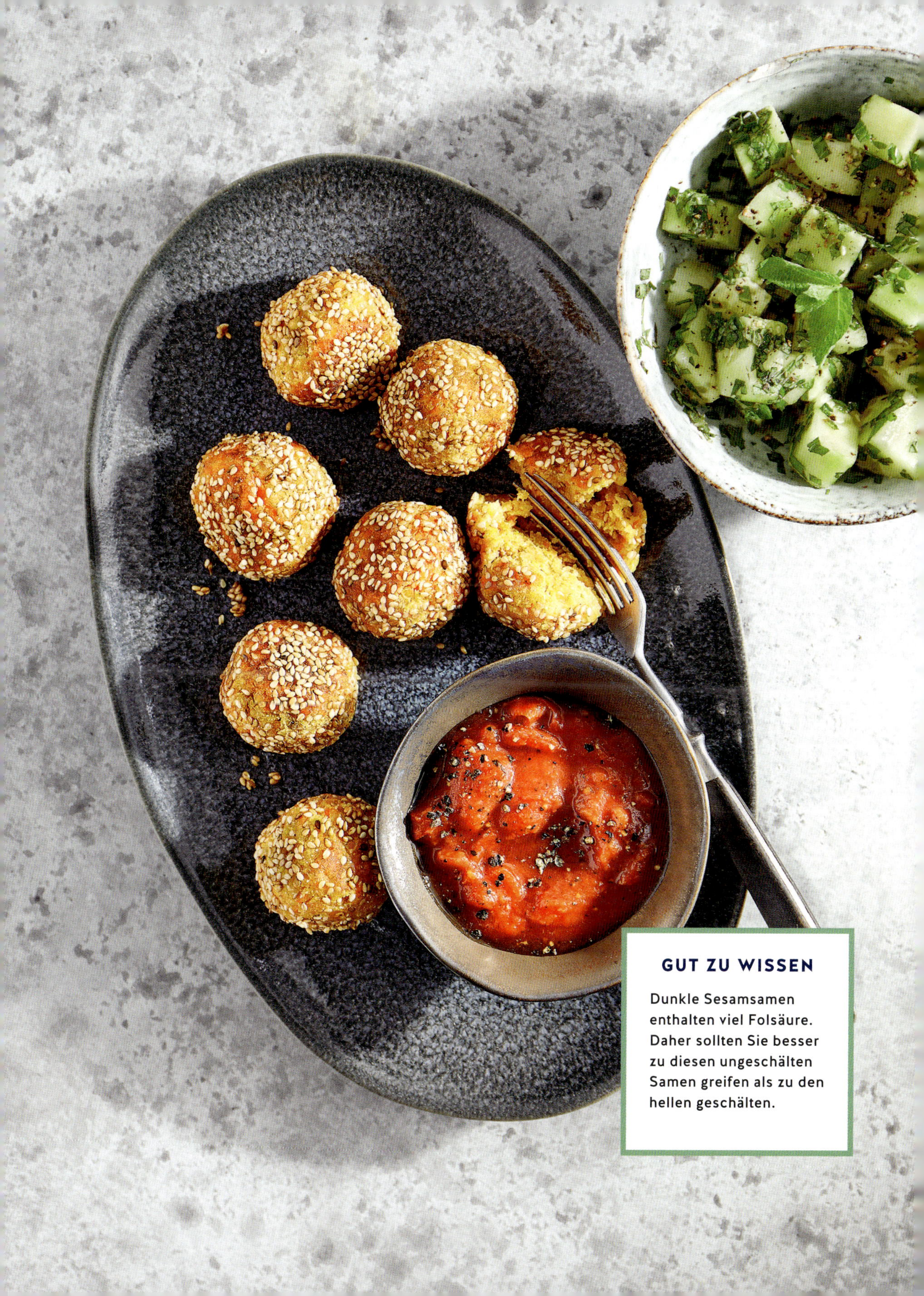

GUT ZU WISSEN

Dunkle Sesamsamen enthalten viel Folsäure. Daher sollten Sie besser zu diesen ungeschälten Samen greifen als zu den hellen geschälten.

BALLASTSTOFFE · VEGAN

FENCHEL-SOJA-BOWL

Sojabohnen und Kartoffeln sind eine Topkombination bezüglich ihrer biologischen Wertigkeit. Fenchel kräftigt das Immunsystem und stärkt die Nerven, ist also perfektes Food für stressige Zeiten.

FÜR 2 PERSONEN
40 MIN. ZUBEREITUNG +
6 STD. EINWEICHEN

125 g getrocknete Sojabohnen
350 g festkochende Kartoffeln
Salz
1 Fenchel (mit Grün)
100 g Räuchertofu
1 EL Rapsöl
2 EL helle Sojasauce
1 TL Currypulver
Pfeffer
30 g getrocknete Datteln (entsteint)
20 g Pistazienkerne

1 Sojabohnen in einer Schüssel gut mit kaltem Wasser bedecken und mindestens 6 Std. (oder über Nacht) einweichen.

2 Die Sojabohnen in ein Sieb abgießen und in einem Topf mit ca. 1/2 l Wasser aufkochen lassen. Bohnen zugedeckt bei niedriger Hitze ca. 35 Min. köcheln lassen, zwischendurch leicht salzen.

3 Die Kartoffeln schälen, waschen und in mundgerechte Stücke schneiden. Den Fenchel waschen, putzen und in 1 cm breite Streifen schneiden. Fenchelgrün fein schneiden und beiseitestellen. Die Kartoffeln in einem kleinen Topf in wenig leicht gesalzenem Wasser 5 Min. kochen, dann den Fenchel dazugeben und beides noch gut 10 Min. garen.

4 Den Tofu in schmale Streifen (ca. 1 x 3 cm) schneiden und im Öl in einer Pfanne rundherum kross anbraten.

5 Kartoffeln und Fenchel in einem Sieb abtropfen lassen und in zwei große Bowls oder auf tiefe Teller verteilen. Sojabohnen mit der Schaumkelle aus dem Kochsud heben und danebengeben. Den Tofu ebenfalls in die Bowls geben. Etwa 150 ml des Kochsuds der Sojabohnen in einer Tasse mit Sojasauce, Currypulver und Pfeffer verquirlen, über die anderen Zutaten gießen. Die Datteln klein schneiden und mit den Pistazien und dem Fenchelgrün über die Bowls streuen.

VARIANTE: Sie mögen Fenchel nicht? Dann bereiten Sie die Bowl mit anderem Gemüse der Saison zu. Dabei die jeweils benötigte Garzeit beachten und ggf. anpassen.

MEAL PREP: Von den Sojabohnen gleich die doppelte Menge einweichen und kochen, für einen der nächsten Tage kühl stellen und zu einem Salat verarbeiten.

PRO PORTION:
ca. 630 kcal | 37 g **Eiweiß**
26 g Fett | 51 g Kohlenhydrate

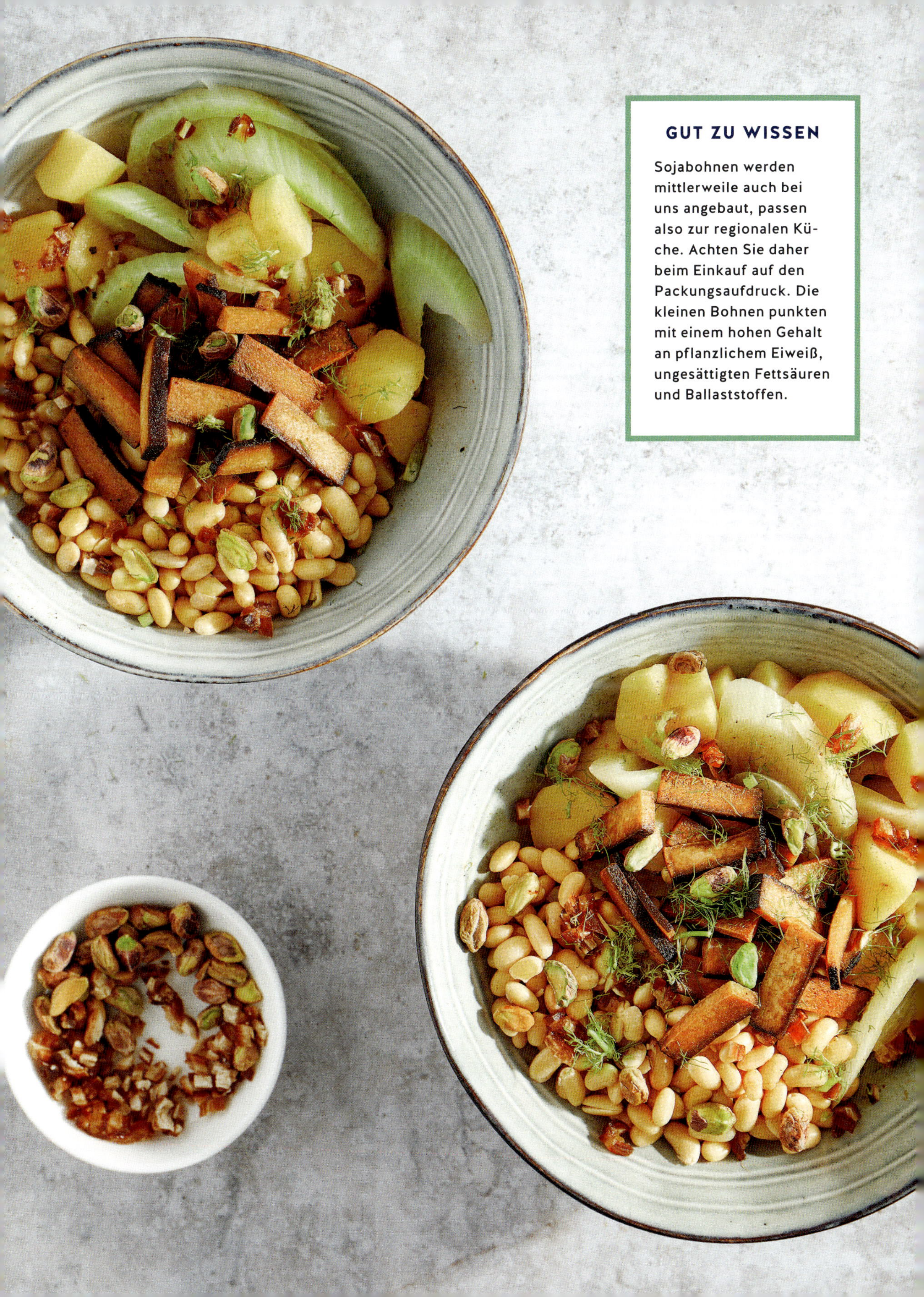

GUT ZU WISSEN

Sojabohnen werden mittlerweile auch bei uns angebaut, passen also zur regionalen Küche. Achten Sie daher beim Einkauf auf den Packungsaufdruck. Die kleinen Bohnen punkten mit einem hohen Gehalt an pflanzlichem Eiweiß, ungesättigten Fettsäuren und Ballaststoffen.

EXTRA-EIWEISSKICK FÜR IHR ESSEN

Wenn Sie sich nach unseren Rezepten ernähren, bekommen Sie über den Tag verteilt den idealen Eiweißmix serviert. Aber auch, wenn Sie wie gewohnt essen, können Sie Ihren Speisen eine zusätzliche Portion Proteine verpassen.

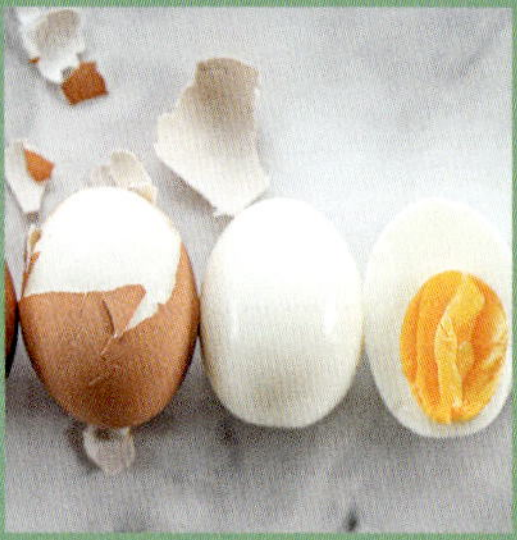

Proteinbooster Eier

Mit hart gekochten Eiern holen Sie sich ganz fix eine Ladung Eiweiß auf den Teller. In Scheiben oder Spalten geschnitten, toppen sie Sandwiches und Salate. Klein gewürfelt passen Eier zum Beispiel in Dressings oder verfeinern Kräuterquark. Wenn zwischendurch doch mal der kleine Hunger kommt, naschen Sie einfach ein gepelltes Ei, das macht gut satt. Ein kleiner Vorrat im Kühlschrank an gekochten Eiern ist daher immer sinnvoll. Hart gekocht sind sie auch über Wochen haltbar.

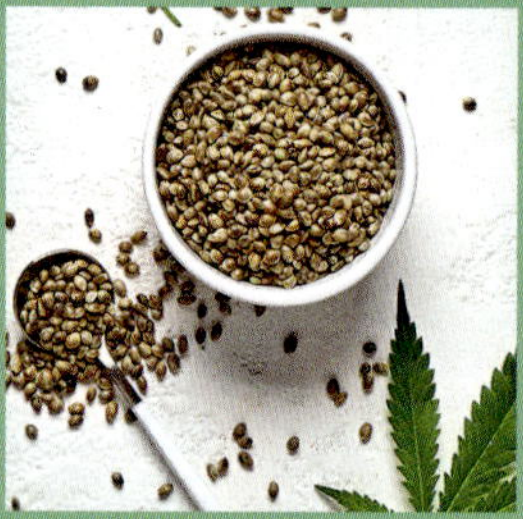

Die Stunde der Minis

Klein, aber oho: In Sachen Eiweiß haben es Nüsse, Kerne und Samen in sich. Toppen Sie daher Ihr Müsli, Ihren Salat oder auch warme Gerichte regelmäßig mit den Minis. Ganz weit vorn im Eiweißranking stehen Walnüsse, Kürbis- und Sonnenblumenkerne sowie Hanf- und Leinsamen. Da Nüsse und Co. aber auch sehr fettreich sind, sollten Sie nicht mehr als ca. 30 Gramm (1 Handvoll) davon am Tag essen.

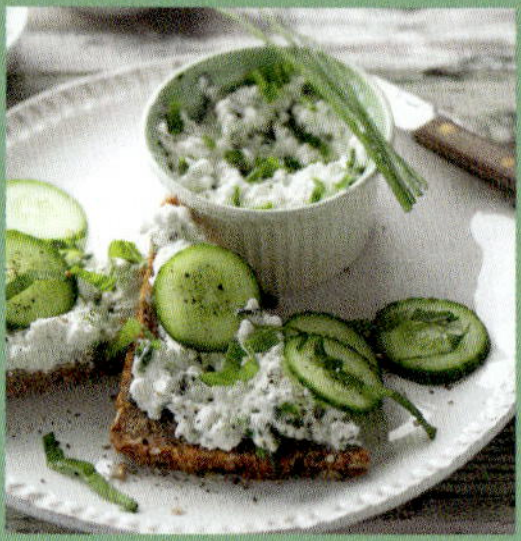

Butter vom Brot nehmen

Lassen Sie zukünftig fürs Frühstücksbrot oder die Brotzeit am Abend Butter und Margarine links liegen. Frischkäse, Quark und Hüttenkäse als Brotbelag liefern ordentlich Proteine, sind dafür aber fettärmer als die klassischen Streichfette. Und sie schmecken fein! Auch gut: Wurstwaren und sehr fetten Käse öfter mal durch pflanzliche Aufstriche aus Hülsenfrüchten (zum Beispiel S. 65) und Tofu austauschen.

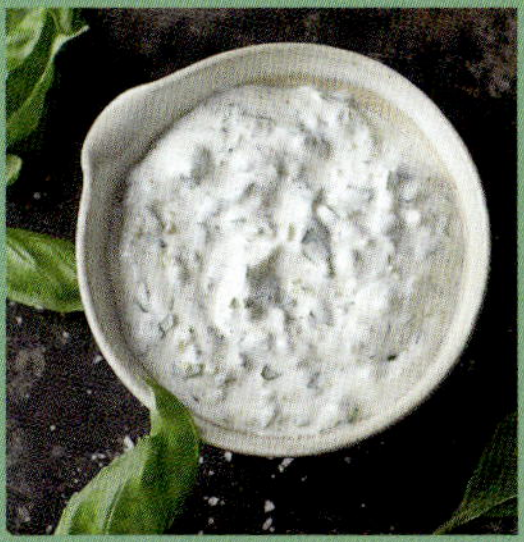

Eiweiß zum Dippen

Schnell gemacht: Ergänzen Sie Gerichte wie Ofengemüse, Pellkartoffeln oder auch Kurzgebratenes mit Dips aus Quark, Frischkäse oder Skyr. Einfach mit ein paar fein geschnittenen Kräutern nach Wahl verrühren und mit Salz, Pfeffer und Gewürzen nach Belieben würzen. Schon steht der Extra-Eiweißkick auf dem Tisch!

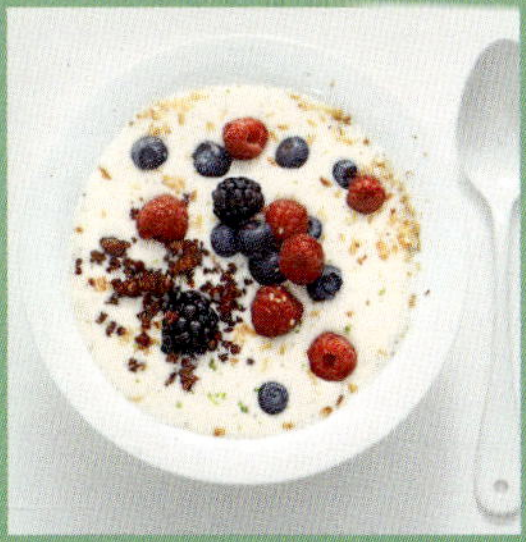

Für Süßmäuler

Sie können nur schwer auf Nachtisch verzichten? Dann löffeln Sie Joghurt, Quark und Co. (gern mit zuckerarmem Obst). Diese enthalten neben Eiweiß auch Milchsäurebakterien, die wertvoll für unsere Darmflora sind.

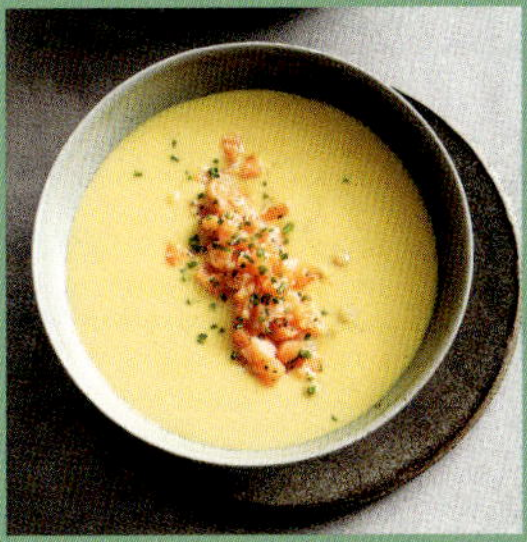

Für Suppenliebhaber

Sie lieben Gemüsesuppen? Gut so, denn diese liefern von Haus aus schon eine ordentliche Portion an Nährstoffen bei meist wenig Kalorien. Zusätzlich Proteine für (Creme-)Suppen liefern Einlagen wie Räucherlachs, Garnelen oder Putenbrustaufschnitt, vegetarisch bleibt es mit kross gebratenen Tofuwürfeln, Edamame oder einem Klecks saurer Sahne oder Schmand. Oder rühren Sie Sojaflocken in die Suppe. Eintöpfe können Sie mit geriebenem Hartkäse (wie Parmesan) verfeinern.

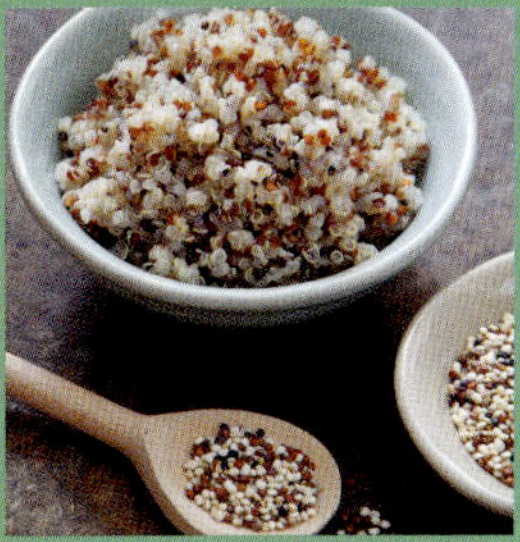

Perfekte Begleiter

Ein Umstieg, der sich lohnt: Servieren Sie Gemüse, Fleisch oder Fisch statt mit Nudeln oder Reis öfter mit Quinoa, Hirse, Buchweizen, Hülsenfrüchten oder (Süß-)Kartoffeln. Diese sind nicht nur Topeiweißquellen, sondern haben auch jede Menge anderer wertvoller Nährstoffe im Gepäck, wie sättigende Ballaststoffe, Vitamine und Mineralstoffe, unter anderem Eisen.

SCHNELL VEGETARISCH

KARTOFFEL-GEMÜSE-MIX

mit Radieschensalsa

Kartoffeln, verschiedenes Gemüse und Eier werden hier zu einem leckeren Sommeressen kombiniert. Als Topping kommen Hanfsamen obenauf, die besonders hochwertiges Eiweiß mit allen neun essenziellen Aminosäuren liefern.

FÜR 2 PERSONEN
30 MIN. ZUBEREITUNG

450 g festkochende Kartoffeln
1 großer oder 2 kleine Kohlrabi (ca. 500 g; mit Grün)
Salz
4 Eier (M)
1 kleines Bund Radieschen (mit zartem Grün)
2 EL Sesamöl
2 EL Olivenöl
2 EL Zitronensaft
Pfeffer
30 g Hanfsamen

1 Die Kartoffeln schälen, waschen und in mundgerechte Stücke schneiden. Den Kohlrabi putzen und schälen, zarte Blätter beiseitelegen. Kohlrabi ebenfalls in mundgerechte Stücke schneiden.

2 Die Kartoffeln in einen Topf geben, etwas Wasser angießen und leicht salzen. Das Wasser aufkochen und die Kartoffeln zugedeckt bei mittlerer Hitze ca. 10 Min. dünsten. Dann den Kohlrabi dazugeben, alles weitere 10 Min. dünsten.

3 Die Eier anstechen und in einem kleinen Topf in kochendem Wasser in ca. 8 Min. wachsweich garen.

4 Inzwischen für die Salsa das Kohlrabigrün fein schneiden. Die Radieschen waschen und putzen. Einige zarte innere Blätter abschneiden und ebenfalls fein schneiden. Radieschen in sehr feine Würfel oder Stifte schneiden und in eine Schüssel geben. Sesam- und Olivenöl sowie den Zitronensaft untermischen, dann auch das Kohlrabi- und Radieschengrün. Die Salsa mit Salz und Pfeffer würzen.

5 Die Eier abgießen, kalt abschrecken und pellen. Kartoffeln und Kohlrabi abtropfen und etwas ausdampfen lassen, mit den Eiern und der Radieschensalsa anrichten. Hanfsamen über die Eier streuen.

PRO PORTION:
ca. 630 kcal | 26 g **Eiweiß**
37 g Fett | 43 g Kohlenhydrate

GUT ZU WISSEN

Zarte Gemüseblättchen sind für den Müll viel zu schade, denn darin stecken sehr viele gesunde Vitamine, Mineralien und sekundäre Pflanzenstoffe. Verwenden Sie daher das Grün von Kohlrabi und Radieschen am besten stets mit.

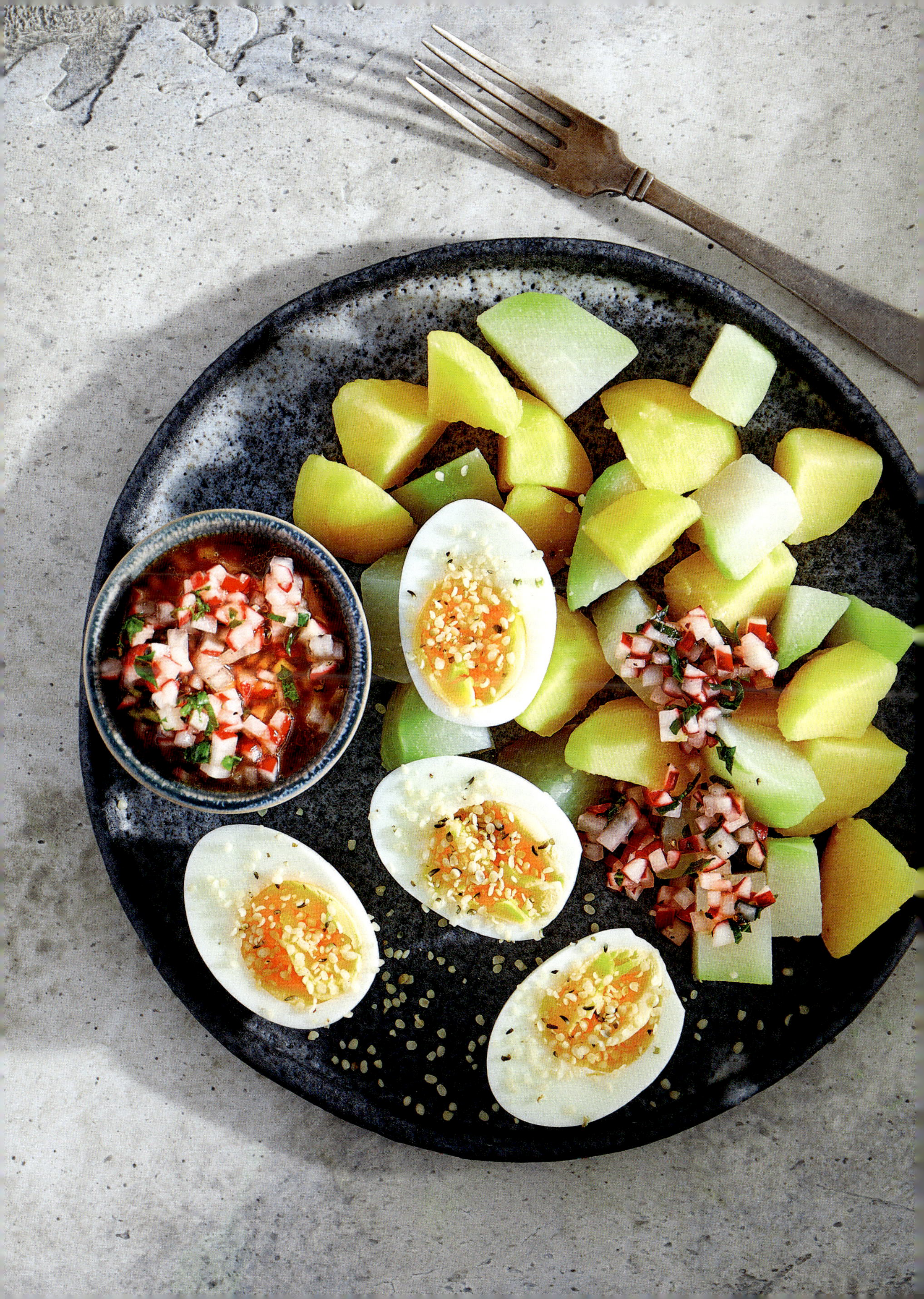

SCHNELL BALLASTSTOFFE

PAK-CHOI-BOWL
mit Kichererbsen

Bowls sind absolut angesagt! Stets gehören mit sättigenden Kohlenhydraten, frischem Gemüse und wertvollem Eiweiß verschiedene Bestandteile hinein. Hier kombinieren wir Reis mit Asia-Blattgemüse und leichter Putenbrust.

FÜR 2 PERSONEN
30 MIN. ZUBEREITUNG

100 g Vollkornreis
Salz
1 große Zwiebel
200 g Pak Choi
1 Handvoll Koriandergrün
1 EL Rapsöl
1 Dose Kichererbsen (ca. 240 g Abtropfgewicht)
Pfeffer
1 TL gemahlener Koriander
1 TL gemahlener Kreuzkümmel
2 EL Limettensaft
100 g Putenbrustaufschnitt (geräuchert, in sehr dünnen Scheiben)
20 g Kürbiskerne

1 Den Reis nach Packungsanweisung in Salzwasser garen. Inzwischen die Zwiebel schälen und fein würfeln. Den Pak Choi waschen, putzen und in die einzelnen Blätter teilen. Die Stiele quer in dünne Scheiben schneiden, die grünen Blätter grob hacken. Das Koriandergrün waschen und trocken schütteln, die Blätter abzupfen und fein schneiden.

2 Das Öl in einem Topf erhitzen, die Zwiebelwürfel darin bei mittlerer Hitze goldgelb anbraten. Etwa 350 ml Wasser angießen und aufkochen. Die Kichererbsen und die Pak-Choi-Stiele unterrühren, mit Salz, Pfeffer, Koriander und Kreuzkümmel würzen und aufkochen lassen. Alles zugedeckt bei mittlerer Hitze ca. 6 Min. köcheln lassen. Pak-Choi-Blätter und Limettensaft in den Topf geben, alles weitere 5 Min. kochen lassen.

3 Die Hälfte der Aufschnittscheiben aufeinanderlegen, aufrollen und in 1 cm dicke Scheiben schneiden, sodass Schnecken entstehen. Die restlichen Scheiben ebenso verarbeiten.

4 Den Reis ggf. abtropfen lassen und in zwei breite Bowls oder auf tiefe Teller geben. Den Eintopf abschmecken und daneben verteilen. Alles mit Aufschnittschnecken, Kürbiskernen und Koriandergrün toppen.

VARIANTE: Vegan kommt die Bowl auf den Tisch, wenn der Putenaufschnitt durch Räuchertofu oder eine vegane Aufschnittalternative ersetzt wird.

PRO PORTION:
ca. 530 kcal | 30 g **Eiweiß**
15 g Fett | 62 g Kohlenhydrate

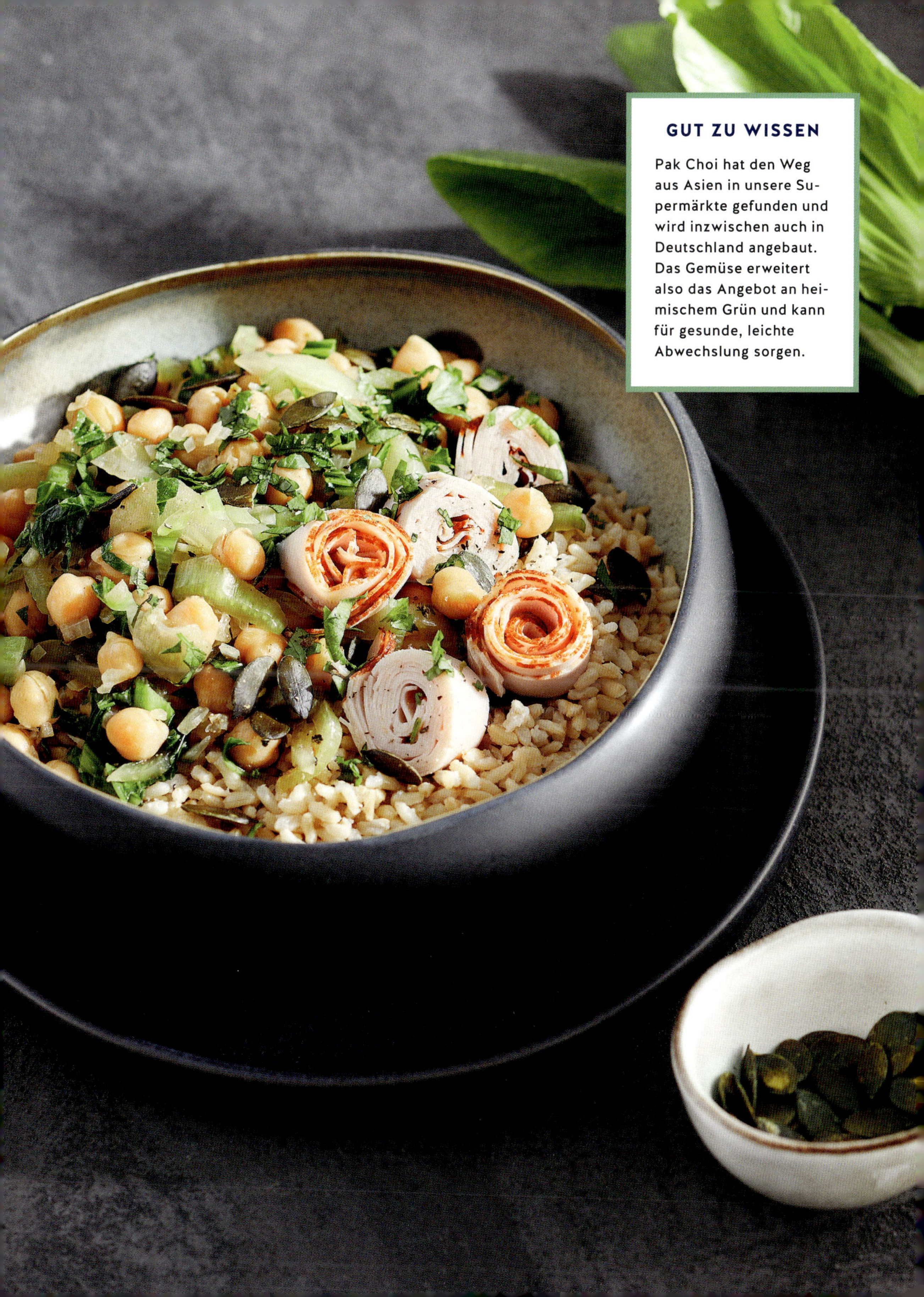

GUT ZU WISSEN

Pak Choi hat den Weg aus Asien in unsere Supermärkte gefunden und wird inzwischen auch in Deutschland angebaut. Das Gemüse erweitert also das Angebot an heimischem Grün und kann für gesunde, leichte Abwechslung sorgen.

SCHNELL VEGETARISCH

SAUERKRAUTPUFFER
mit Chiliquark

Fermentierte Lebensmittel wie Sauerkraut enthalten Milchsäurebakterien, die die Darmgesundheit fördern. Verwenden Sie unbedingt rohes Kraut, denn bei eingemachtem Kraut werden durch das Erhitzen die wertvollen Keime zerstört.

FÜR 2 PERSONEN
30 MIN. ZUBEREITUNG

1 grüne Chilischote
1 grüne Paprikaschote
250 g Magerquark
100 g Joghurt (1,5 % Fett)
Salz, Pfeffer
3 Eier (M)
60 g Weizenvollkornmehl
30 g Mandelstifte
geräuchertes Paprikapulver
1 TL ganzer Kümmel
250 g rohes Sauerkraut
2 EL Rapsöl
1 Apfel (mögl. mit roter Schale)

1 Die Chilischote und die Paprikaschote längs halbieren, entkernen, waschen und sehr fein würfeln. Beides mit dem Quark und dem Joghurt verrühren, mit Salz und Pfeffer würzen. Nach Belieben etwas Wasser unterrühren, falls die Mischung zu fest ist.

2 Die Eier mit Mehl, Mandeln, Paprikapulver, Salz, Pfeffer und Kümmel verrühren. Das Sauerkraut ausdrücken und untermengen.

3 In einer beschichteten Pfanne 1 EL Öl erhitzen. Für jeden Puffer ca. 2 EL der Sauerkrautmasse hineingeben, ein wenig flach drücken und von beiden Seiten zu goldbraunen Puffern braten. Herausnehmen und warm stellen. Wieder 1 EL Öl in der Pfanne erhitzen, den restlichen Teig zu Puffern braten, ebenfalls aus der Pfanne nehmen und warm stellen.

4 Den Apfel waschen, trocken reiben, vierteln und entkernen. Apfelviertel in Spalten schneiden, in der heißen Pfanne von beiden Seiten ca. 1 Min. braten. Die Sauerkrautpuffer mit dem Chiliquark und den Apfelspalten anrichten.

VARIANTE: Den Chiliquark können Sie auch gut zu gebratenem oder gegrilltem Gemüse servieren.

PRO PORTION:
ca. 590 kcal | 38 g **Eiweiß**
29 g Fett | 38 g Kohlenhydrate

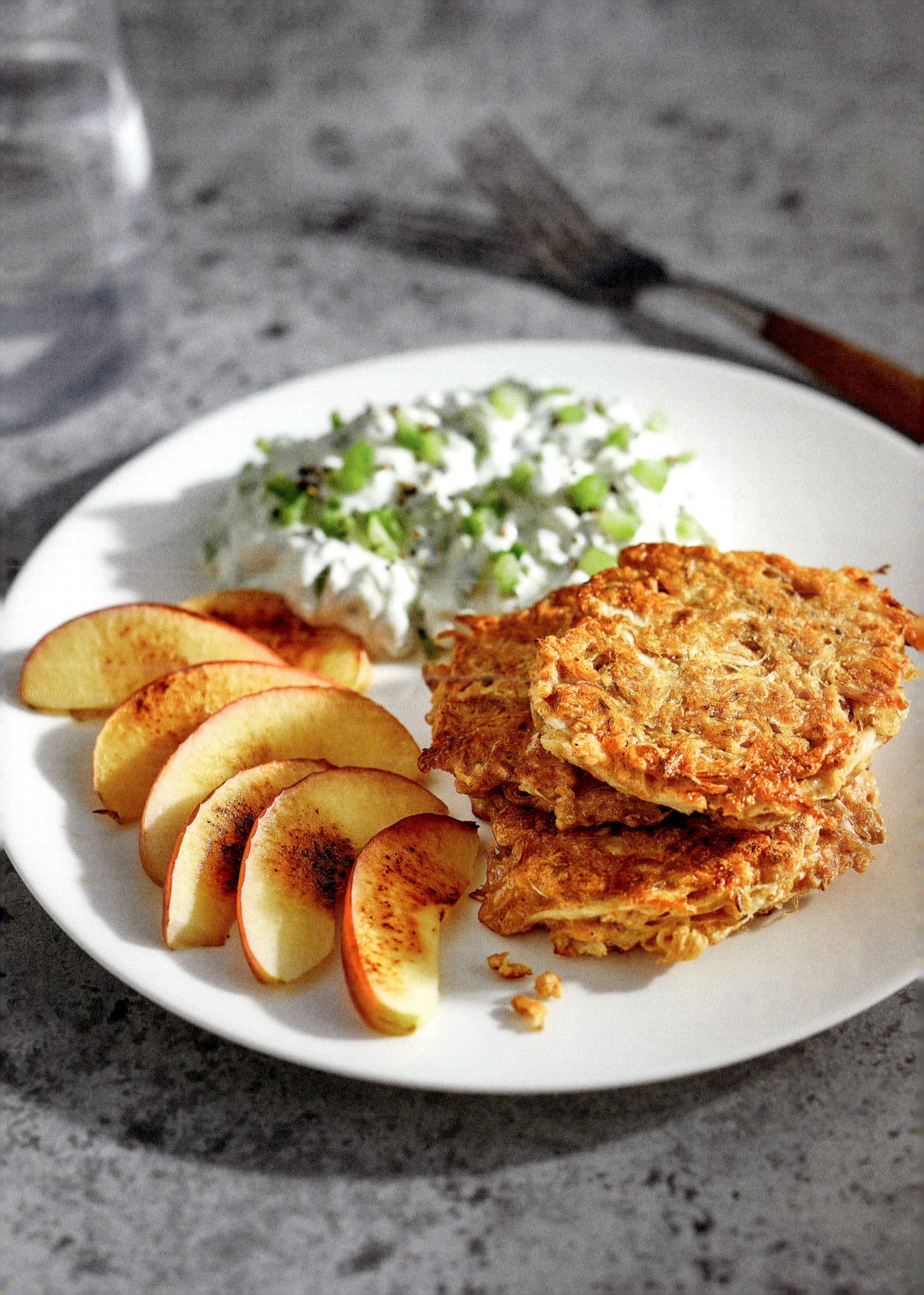

SCHNELL · VEGETARISCH · BALLASTSTOFFE

MÖHREN-GRAUPEN-PFANNE

Gerstengraupen sind ein wenig in Vergessenheit geraten. Schade, denn sie schmecken nicht nur lecker, sie sind auch reich an Ballaststoffen sowie an Schleimstoffen, die Magen und Darm beruhigen und sehr gut bekömmlich sind.

FÜR 2 PERSONEN
30 MIN. ZUBEREITUNG

25 g Cashewkerne
4 Zweige Thymian
1 Bund Petersilie
2 kleine Zwiebeln
400 g Möhren (siehe Tipp)
1 EL Rapsöl
350 ml Gemüsebrühe
125 g Gerstengraupen
125 g Mozzarella
Salz, Pfeffer

1 Die Cashewkerne etwas kleiner hacken. Den Thymian und die Petersilie waschen und trocken schütteln, die Blättchen abzupfen und fein schneiden. Die Zwiebeln schälen und in dünne Spalten schneiden. Die Möhren schälen, putzen und schräg in dünne Scheiben oder in Stifte schneiden.

2 Die Cashewkerne in einer beschichteten Pfanne ohne Fett leicht anrösten und wieder herausnehmen. Das Öl in der Pfanne erhitzen, die Zwiebeln darin bei mittlerer Hitze leicht anbraten. Die Brühe und die Graupen dazugeben, aufkochen und zugedeckt bei mittlerer Hitze ca. 5 Min. köcheln lassen.

3 Dann die Möhren dazugeben, erneut aufkochen und alles zugedeckt bei mittlerer Hitze noch ca. 15 Min. köcheln lassen, zwischendurch gelegentlich umrühren.

4 Den Mozzarella grob würfeln, unterrühren. Die Kräuter ebenfalls untermischen, die Möhren-Graupen-Pfanne mit Salz und Pfeffer würzen und mit den Cashewkernen bestreuen.

VARIANTE: Eine ähnliche gesunde Pfanne können Sie auch mit anderen Gemüsesorten zubereiten. Nehmen Sie das, was gerade Saison hat oder noch in Ihrem Kühlschrank auf Verwertung wartet.

GUT ZU WISSEN

Wenn Sie Bundmöhren mit Grün bekommen, greifen Sie zu, denn diese sind frisch und knackig. Und wenn Sie noch einige Stängel des Möhrengrüns wie die Petersilie schneiden und unter das Gemüse rühren, sorgen Sie für eine Extraportion an Vitaminen und Mineralien.

PRO PORTION:
ca. 620 kcal | 24 g **Eiweiß**
28 g Fett | 63 g Kohlenhydrate

GEMÜSEFRIKADELLEN

in Pilzrahmsauce

Champignons und andere Pilzsorten sind arm an Kalorien, aber ungemein reich an wertvollen Inhaltsstoffen. Sie liefern viel Protein und versorgen uns gut mit Eisen, Ballaststoffen sowie Selen, das unsere Abwehr und Muskeln stärkt.

FÜR 2 PERSONEN
45 MIN. ZUBEREITUNG

400 g mehligkochende Kartoffeln
200 g Möhren
30 g Sonnenblumenkerne
Salz, Pfeffer
1 TL getrockneter Thymian
3 EL Sojamehl (ca. 20 g)
30 g Semmelbrösel
2 EL Rapsöl
250 g Champignons
1 Handvoll Rucola
200 g Skyr

1 Die Kartoffeln waschen, in einem Topf zur Hälfte mit Wasser bedecken, zugedeckt aufkochen und die Kartoffeln in ca. 20 Min. gar kochen. Inzwischen die Möhren schälen, putzen und in ca. ½ cm kleine Würfel schneiden. Mit 50 ml Wasser in einen Topf geben, aufkochen und zugedeckt ca. 5 Min. dünsten. In ein Sieb abgießen und beiseitestellen.

2 Die Kartoffeln abgießen und etwas abkühlen lassen, dann pellen und durch die Kartoffelpresse drücken. (Nicht pürieren, sonst werden sie leimartig.) Möhren, Sonnenblumenkerne, Salz, Pfeffer, Thymian und das Sojamehl unterrühren. Aus der Masse 6 Kugeln formen, diese ein wenig flach drücken und in den Semmelbröseln wenden. Das Rapsöl in einer beschichteten Pfanne erhitzen, die Frikadellen darin bei mittlerer Hitze insgesamt ca. 15 Min. braten, zwischendurch gelegentlich wenden. Aus der Pfanne nehmen, zugedeckt beiseitestellen.

3 Die Champignons putzen, bei Bedarf mit einem Tuch abreiben und in Scheiben schneiden. Rucola verlesen, waschen und trocken schütteln, grobe Stiele entfernen. Rucola hacken.

4 Die Pilze in die Pfanne geben und bei starker Hitze 5 Min. unter Rühren braten. Die Hitze reduzieren, Rucola und Skyr einrühren und alles leicht erwärmen. Nicht kochen lassen, sonst flockt der Skyr aus. Die Sauce abschmecken und mit den Gemüsefrikadellen servieren.

MEAL PREP: Die Gemüsefrikadellen lassen sich auch gut mit an den Arbeitsplatz nehmen. Sie können daher ohne großen Mehraufwand die doppelte Menge zubereiten. Kombinieren Sie die Frikadellen dann beispielsweise statt mit der Pilzsauce mit einem Tomaten-Paprika-Salat.

PRO PORTION:
ca. 540 kcal | 28 g **Eiweiß**
20 g Fett | 52 g Kohlenhydrate

VEGETARISCH · TO GO

EIWEISSBURGER
mit Gemüse

In klassischen Burgerbrötchen stecken viele Kohlenhydrate, aber wenig Proteine. Die »Brötchen« hier sind aus Eiern, Skyr und Kichererbsenmehl, alles Topeiweißquellen. Der Gemüsebelag liefert Vitamine und Mineralien on top.

FÜR 2 PERSONEN
25 MIN. ZUBEREITUNG

2 Eier (M)
50 g Skyr
50 g Kichererbsenmehl
Salz, Pfeffer
2 TL getrockneter Thymian
2 EL Rapsöl
2 EL ungeschälter Sesam
1 kleiner Zucchino
1 kleine Aubergine
2 Salatblätter
1 feste Tomate
4 EL Ajvar
AUSSERDEM:
2 Becher Fruchtjoghurt nach Geschmack (3,5 % Fett)

VARIANTEN: Statt mit Ajvar die Küchlein mit einer anderen würzigen Sauce bestreichen. Zu dünnflüssig sollte sie jedoch nicht sein, sonst läuft sie beim Essen heraus.
Belegen können Sie die Eiweiß-»Brötchen« nach Lust und Laune immer wieder anders – Ihr Geschmack entscheidet.

1 Die Eier trennen, die Eiweiße zu steifem Schnee schlagen. Die Eigelbe mit Skyr und Kichererbsenmehl verrühren und mit Salz, Pfeffer und Thymian würzen. Die Hälfte des Eischnees unterrühren, den Rest unterheben.

2 Mit einem Pinsel 1 EL Öl in einer breiten beschichteten Pfanne verteilen und nicht zu stark erhitzen. Aus dem Teig 4 Küchlein braten. Dafür für jedes Küchlein ca. 2 gehäufte EL des Teiges hineingeben und ein wenig verstreichen. Sesam aufstreuen und die Küchlein bei mittlerer Hitze von jeder Seite ca. 2 Min. braten. Aus der Pfanne nehmen.

3 Zucchino und Aubergine waschen, putzen und schräg in knapp 1 cm dicke Scheiben schneiden. Das restliche Öl in der Pfanne erhitzen, die Gemüsescheiben darin von jeder Seite 1–2 Min. braten, dabei mit Salz und Pfeffer würzen.

4 Die Salatblätter waschen und trocken tupfen. Die Tomate waschen und den Stielansatz entfernen, Tomate in Scheiben schneiden. Die Küchlein mit Ajvar bestreichen, je 2 Küchlein mit Salat, gebratenem Gemüse und Tomatenscheiben dazwischen zusammensetzen. Auf Tellern anrichten oder gut verpackt mit ins Büro nehmen. Den Joghurt als Nachtisch löffeln.

PRO PORTION:
ca. 521 kcal | 24 g **Eiweiß**
26 g Fett | 45 g Kohlenhydrate

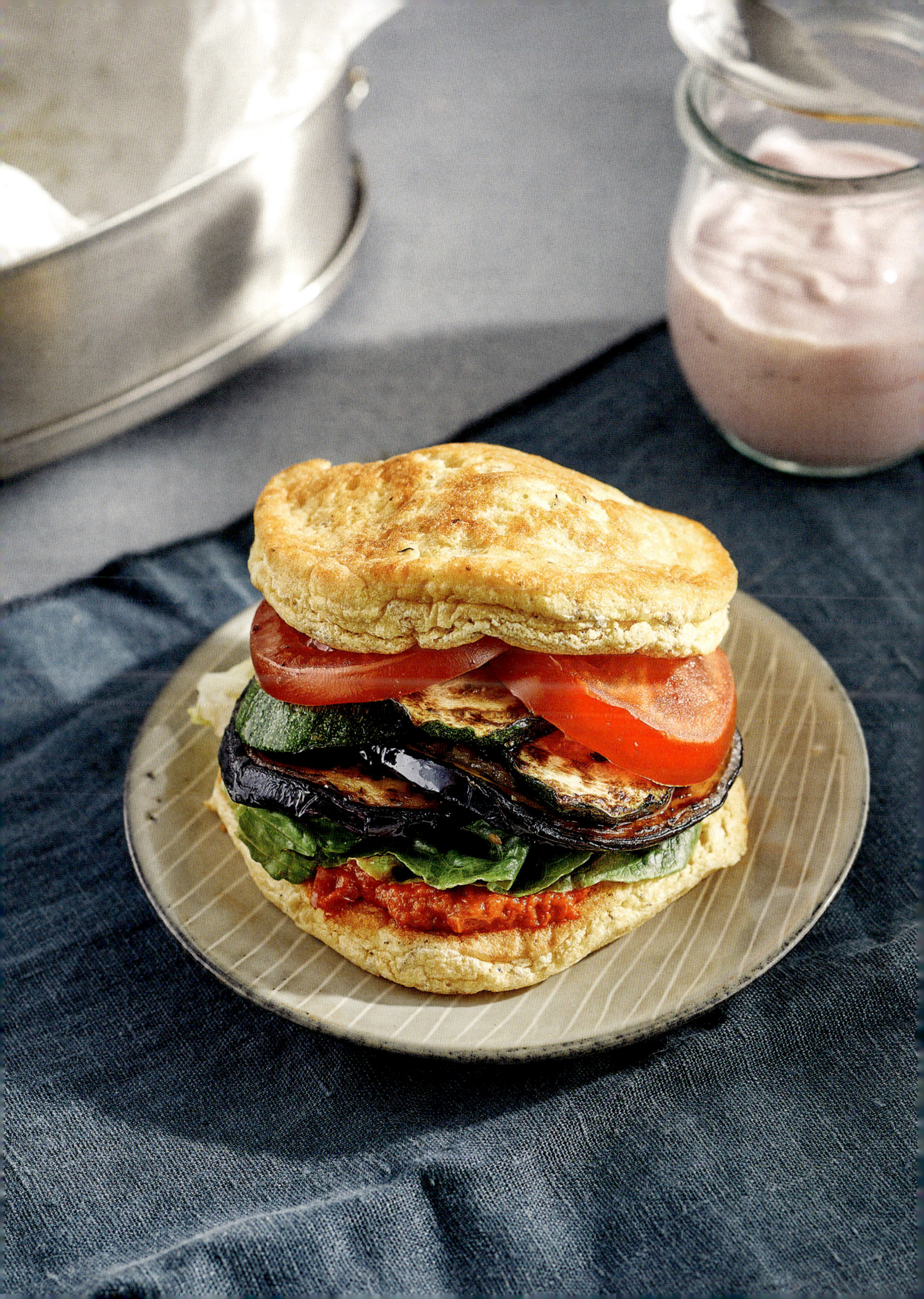

BALLASTSTOFFE VEGAN

ZUCCHININOCKEN
auf Kartoffelstampf

In Zucchini steckt viel Wasser – sie gehören daher zu den Leichtgewichten unter den Gemüsen. Dennoch haben sie reichlich Nährstoffe und punkten zum Beispiel mit einem hohen Gehalt an Ballaststoffen und immunstärkendem Vitamin C.

FÜR 2 PERSONEN
40 MIN. ZUBEREITUNG

70 g rote oder gelbe Linsen
200 ml Gemüsebrühe
500 g mehligkochende Kartoffeln
Salz
150 g Zucchini
30 g kernige Haferflocken
2 EL geschroteter Leinsamen
30 g Kichererbsenmehl
Pfeffer
edelsüßes Paprikapulver
2 EL Rapsöl
1 Bund Petersilie
100 g Sojacreme

VARIANTE: Mischen Sie zusätzlich gehackte Nüsse oder Kerne unter den Zucchiniteig – das sorgt für einen extraknackigen Biss. Gut passen etwa geröstete Cashew- oder Erdnusskerne.

1 Die Linsen in einem kleinen Topf in der Brühe aufkochen und zugedeckt bei niedriger Hitze in ca. 10 Min. garen.

2 Inzwischen die Kartoffeln schälen, waschen, grob würfeln und in einen zweiten Topf geben. Etwas Wasser angießen und leicht salzen. Zum Kochen bringen, dann die Kartoffeln zugedeckt bei mittlerer Hitze in ca. 20 Min. garen.

3 Die Zucchini waschen, putzen und grob würfeln. Die Linsen in ein Sieb abgießen, gut abtropfen lassen und mit Zucchini und Haferflocken in einem hohen Rührbecher mit dem Pürierstab oder im Standmixer pürieren. Den Leinsamen und das Kichererbsenmehl unterrühren, die Masse mit Salz, Pfeffer und Paprikapulver würzen. Kurz quellen lassen.

4 Das Öl in einer breiten beschichteten Pfanne erhitzen. Aus der Zucchinimasse mit zwei Esslöffeln 12–14 Nocken formen, diese im Öl rundherum anbraten, dann bei mittlerer Hitze noch gut 6 Min. braten, zwischendurch gelegentlich wenden.

5 Die Petersilie waschen und trocken schütteln, die Blätter abzupfen und fein schneiden. Die Kartoffeln abgießen und etwas ausdampfen lassen, die Sojacreme dazugeben und alles mit dem Kartoffelstampfer zerdrücken. Die Petersilie unterrühren und den Kartoffelstampf mit Salz abschmecken. Mit den Zucchininocken anrichten.

PRO PORTION:
ca. 650 kcal | 24 g **Eiweiß**
26 g Fett | 72 g Kohlenhydrate

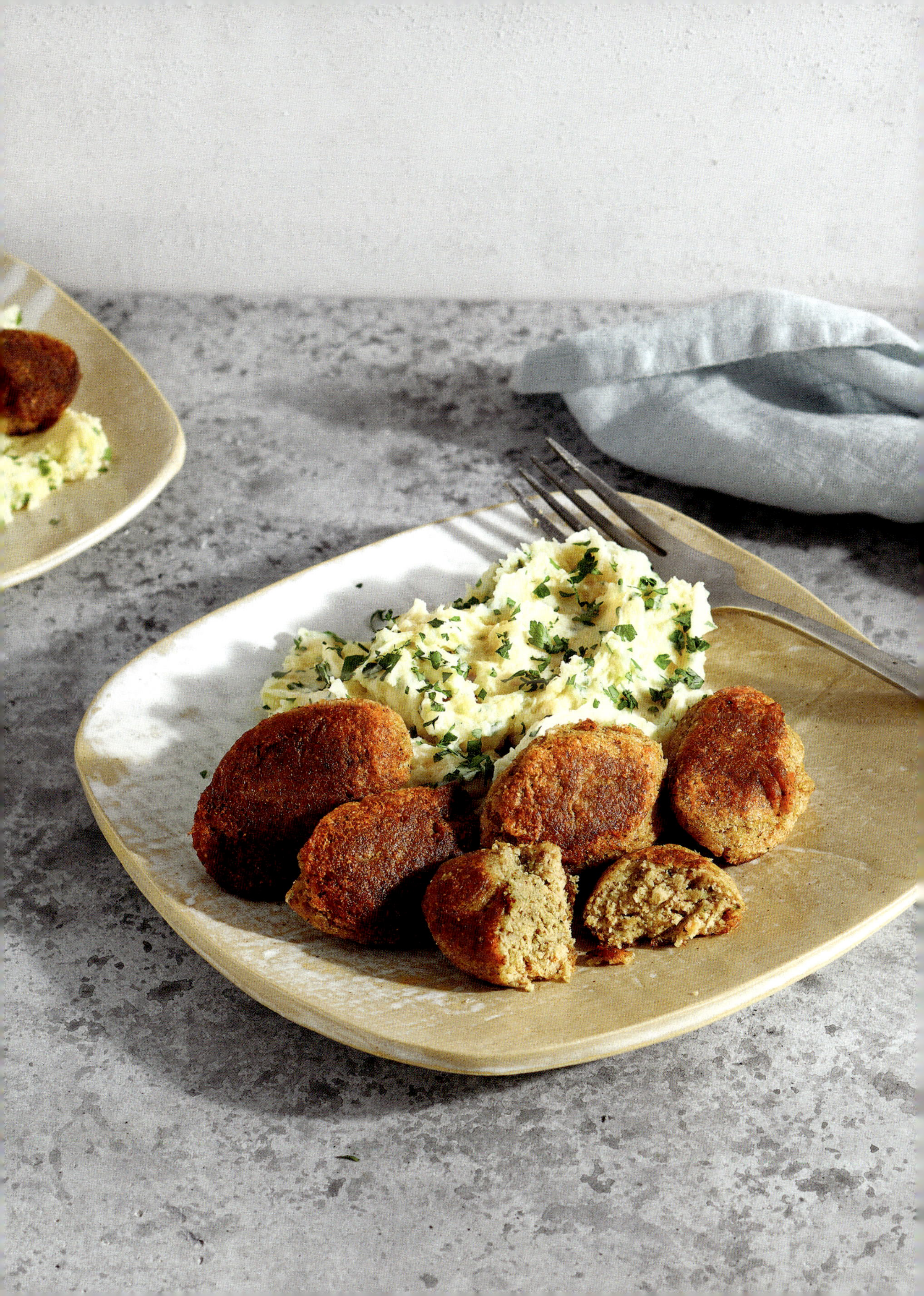

OFENGEMÜSE

mit Bohnendip

Ein unkompliziertes und einfaches Essen mit viel Gemüse und einem cremigen, herzhaften Dip. Dafür werden Kidneybohnen püriert, die reich sind an Eiweiß und Magnesium und deshalb Muskeln und Nerven stärken und schützen.

FÜR 2 PERSONEN
20 MIN. ZUBEREITUNG + 30 MIN. BACKEN

350 g festkochende Kartoffeln (längliche Exemplare)
1 kleiner Fenchel
125 g Möhren
150 g Hokkaido-Kürbis
125 g Champignons
3 EL Olivenöl
Salz, Pfeffer
2 TL getrocknete Kräuter der Provence
1 Dose Kidneybohnen (285 g Abtropfgewicht)
1 kleine Knoblauchzehe
125 g Joghurt (1,5 % Fett)
geräuchertes Paprikapulver
Tabasco

1 Den Backofen auf 200° vorheizen. Ein Backblech mit Backpapier auslegen.

2 Die Kartoffeln schälen, waschen und längs vierteln. Den Fenchel waschen, putzen und in schmale Streifen schneiden. Das Fenchelgrün fein schneiden und beiseitestellen. Die Möhren schälen, putzen und längs halbieren oder vierteln. Den Kürbis waschen, entkernen und in schmale Spalten schneiden. Champignons putzen, bei Bedarf mit einem Tuch abreiben.

3 Kartoffeln, Gemüse und Pilze in einer Schüssel mit Olivenöl, 1/2 TL Salz, Pfeffer und Kräutern der Provence vermischen, auf dem Backblech verteilen und im Ofen (Mitte) ca. 30 Min. backen. Zwischendurch einmal wenden.

4 Die Kidneybohnen in ein Sieb abgießen und den Knoblauch schälen. Beides mit dem Joghurt im Standmixer oder in einem hohen Rührbecher mit dem Pürierstab cremig pürieren. Den Dip mit Salz, Pfeffer, Paprikapulver und einigen Tropfen Tabasco würzen.

5 Das Ofengemüse mit dem Bohnendip anrichten und das Fenchelgrün darüberstreuen.

VARIANTE: Je nach Saison können Sie immer wieder anderes regionales (Bio-)Gemüse auf diese unkomplizierte Art im Ofen garen.

PRO PORTION:
ca. 560 kcal | 23 g **Eiweiß**
18 g Fett | 64 g Kohlenhydrate

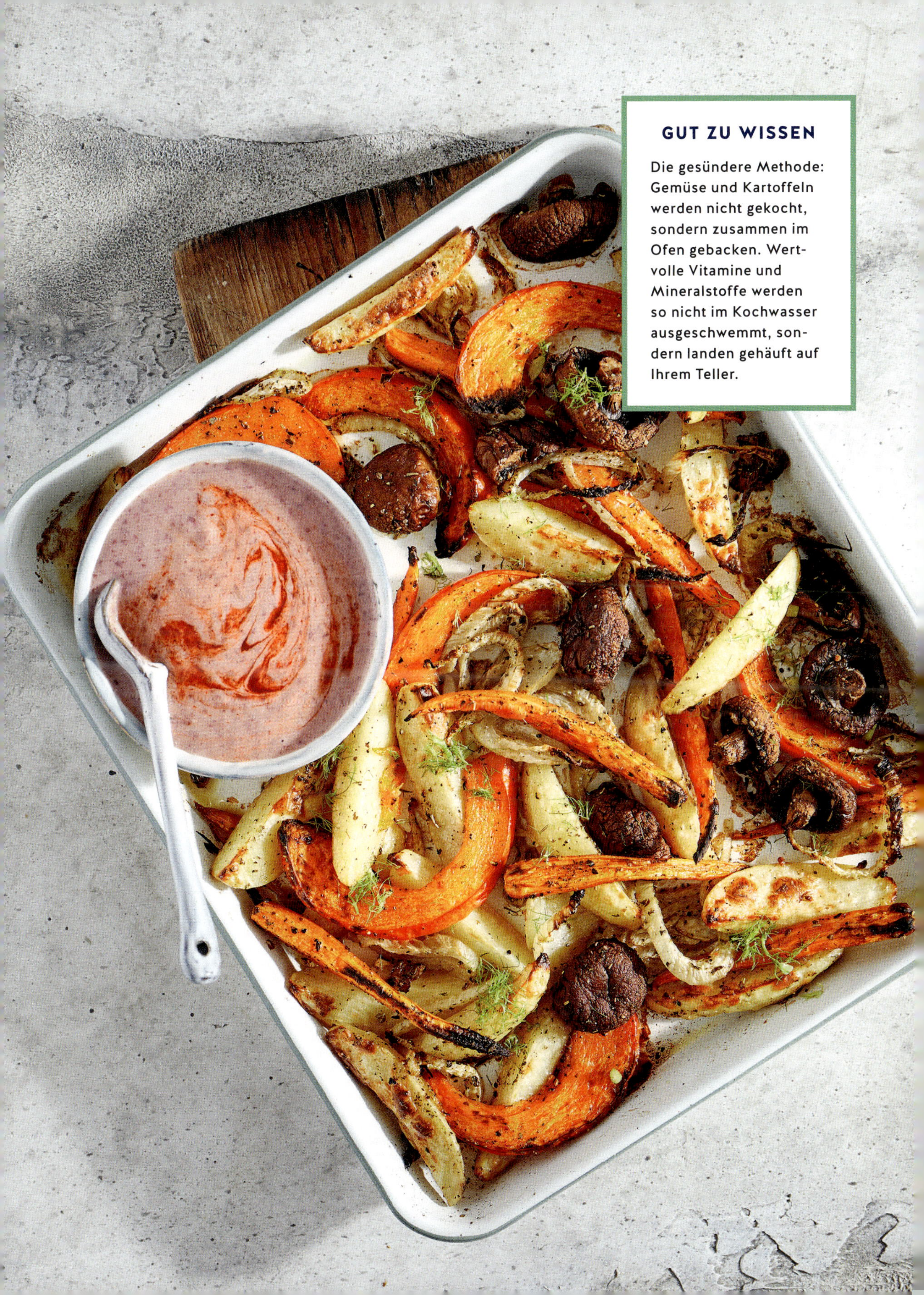

GUT ZU WISSEN

Die gesündere Methode: Gemüse und Kartoffeln werden nicht gekocht, sondern zusammen im Ofen gebacken. Wertvolle Vitamine und Mineralstoffe werden so nicht im Kochwasser ausgeschwemmt, sondern landen gehäuft auf Ihrem Teller.

VEGAN

ROTE-BETE-WEDGES

mit Tofuchips

Die erdige Rote Bete ist heimisches Superfood. Sie fördert das Wachstum unserer Zellen, aktiviert die Bildung roter Blutkörperchen und damit die Versorgung aller Zellen mit Sauerstoff und sorgt für eine gute Eiweißverwertung.

FÜR 2 PERSONEN
45 MIN. ZUBEREITUNG

500 g kleine Rote Beten
1 rote Zwiebel
1 Knoblauchzehe
6 Zweige Majoran
3 EL Rapsöl
2 EL Apfelessig
Salz, Pfeffer
30 g Pinienkerne
80 g Vollkornreis
½ Bund Frühlingszwiebeln
200 g Seidentofu
100 g Räuchertofu

MEAL PREP: Backen Sie gleich die doppelte Menge an Roten Beten. Dafür brauchen Sie nur wenig zusätzliche Zeit, haben aber am nächsten oder übernächsten Tag ein Mittagessen fürs Büro. Die Knollen schmecken auch kalt sehr gut.

1 Den Backofen auf 200° vorheizen. Die Roten Beten waschen, ggf. schälen, in dünne Spalten schneiden und in eine ofenfeste Form geben.

2 Die Zwiebel schälen und in dünne Spalten schneiden. Den Knoblauch schälen und in feine Stifte schneiden. Den Majoran waschen, trocken schütteln und die Blättchen abstreifen. Alles zu den Roten Beten in die Form geben. 2 EL Öl, Essig, Salz und Pfeffer darüber verteilen und alles gut vermischen. Die Pinienkerne darüberstreuen und die Beten im Ofen (Mitte) ca. 25 Min. garen, zwischendurch ein- oder zweimal wenden.

3 Inzwischen den Reis nach Packungsanweisung in leicht gesalzenem Wasser garen. Die Frühlingszwiebeln waschen, putzen und in sehr feine Ringe schneiden. Wenn vorhanden, etwas Grün von den Roten Beten hacken. Beides kräftig mit dem Seidentofu verrühren, mit Salz und Pfeffer abschmecken.

4 Den Räuchertofu trocken tupfen, in sehr dünne Scheiben (ca. 3 x 3 cm) schneiden. Das restliche Öl in einer breiten beschichteten Pfanne erhitzen, die Tofuscheiben darin bei starker Hitze von jeder Seite in 1-2 Min. goldbraun und knusprig braten.

5 Den Reis ggf. abtropfen lassen, mit Tofuchips und Tofucreme zu den Rote-Bete-Wedges servieren.

PRO PORTION:
ca. 620 kcal | 24 g **Eiweiß**
30 g Fett | 59 g Kohlenhydrate

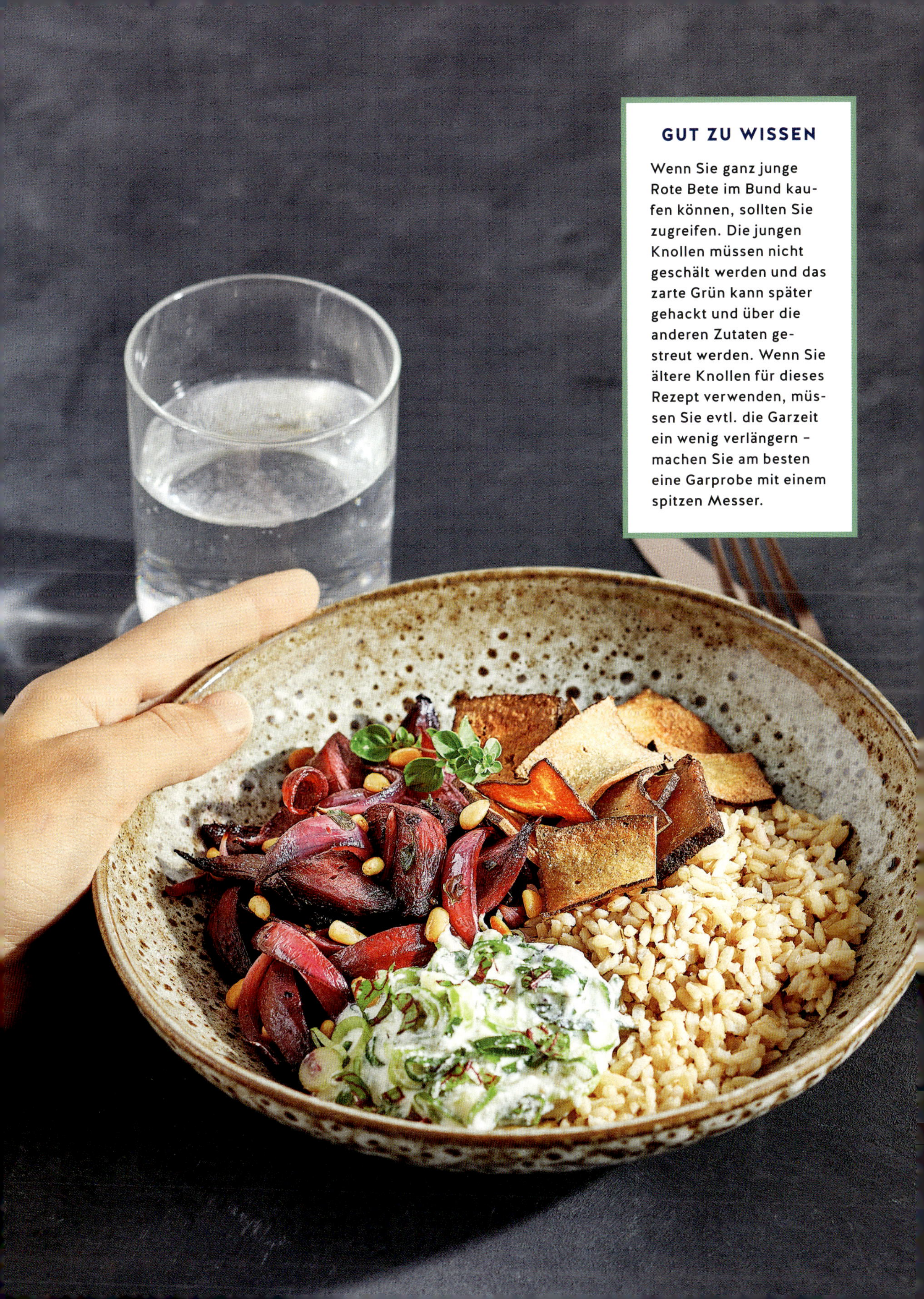

GUT ZU WISSEN

Wenn Sie ganz junge Rote Bete im Bund kaufen können, sollten Sie zugreifen. Die jungen Knollen müssen nicht geschält werden und das zarte Grün kann später gehackt und über die anderen Zutaten gestreut werden. Wenn Sie ältere Knollen für dieses Rezept verwenden, müssen Sie evtl. die Garzeit ein wenig verlängern – machen Sie am besten eine Garprobe mit einem spitzen Messer.

VEGETARISCH

MINI-GEMÜSEPIZZEN

Unsere Minipizzen überraschen mit mehr Eiweißpower als bei traditionellen Sorten, denn der Teig wird mit Quark und Sojamehl geknetet. Beim Belag können Sie für Abwechslung sorgen und Klassisches ebenso wie Raffiniertes auftischen.

FÜR 2 PERSONEN
40 MIN. ZUBEREITUNG

100 g Magerquark
¼ TL Salz
3 EL Olivenöl
125 g Weizenmehl Type 1050
25 g Sojamehl
1 TL Backpulver
2 EL Tomatenmark
½ TL getrockneter Majoran
Pfeffer
1 kleine Zwiebel
60 g Maiskörner (Dose)
60 g Paprikawürfel
60 g geriebener Mozzarella

GUT ZU WISSEN

Pizza stets im sehr heißen Ofen und auf einer der unteren Schienen backen – so wird der Boden schön knusprig. Wer seinen Pizzaboden lieber weich mag, schiebt das Blech bei nur 200° und in der Mitte ein, die Backzeit beträgt dann 15–20 Minuten.

1 Den Backofen auf 240° vorheizen. Ein Backblech mit Backpapier auslegen.

2 Den Quark mit Salz, 2 EL Olivenöl und 1 EL Wasser in eine Schüssel geben und gut verrühren. Die beiden Mehlsorten mit dem Backpulver mischen und unter den Quark rühren, dann alles zu einem glatten Teig verkneten. Sollte der Teig noch zu sehr kleben, noch etwas Mehl darunterkneten, ist er zu trocken, tropfenweise Wasser dazugeben.

3 Den Teig in 4 Portionen teilen, diese zu 10–12 cm großen Kreisen ausrollen und auf das vorbereitete Blech legen. Die Kreise mit Tomatenmark bestreichen und mit Majoran sowie Pfeffer würzen.

4 Die Zwiebel schälen, in dünne Scheiben oder Spalten schneiden und auf die Pizzen legen. Mais, Paprika und zuletzt den Mozzarella darauf verteilen. Mit dem restlichen Öl beträufeln. Die Minipizzen im Ofen (unten) 10–12 Min. backen.

VARIANTEN: Erlaubt ist, was schmeckt: Verschiedene Gemüsesorten können für Abwechslung sorgen, probieren Sie beispielsweise Pilze, Zucchini oder Auberginen. Wer mag, gibt zudem klein geschnittene Salami oder etwas Thunfisch auf die Pizzen – dann sind sie jedoch nicht mehr vegetarisch.

PRO PORTION:
ca. 560 kcal | 26 g **Eiweiß**
26 g Fett | 51 g Kohlenhydrate

SCHNELL · VEGETARISCH

ONE POT PASTA

mit Pilzen

Nudelgerichte, die komplett in nur einem Topf gegart werden, liegen voll im Trend. Kein Wunder, sind sie doch herrlich unkompliziert. Achten Sie auf die Garzeit der Pasta, denn Sorten mit längerer Kochzeit brauchen mehr Flüssigkeit.

FÜR 2 PERSONEN
25 MIN. ZUBEREITUNG

1 Bund Frühlingszwiebeln
250 g Champignons
1 EL Olivenöl
450 ml Gemüsebrühe
200 g kurze Makkaroni (Kochzeit ca. 6-7 Min.)
100 g fettarmer Frischkäse (ca. 10 % Fett)
Salz, Pfeffer
geräuchertes Paprikapulver
30 g ital. Hartkäse (am Stück; ohne tierisches Lab hergestellt, siehe Tipp S. 93)
4 Stängel Basilikum

1 Die Frühlingszwiebeln waschen, putzen und schräg in feine Ringe schneiden. Die Pilze putzen, bei Bedarf mit einem Tuch abreiben und halbieren oder vierteln. Das Öl in einem hohen Topf erhitzen, die Frühlingszwiebeln darin unter Rühren bei starker Hitze 1–2 Min. anbraten. Die Pilze dazugeben und ca. 2 Min. rührbraten.

2 Die Brühe angießen und zugedeckt zum Kochen bringen. Dann die Nudeln einrühren und bei mittlerer bis starker Hitze nach Packungsanweisung bissfest garen. Dabei anfangs gelegentlich, gegen Ende häufig umrühren und ggf. löffelweise Wasser dazugeben.

3 Wenn die Nudeln bissfest sind, den Frischkäse unterrühren. Alles mit Salz, Pfeffer und Paprikapulver würzen und auf Teller verteilen. Den Käse darüberreiben. Das Basilikum waschen und trocken schütteln, die Blätter abzupfen und über die One Pot Pasta streuen.

VARIANTE: Im Herbst können Sie statt der gezüchteten Champignons auch aromatische Steinpilze verwenden. Gern auch gemischt mit Champignons, denn Steinpilze sind leider meist teuer.

PRO PORTION:
ca. 600 kcal | 32 g **Eiweiß**
17 g Fett | 77 g Kohlenhydrate

GUT ZU WISSEN

Champignons gehören zu den wertvollen pflanzlichen Eiweißlieferanten. Dabei sind sie wunderbar kalorienarm, ballaststoffreich und das ganze Jahr hindurch zu bekommen. Gründe genug, sie häufig auf den Speiseplan zu setzen.

VEGETARISCH

SMASHED POTATOES
mit Kräuter-Eier-Sauce

Kartoffeln, Eier und Milchprodukte sind eine perfekte Eiweißkombi. Hier werden die Knollen erst gekocht, dann ein wenig flach gedrückt, gewürzt und im Ofen gebacken. Dadurch werden sie außen knusprig und sind innen weich.

FÜR 2 PERSONEN
20 MIN. ZUBEREITUNG + 50 MIN. KOCHEN UND BACKEN

500 g festkochende Kartoffeln (mögl. kleine Exemplare)
Salz
3 Eier (M)
1 EL Apfelessig
Pfeffer
4 EL Rapsöl
125 g saure Sahne
125 g Magerquark
2 Handvoll gemischte Kräuter (z.B. Petersilie, Kerbel, Sauerampfer, Schnittlauch)
edelsüßes Paprikapulver
25 g geriebener Mozzarella

MEAL PREP: Übrige Kartoffeln vom Vortag lassen sich als Smashed Potatoes bestens verwerten – planen Sie das beim nächsten Kochen von Kartoffeln gleich mit ein.

1 Die Kartoffeln abbürsten und in einen Topf geben. Ca. 1/2 l Wasser angießen, leicht salzen, aufkochen und die Kartoffeln zugedeckt bei mittlerer Hitze in ca. 18 Min. garen.

2 Inzwischen die Eier anstechen und in kochendem Wasser in ca. 10 Min. hart kochen. Abgießen, kalt abschrecken und etwas abkühlen lassen, die Eier dann pellen.

3 Die Eier halbieren, jeweils das Eigelb auslösen und durch ein Sieb in eine Schüssel streichen. Mit Essig, Salz und Pfeffer verrühren, dann zuerst 1 EL Öl, anschließend die saure Sahne und den Quark einrühren. Die Eiweiße klein würfeln und ebenfalls unterrühren.

4 Die Kräuter waschen und trocken schütteln, die Blätter abzupfen und fein schneiden. Schnittlauch in feine Röllchen schneiden. Die Kräuter unter die Eiercreme rühren, diese mit Salz und Pfeffer würzen und bis zum Servieren kühl stellen.

5 Den Backofen auf 220° vorheizen, ein Backblech mit Backpapier belegen. Kartoffeln abgießen, etwas abkühlen lassen und pellen, auf dem Blech verteilen und mit einem Glas oder Becher ein wenig flach drücken. Das übrige Öl mit Salz, Pfeffer und Paprikapulver verquirlen, über die Kartoffeln träufeln. Käse darüberstreuen. Kartoffeln im Ofen (Mitte) in 25-30 Min. goldbraun backen. Mit der Kräuter-Eier-Sauce servieren.

PRO PORTION:
ca. 650 kcal | 26 g **Eiweiß**
39 g Fett | 43 g Kohlenhydrate

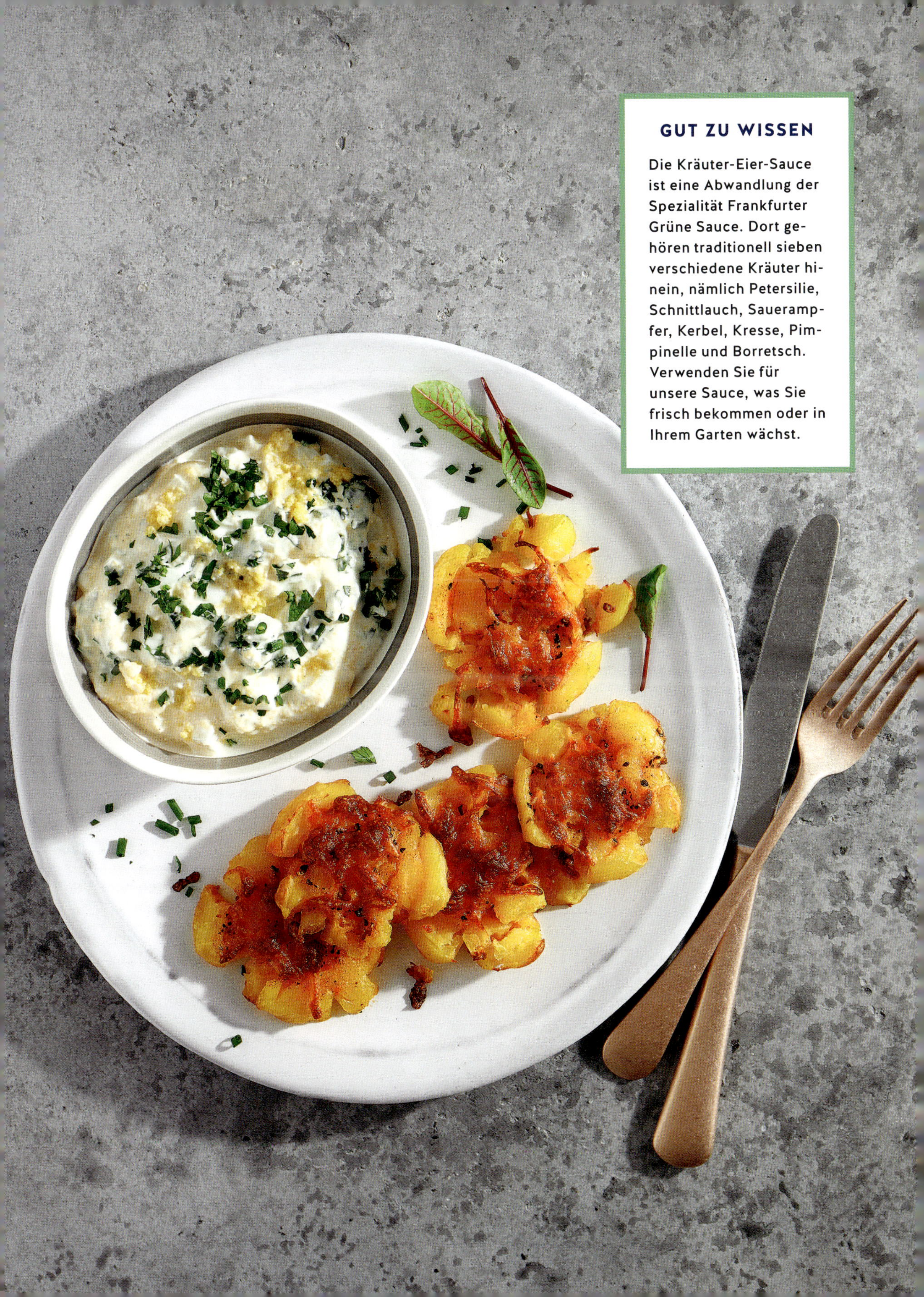

GUT ZU WISSEN

Die Kräuter-Eier-Sauce ist eine Abwandlung der Spezialität Frankfurter Grüne Sauce. Dort gehören traditionell sieben verschiedene Kräuter hinein, nämlich Petersilie, Schnittlauch, Sauerampfer, Kerbel, Kresse, Pimpinelle und Borretsch. Verwenden Sie für unsere Sauce, was Sie frisch bekommen oder in Ihrem Garten wächst.

BALLASTSTOFFE VEGAN

GEFÜLLTES GEMÜSE

mit Lupinen

Lupinen kennen wir ursprünglich als bunte Blumen. Inzwischen aber erobern aus den Samen hergestellte Lebensmittel den Markt. Hier sorgt geschroteter Lupinensamen als Füllung für buntes Gemüse für eine zusätzliche Proteinportion.

FÜR 2 PERSONEN
30 MIN. ZUBEREITUNG + 30 MIN. BACKEN

1 Zwiebel
2 EL Olivenöl
1 Knoblauchzehe
125 g Lupinenschrot
400 ml Gemüsebrühe
4 große Strauchtomaten oder 2 Fleischtomaten (ca. 500 g)
2 Zucchini (à ca. 250 g)
3 EL Tomatenmark
Salz, Pfeffer
30 g Rosinen
½ Bund Petersilie
30 g Mandeln
4 EL Semmelbrösel

1 Die Zwiebel schälen und fein würfeln. In einem Topf 1 EL Öl erhitzen, die Zwiebelwürfel darin bei mittlerer Hitze goldgelb anbraten. Den Knoblauch schälen und dazupressen. Den Lupinenschrot und 220 ml Brühe in den Topf geben, alles gut verrühren, aufkochen und gut zugedeckt bei mittlerer Hitze ca. 5 Min. köcheln lassen. Den Herd ausschalten, den Schrot noch etwa 10 Min. quellen lassen.

2 Die Tomaten waschen. Am Stielansatz eine ca. 1 cm dicke Scheibe abschneiden, Stielansätze herausschneiden und den Rest der abgeschnittenen Scheiben würfeln. Tomaten dann vorsichtig aushöhlen (z.B. mit einem Kugelausstecher), das Innere und die Abschnitte in eine Auflaufform (ca. 20 x 30 cm) geben. Zucchini waschen, putzen und längs jeweils eine ca. 1 cm dicke Scheibe abschneiden. Die Zucchini vorsichtig aushöhlen. Ausgelöstes Fruchtfleisch und abgeschnittene »Deckel« klein schneiden und ebenfalls in die Auflaufform geben.

3 Den Backofen auf 200° vorheizen. Restliche Brühe mit Tomatenmark, Salz und Pfeffer verquirlen, in die Form gießen. Rosinen untermischen. Tomaten und Zucchini in die Form setzen. Petersilie waschen und trocken schütteln, Blätter abzupfen, fein schneiden und unter den Lupinenschrot rühren. Das Gemüse damit füllen. Mandeln hacken und mit den Semmelbröseln über das Gemüse streuen. Übriges Öl darüberträufeln. Das gefüllte Gemüse im Ofen (Mitte) ca. 30 Min. garen.

MEAL PREP: Von der Füllung am besten gleich die doppelte Menge kochen. Eine Hälfte für dieses Rezept verwenden, den Rest zugedeckt kühl stellen und an einem der nächsten Tage als Beilage zu Grillgemüse reichen.

PRO PORTION:
ca. 630 kcal | 39 g **Eiweiß**
28 g Fett | 48 g Kohlenhydrate

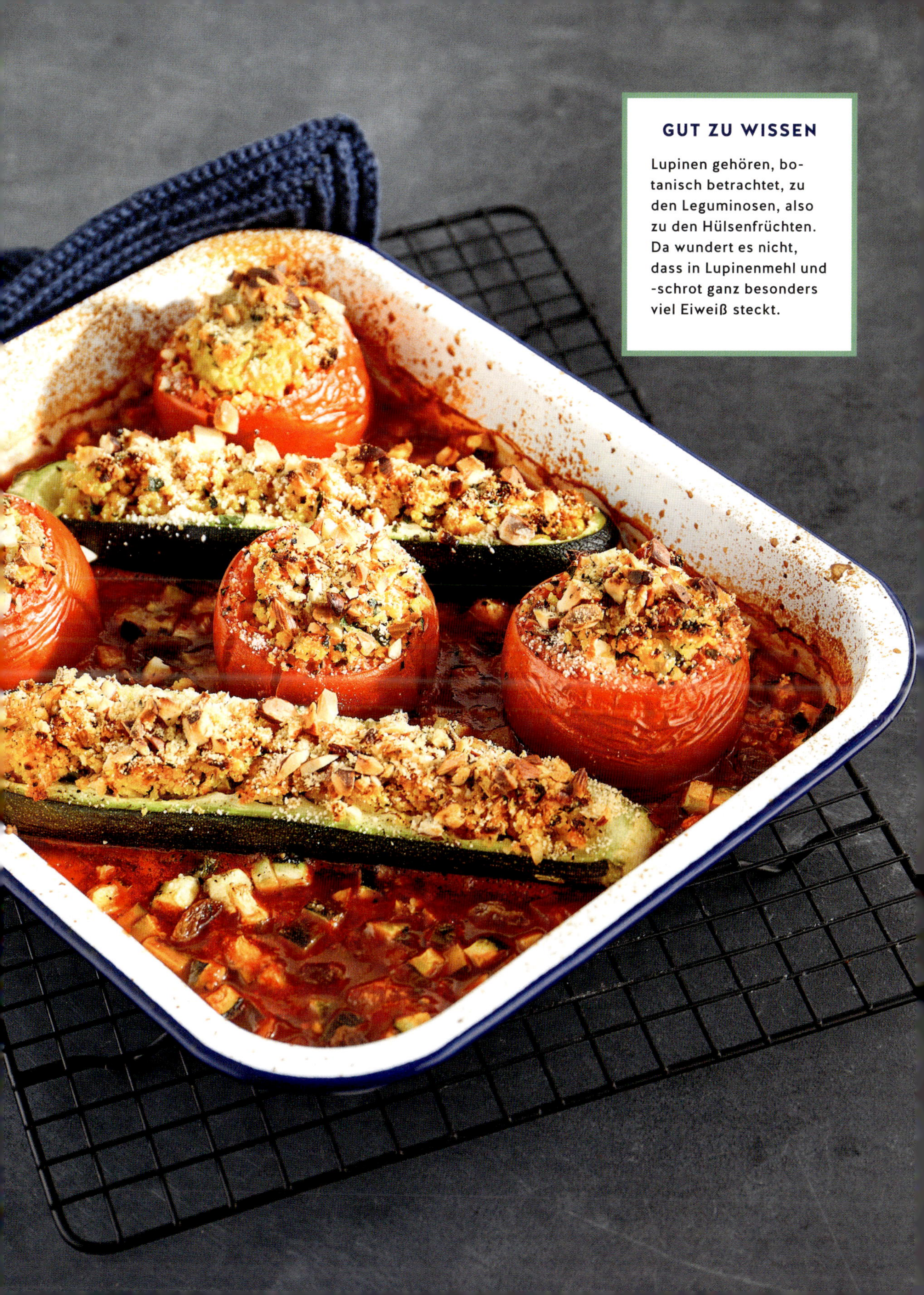

GUT ZU WISSEN

Lupinen gehören, botanisch betrachtet, zu den Leguminosen, also zu den Hülsenfrüchten. Da wundert es nicht, dass in Lupinenmehl und -schrot ganz besonders viel Eiweiß steckt.

VEGETARISCH BALLASTSTOFFE

SPAGHETTI
mit Linsenbolognese

Nudeln liebt jeder. Helle Nudeln jedoch liefern wenig komplexe Kohlenhydrate. Greifen Sie daher besser zur Vollkornvariante – sie macht mit ihren vielen Ballaststoffen lange satt. Längst gibt es Vollkornpasta, die richtig gut schmeckt.

FÜR 2 PERSONEN
45 MIN. ZUBEREITUNG

½ kleiner Lauch
2 Stangen Sellerie
2 kleine Möhren
2 EL Olivenöl
50 g grüne Linsen (z.B. Belugalinsen)
1 Dose gehackte Tomaten (400 g)
3 EL Tomatenmark
Salz, Pfeffer
1 TL getrockneter Majoran
200 g Vollkornspaghetti
½ Bund Basilikum
40 g Parmesan (am Stück; ohne tierisches Lab hergestellt, siehe Tipp S. 93)

1 Das Gemüse waschen bzw. schälen, putzen und sehr fein würfeln. Das Olivenöl in einem Topf erhitzen, die Gemüsewürfel darin bei mittlerer Hitze unter Rühren leicht anbraten. Die Linsen untermischen und 250 ml Wasser angießen. Tomaten und Tomatenmark dazugeben, alles mit Salz, Pfeffer und Majoran würzen, aufkochen und zugedeckt bei niedriger Hitze 25-30 Min. köcheln lassen (die Packungsanweisung zur Garzeit der Linsen beachten).

2 Inzwischen reichlich Salzwasser für die Nudeln zum Kochen bringen. Die Spaghetti darin nach der Packungsanweisung bissfest garen.

3 Das Basilikum waschen und trocken schütteln, die Blätter abzupfen und fein schneiden. Den Parmesan mit einem Sparschäler in feine Späne hobeln.

4 Die Nudeln in ein Sieb abgießen und gut abtropfen lassen. Die Linsenbolognese mit Salz und Pfeffer pikant abschmecken, die Hälfte des Basilikums untermischen. Die Bolognese mit den Spaghetti anrichten, das restliche Basilikum und den Parmesan darüberstreuen.

GUT ZU WISSEN

Hartkäse wie Parmesan ist zwar fettreich, aber auch ein natürliches Probiotikum. Dabei gilt: je älter, desto besser.

MEAL PREP: Bereiten Sie die doppelte Menge an Linsenbolognese zu – sie lässt sich gut einfrieren.

PRO PORTION:
ca. 670 kcal | 31 g **Eiweiß**
19 g Fett | 87 g Kohlenhydrate

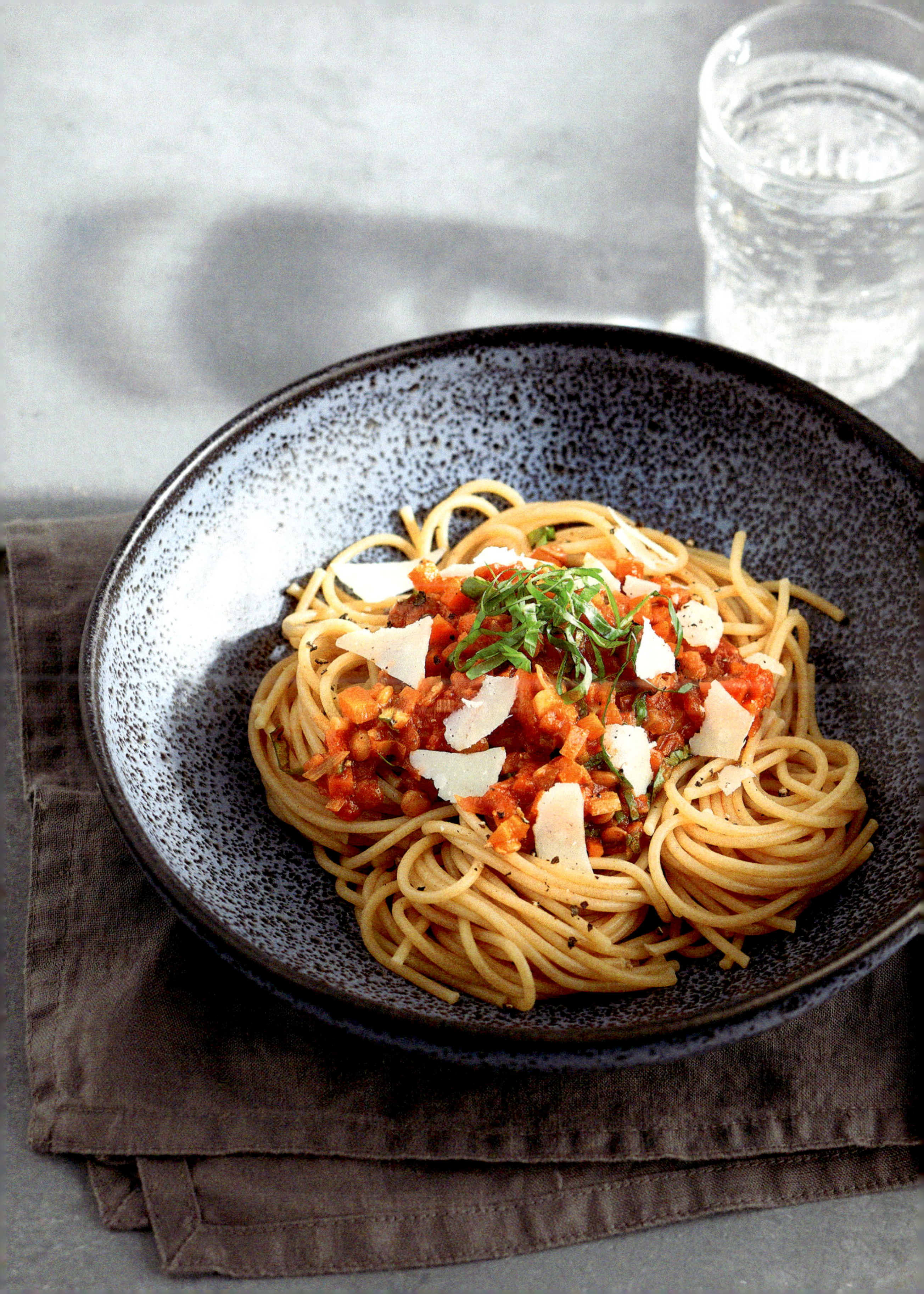

SCHNELL VEGETARISCH

GEMÜSEGULASCH

mit Tofu

Kein Fleisch, aber doch viel Eiweiß – mit Tofu und einem sanften Topping aus Skyr ist das wunderbar schnell, leicht und zugleich preiswert umzusetzen. Und lecker ist es natürlich ebenfalls.

FÜR 2 PERSONEN
30 MIN. ZUBEREITUNG

1 grüne Paprikaschote
500 g festkochende Kartoffeln
1 Bund Frühlingszwiebeln
10 Zweige Oregano
200 g Tofu
2 EL Rapsöl
2 EL Tomatenmark
Salz, Pfeffer
2 TL geräuchertes Paprikapulver
200 g Skyr
20 g geräucherte Mandeln

1 Die Paprika längs halbieren, entkernen, waschen und 3-4 cm groß würfeln. Die Kartoffeln schälen, waschen und ebenfalls 3-4 cm groß würfeln.

2 Die Frühlingszwiebeln waschen und putzen. Einige sehr dünne Ringe abschneiden und zum Bestreuen beiseitelegen. Den Rest der Frühlingszwiebeln in 1 cm dicke Ringe schneiden. Den Oregano waschen und trocken schütteln, die Blättchen abzupfen und fein schneiden.

3 Den Tofu abtropfen lassen und mundgerecht würfeln. In einem Topf 1 EL Öl erhitzen, den Tofu darin rundherum goldbraun braten, dann wieder aus dem Topf nehmen und beiseitestellen.

4 Das restliche Öl in dem Topf erhitzen. Paprika, Kartoffeln und Frühlingszwiebeln darin kurz anbraten. Oregano und Tomatenmark einrühren, mit Salz, Pfeffer und Paprikapulver würzen. 400 ml Wasser angießen, alles zum Kochen bringen und zugedeckt bei mittlerer Hitze ca. 10 Min. kochen lassen. Den angebratenen Tofu einrühren, alles weitere 5 Min. garen.

5 Inzwischen den Skyr cremig rühren, mit Salz und Pfeffer würzen. Die Mandeln grob hacken. Das Gulasch mit Salz und Pfeffer abschmecken und auf 2 tiefe Teller verteilen, mit Skyr, Mandeln und den beiseitegelegten Frühlingszwiebeln toppen.

PRO PORTION:
544 kcal, 35 g **Eiweiß**
21 g Fett, 46 g Kohlenhydrate

SCHNELL

PFEFFER-RAHMWIRSING

mit Kräuterhähnchen

Gemüse in der Hauptrolle, Fleisch eher als Beilage – das passt bestens zum gesunden Eiweiß-Wunder. Hier wird würzig zubereiteter Wirsing mit mariniertem Hähnchen kombiniert und für lange Sättigung sorgt körniger Couscous.

FÜR 2 PERSONEN
30 MIN. ZUBEREITUNG

2 EL Rapsöl
2 TL getrocknete Kräuter der Provence
2 dünne Hähnchenschnitzel (à ca. 125 g)
1 TL schwarze Pfefferkörner
1 große Zwiebel
250 g Wirsing
200 g Pflanzencreme (z. B. Hafercreme)
Salz
100 g Couscous
Pfeffer

1 Das Rapsöl mit Kräutern der Provence verrühren. Die Hähnchenschnitzel trocken tupfen, mit dem Kräuteröl einreiben und zugedeckt beiseitestellen.

2 Die Pfefferkörner im Mörser zerdrücken. Die Zwiebel schälen und fein würfeln. Den Wirsing putzen, waschen und in schmale Streifen schneiden. Alles in einen kleinen Topf geben, die Pflanzencreme unterrühren und mit etwas Salz würzen. Aufkochen, dann zugedeckt unter gelegentlichem Rühren ca. 10 Min. garen.

3 Inzwischen den Couscous nach Packungsanleitung zubereiten und mit Salz abschmecken. Eine beschichtete Pfanne erhitzen und die Hähnchenschnitzel darin von jeder Seite scharf anbraten. Dann bei reduzierter Hitze von jeder Seite noch 2-3 Min. braten, dabei mit Salz und Pfeffer würzen.

4 Rahmwirsing nochmals abschmecken, mit den Hähnchenschnitzeln und dem Couscous auf Tellern anrichten.

GUT ZU WISSEN

Wirsing gehört zur großen Kohlfamilie. Das kalorien- und fettarme Gemüse strotzt nur so vor Nährstoffen, darunter Vitamin C, Folsäure und Kalium, welche für den Zellschutz, das Wachstum und den Säure-Basen-Haushalt essenziell sind.

PRO PORTION:
540 kcal, 40 g **Eiweiß**
20 g Fett, 45 g KH

BALLASTSTOFFE

SÜSSKARTOFFEL-KUMPIR
mit Pulled Lachs

Kumpir stammen aus der Türkei und bezeichnen im Ofen gebackene, lecker gefüllte Kartoffeln. Hier kommen als Variante die leuchtend orangenen Süßkartoffeln zum Einsatz, die unter anderem mit ordentlich Ballaststoffen auftrumpfen.

FÜR 2 PERSONEN
25 MIN. ZUBEREITUNG + 45 MIN. BACKEN

2 Süßkartoffeln (à ca. 320 g)
200 g Lachsfilet
2 EL Zitronensaft
Salz, Pfeffer
100 g TK-Erbsen
150 ml Gemüsebrühe
50 g Skyr oder leichter Frischkäse
2 EL Schnittlauchröllchen

VARIANTEN: Statt mit Süßkartoffeln können Sie Kumpir auch auf traditionelle Art mit herkömmlichen Kartoffeln zubereiten. Darin stecken weniger Kalorien, aber auch weniger sättigende Ballaststoffe.
Für eine vegane Variante den Lachs durch knusprig gebratene und herzhaft gewürzte Tofuwürfelchen ersetzen. Die Erbsencreme dann mit Sojacreme aufmixen.

1 Den Backofen auf 175° vorheizen. Die Süßkartoffeln gründlich waschen, mit einer Gabel mehrmals rundherum einstechen, dann einzeln in Backpapier wickeln. Im Ofen (Mitte) in ca. 45 Min. gar backen.

2 Inzwischen das Lachsfilet mit Küchenpapier abtupfen, mit Zitronensaft beträufeln und mit Salz und Pfeffer würzen. In eine ofenfeste Form mit passendem Deckel legen, zudecken und die letzten 10 Min. mit in den Ofen stellen.

3 Die Erbsen in einem kleinen Topf in der Brühe aufkochen und zugedeckt bei mittlerer Hitze ca. 10 Min. köcheln lassen. Die Erbsen in ein Sieb abgießen und abtropfen lassen, in einem hohen Rührbecher mit dem Pürierstab oder im Standmixer pürieren. Skyr oder Frischkäse untermixen und die Creme mit Salz und Pfeffer würzen.

4 Die Süßkartoffeln aus dem Ofen nehmen und auswickeln, je 1 Kartoffel auf einen Teller legen und längs ein-, aber nicht durchschneiden. Das Innere mit einer Gabel ein wenig auflockern. Die Erbsencreme darauf verteilen. Den Lachs zerrupfen und auf die Creme geben, alles mit den Schnittlauchröllchen bestreuen.

MEAL PREP: Von der Erbsencreme gleich die doppelte Menge zubereiten, sie ist auch ein wunderbarer Brotaufstrich und eignet sich zudem bestens zum Dippen für Gemüsesticks.

PRO PORTION:
ca. 620 kcal | 30 g **Eiweiß**
17 g Fett | 84 g Kohlenhydrate

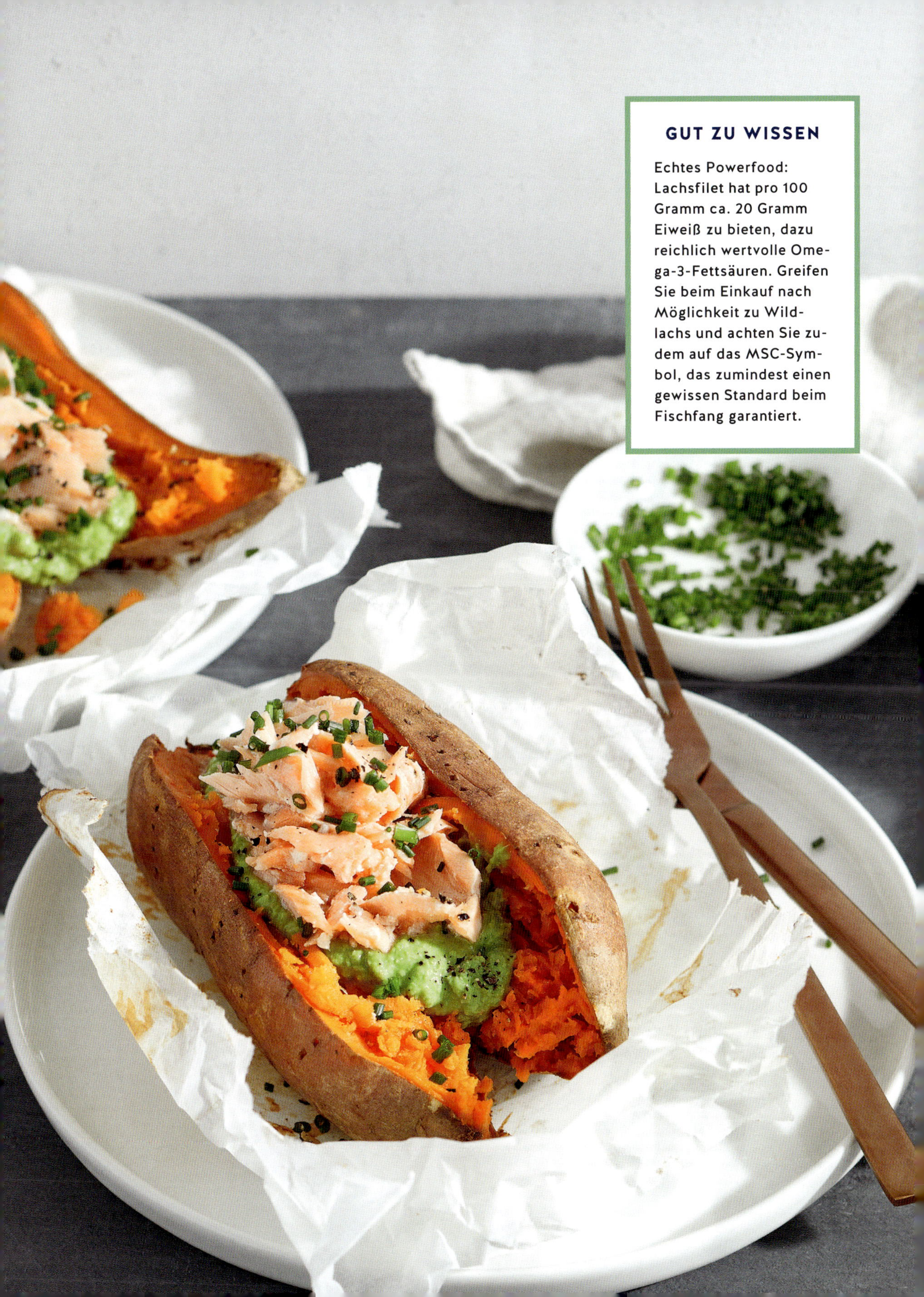

GUT ZU WISSEN

Echtes Powerfood: Lachsfilet hat pro 100 Gramm ca. 20 Gramm Eiweiß zu bieten, dazu reichlich wertvolle Omega-3-Fettsäuren. Greifen Sie beim Einkauf nach Möglichkeit zu Wildlachs und achten Sie zudem auf das MSC-Symbol, das zumindest einen gewissen Standard beim Fischfang garantiert.

SCHNELL

GRATINIERTER KABELJAU
mit Paprikareis

Fisch gehört zu den wertvollsten Eiweißlieferanten. Greifen Sie beim Einkauf nach Möglichkeit zu Wildfang, zumindest aber zu Fisch mit MSC-Siegel. Dennoch sollte er aus Nachhaltigkeitsgründen nur selten auf den Tisch kommen.

FÜR 2 PERSONEN
30 MIN. ZUBEREITUNG

1 rote Paprikaschote
Salz
140 g Vollkornreis (Langkorn)
250 g Kabeljaufilet
Pfeffer
½ TL gemahlener Koriander
1 Bund Frühlingszwiebeln
½ Bund Petersilie
2 TL Rapsöl
100 g Schmand
2 EL ungeschälter Sesam

1 Die Paprika längs halbieren, entkernen, waschen und klein würfeln. Knapp 500 ml leicht gesalzenes Wasser in einem Topf aufkochen, den Reis einrühren und zugedeckt bei mittlerer Hitze nach Packungsanweisung garen, dabei die letzten 2 Min. die Paprikawürfel dazugeben.

2 Den Backofen auf 200° vorheizen. Das Kabeljaufilet mit Küchenpapier abtupfen und in gleichmäßig dicke Stücke schneiden. Mit Salz, Pfeffer und Koriander würzen und nebeneinander in eine Auflaufform legen.

3 Die Frühlingszwiebeln waschen, putzen und in dünne Ringe schneiden. Die Petersilie waschen und trocken schütteln, die Blätter abzupfen und fein schneiden. Das Öl in einem kleinen Topf erhitzen, die Frühlingszwiebeln darin bei mittlerer Hitze ca. 2 Min. dünsten. Die Petersilie und den Schmand einrühren, mit Salz und Pfeffer würzen und die Mischung über den Fisch geben. Den Sesam darüberstreuen.

4 Den Fisch im Ofen (Mitte) ca. 10 Min. überbacken. Den Paprikareis ggf. abtropfen lassen und mit dem gratinierten Kabeljau anrichten.

MEAL PREP: Vom Paprikareis gleich die doppelte Menge kochen und den Rest nach dem Abkühlen zugedeckt für maximal 3 Tage in den Kühlschrank stellen. Erneut als Beilage servieren oder mit etwas gebratenem Hähnchenfilet zu einem Salat verarbeiten und mit ins Büro nehmen.

PRO PORTION:
ca. 570 kcal | 34 g **Eiweiß**
21 g Fett | 59 g Kohlenhydrate

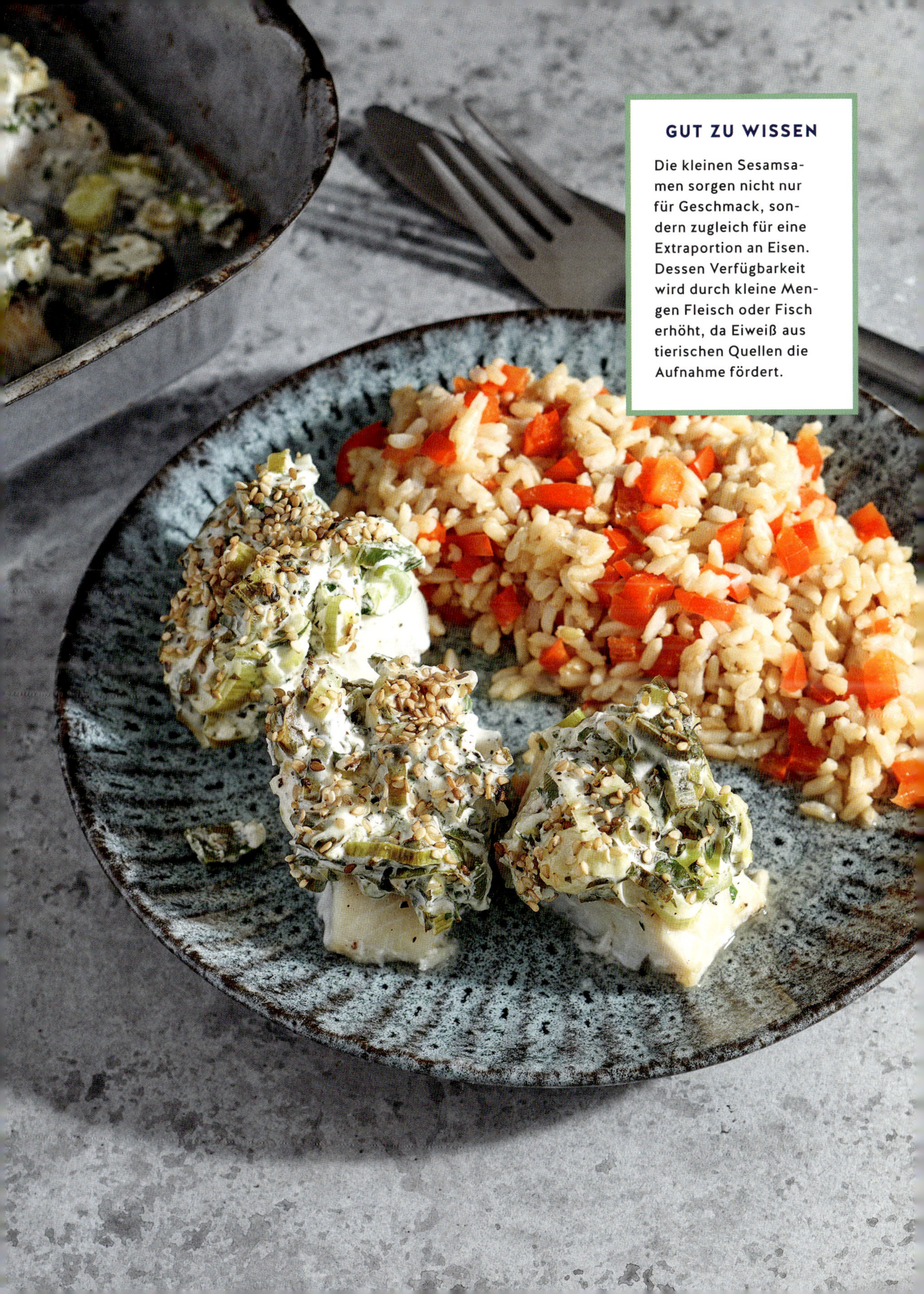

GUT ZU WISSEN

Die kleinen Sesamsamen sorgen nicht nur für Geschmack, sondern zugleich für eine Extraportion an Eisen. Dessen Verfügbarkeit wird durch kleine Mengen Fleisch oder Fisch erhöht, da Eiweiß aus tierischen Quellen die Aufnahme fördert.

BALLASTSTOFFE

POKÉ BOWL
mit Garnelen

Poké Bowls haben ihren Ursprung in Hawaii und erobern momentan weltweit die Küchen. Traditionell gehört Reis unten in die Box, darauf schichten sich Fisch oder Fleisch, allerlei buntes Gemüse und knackig-kernige Toppings.

FÜR 2 PERSONEN
40 MIN. ZUBEREITUNG

140 g Vollkornreis
Salz
200 g Bio-Salatgurke
1 Minidose Maiskörner (ca. 70 g Abtropfgewicht)
200 g geschälte gegarte Garnelen
2 Knoblauchzehen
1 kleine rote Spitzpaprikaschote
2 EL Rapsöl
Pfeffer
Chiliflocken
2 EL ungeschälter Sesam
2 EL schwarzer Sesam
2 EL geröstete Sojabohnen (oder Sojakerne oder ein Kerne-Mix)
20 g Hanfsamen

1 Den Reis nach Packungsanweisung in leicht gesalzenem Wasser garen. Inzwischen die Gurke waschen, längs halbieren und quer in dünne Scheiben schneiden. Den Mais abtropfen lassen und mit den Gurkenscheiben mischen.

2 Die Garnelen mit Küchenpapier trocken tupfen. Den Knoblauch schälen und in dünne Scheiben schneiden. Die Spitzpaprika längs halbieren, entkernen, waschen und in schmale Streifen schneiden.

3 Das Öl in einer beschichteten Pfanne erhitzen, die Garnelen, den Knoblauch und die Paprikastreifen darin bei starker Hitze ca. 4 Min. unter gelegentlichem Rühren braten. Mit Salz, Pfeffer und Chiliflocken würzen.

4 Den Reis in ein Sieb abgießen, dann in zwei Bowls oder tiefe Teller geben. Gurken-Mais-Mix und Garnelen nebeneinander darauf anrichten, alles mit Sesam, Sojabohnen und Hanfsamen bestreuen.

MEAL PREP: Kochen Sie gleich die doppelte Reismenge. Eine Hälfte zugedeckt kühl stellen und am nächsten oder übernächsten Tag einen Salat zum Mitnehmen daraus zubereiten. Oder verschiedenes Gemüse klein schneiden, im Wok braten, herzhaft würzen und den Reis mit anbraten.

PRO PORTION:
ca. 670 kcal | 37 g **Eiweiß**
27 g Fett | 64 g Kohlenhydrate

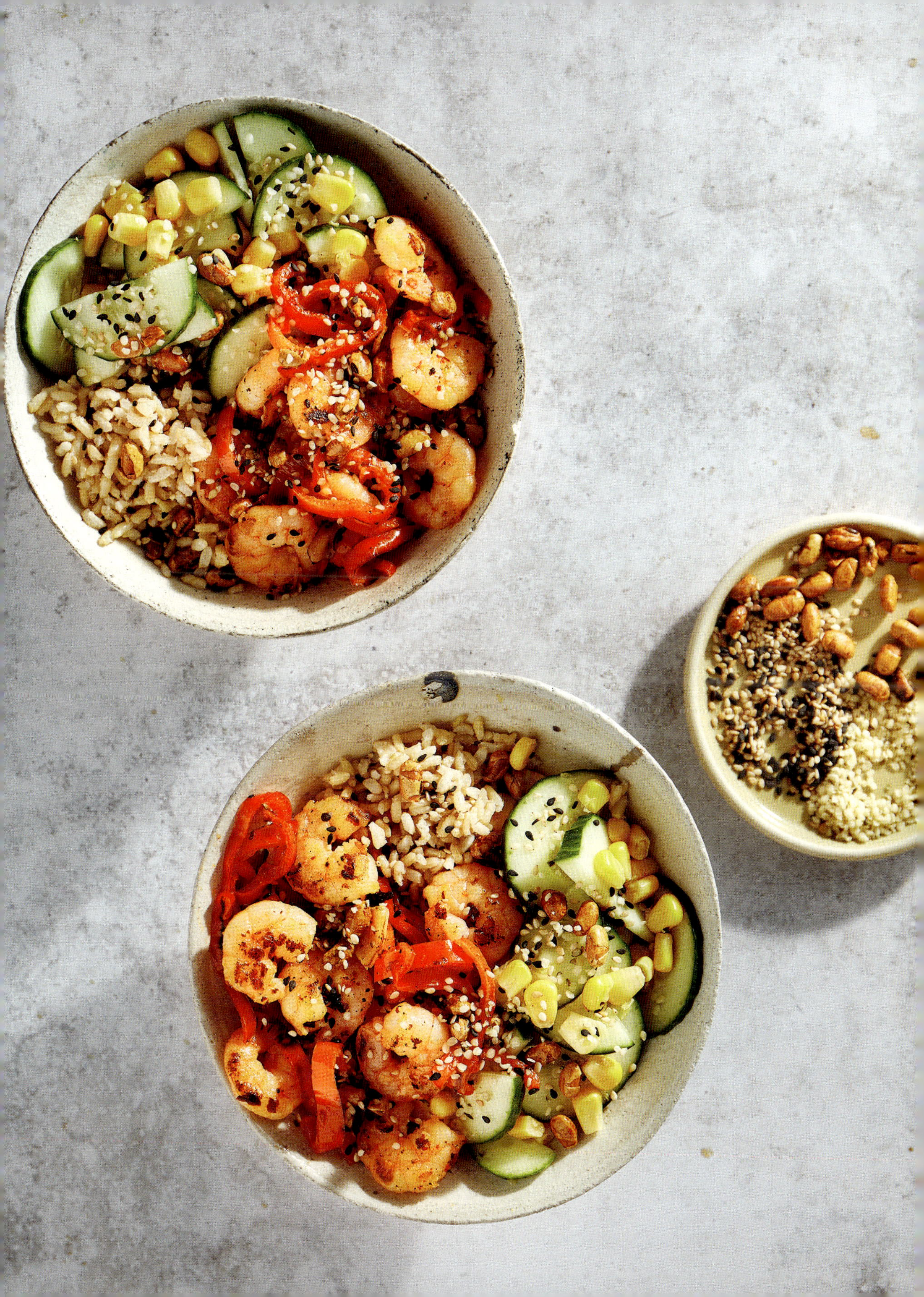

SCHNELL

GLASNUDELPFANNE
mit Hähnchen und Gemüse

Schnell vorbereitet und noch schneller gegart – das sind die Merkmale dieser bunten Pfanne. Geben Sie an Gemüse hinein, was gerade Saison hat oder noch an Resten in Ihrem Kühlschrank liegt. Lecker schmeckt es auf jeden Fall.

FÜR 2 PERSONEN
25 MIN. ZUBEREITUNG

125 g Glasnudeln
250 g Möhren
200 g Brokkoliröschen
25 g Ingwer
200 g Hähnchenbrustfilet
2 EL Rapsöl
Salz, Pfeffer
1 TL gemahlener Kreuzkümmel
2 EL ungeschälter Sesam

VARIANTEN: Nach Belieben das Gemüse mit etwas heller Sojasauce abschmecken. Dann nur sparsam salzen.
Solch eine Glasnudelpfanne lässt sich das ganze Jahr hindurch mit Gemüse der Saison zubereiten und immer wieder abwandeln. Im Frühling schmeckt etwa eine Mischung aus Zuckerschoten und Spargel und im Sommer vielleicht zarte grüne Bohnen und Kohlrabi, im Herbst Kürbis und im Winter Wirsing oder auch Grünkohl in die Pfanne geben.

1 Die Glasnudeln in einer Schüssel mit gut 1 l heißem Wasser übergießen und nach Packungsanweisung quellen lassen. Die Möhren schälen, putzen und schräg in dünne Scheiben schneiden. Die Brokkoliröschen waschen und in sehr kleine Röschen teilen. Stiele klein schneiden.

2 Den Ingwer schälen und fein hacken. Das Hähnchenbrustfilet trocken tupfen und in schmale Streifen schneiden.

3 In einer tiefen beschichteten Pfanne oder im Wok ca. 1 EL Öl erhitzen, das Fleisch darin bei starker Hitze ca. 3 Min. rundherum goldbraun anbraten. Mit Salz, Pfeffer und Kreuzkümmel würzen, den Sesam dazugeben und kurz mit anbraten. Das Fleisch aus der Pfanne oder dem Wok nehmen und beiseitestellen.

4 Das restliche Öl in der Pfanne oder im Wok erhitzen, Möhren, Brokkoli und Ingwer darin bei mittlerer bis starker Hitze ca. 8 Min. rührbraten.

5 Die Glasnudeln in ein Sieb abgießen, ggf. mit einer Schere etwas kleiner schneiden und zum Gemüse geben. Das Hähnchenfleisch untermischen, evtl. etwas Wasser (ca. 50 ml) dazugeben und alles noch 1-2 Min. rührbraten. Die Glasnudelpfanne mit Salz, Pfeffer und Kreuzkümmel abschmecken und mit Sesam bestreuen.

PRO PORTION:
ca. 580 kcal | 30 g **Eiweiß**
18 g Fett | 69 g Kohlenhydrate

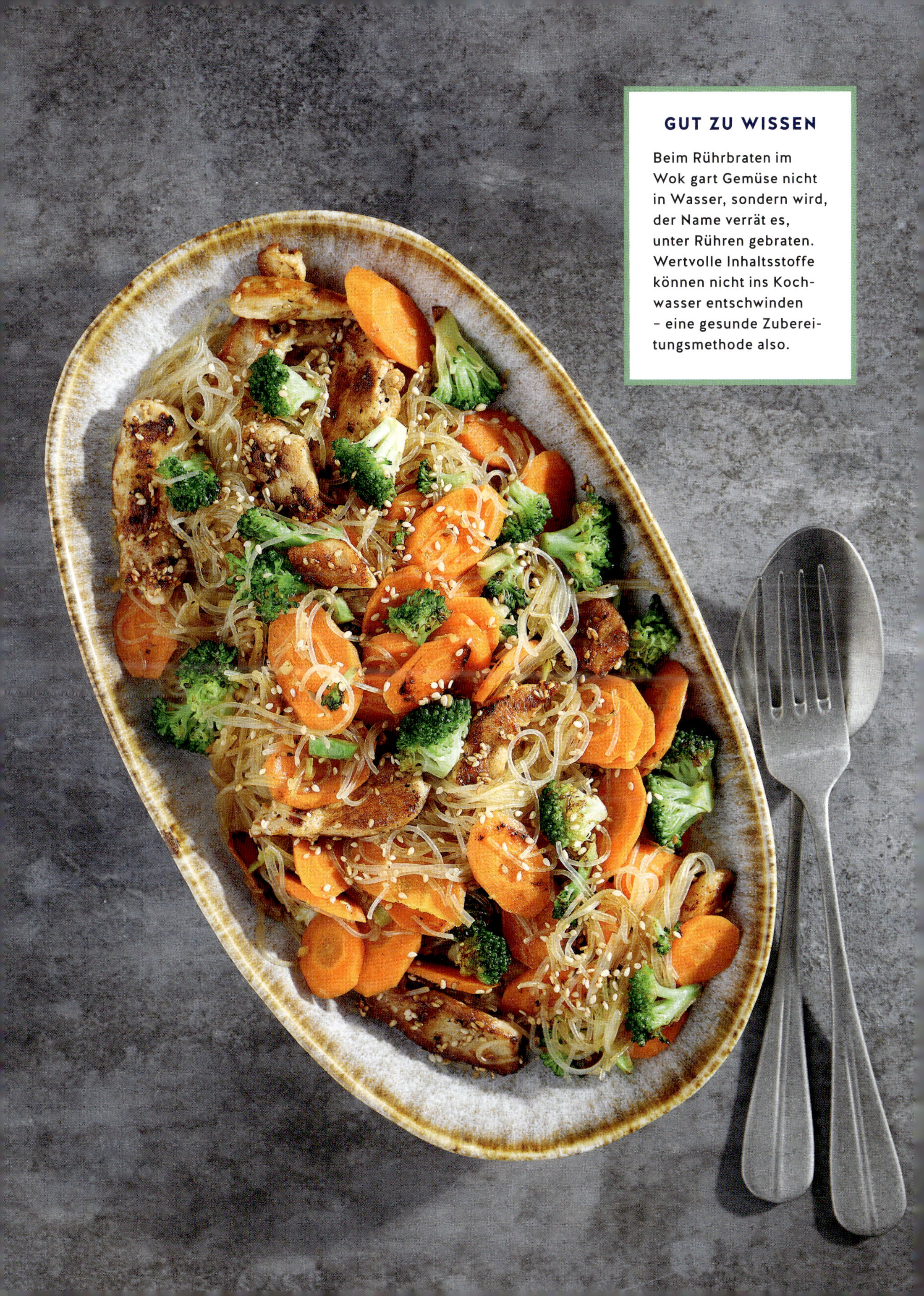

GUT ZU WISSEN

Beim Rührbraten im Wok gart Gemüse nicht in Wasser, sondern wird, der Name verrät es, unter Rühren gebraten. Wertvolle Inhaltsstoffe können nicht ins Kochwasser entschwinden – eine gesunde Zubereitungsmethode also.

SCHNELL

PUTENSPIESSCHEN

mit Kräuterpolenta

Mais(produkte) sind weltweit beliebt. Italiener kochen aus dem etwas gröberen Maisgrieß köstliche Polenta und beweisen dadurch Gespür für Gesundes: Die Nährstoffe im Mais kräftigen Muskeln, Nerven, Herz und Immunsystem.

FÜR 2 PERSONEN
25 MIN. ZUBEREITUNG

1 kleine rote Paprikaschote
250 g Putenbrustfilet
Salz, Pfeffer
2 EL Olivenöl
300 g Wirsing
½ Bund Petersilie
4 Stängel Salbei
½ Bund Schnittlauch
½ l Gemüsebrühe
120 g Instant-Polenta (Maisgrieß)
30 g gehackte Walnusskerne

MEAL PREP: Die doppelte Menge Polenta kochen, übrigen Maisgrieß noch warm in einer eckigen Schüssel verstreichen und erkalten lassen. Polenta am nächsten Tag stürzen, in mundgerechte Stücke schneiden und in etwas Öl von beiden Seiten knusprig braten. Dazu schmeckt Salat oder ein Dip, beispielsweise der Chiliquark von S. 112.

1 Paprika längs halbieren, entkernen, waschen und in mundgerechte Stücke schneiden. Das Putenbrustfilet abtupfen und ebenfalls in mundgerechte Stücke schneiden. Beides abwechselnd auf 6 Spieße reihen, mit Salz und Pfeffer würzen.

2 Das Öl in einer breiten beschichteten Pfanne erhitzen, die Spieße darin rundherum scharf anbraten, dann bei mittlerer Hitze ca. 10 Min. braten, zwischendurch wenden.

3 Inzwischen den Wirsing in die einzelnen Blätter teilen, waschen und trocken schütteln. Blätter in schmale Streifen schneiden, in einen Topf mit 200 ml Wasser aufkochen, salzen und zugedeckt bei mittlerer Hitze ca. 10 Min. dünsten.

4 Kräuter waschen und trocken schütteln, Blätter abzupfen und fein schneiden, Schnittlauch in feine Röllchen schneiden.

5 Die Spieße aus der Pfanne nehmen und zugedeckt warm stellen. Salbei in der Pfanne kurz anbraten. Brühe in die Pfanne gießen und zum Kochen bringen, Polenta einrühren und bei schwacher Hitze unter gelegentlichem Rühren ca. 2 Min. leicht köcheln lassen. Die Hälfte der Kräuter unterrühren und die Polenta mit Salz und Pfeffer abschmecken.

6 Wirsing abtropfen lassen, mit der Polenta und den Spießen anrichten. Übrige Kräuter und Walnüsse darüberstreuen.

PRO PORTION:
ca. 580 kcal | 42 g **Eiweiß**
35 g Fett | 20 g Kohlenhydrate

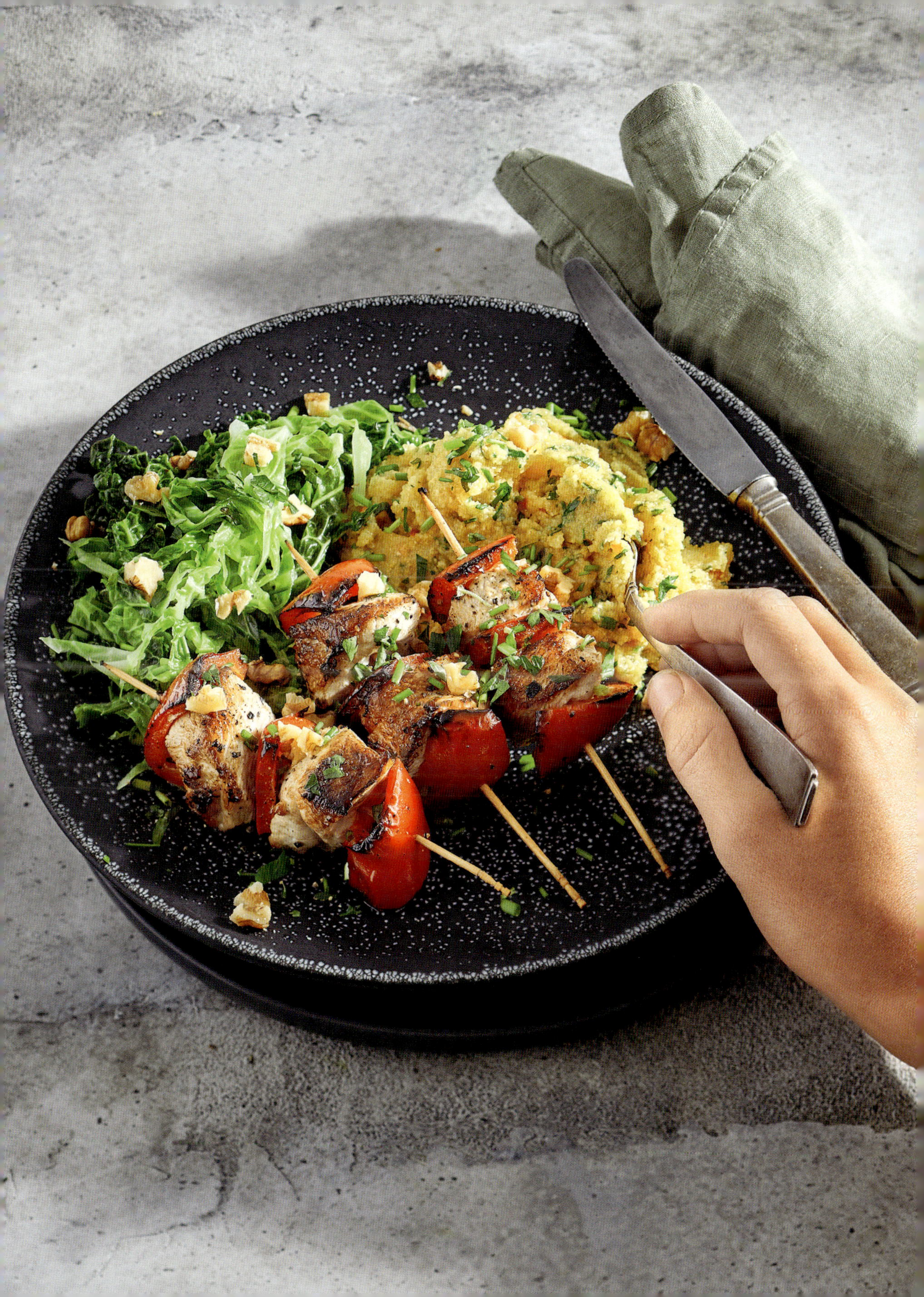

SCHNELL · BALLASTSTOFFE

MEDAILLONS
mit Auberginencreme

Auberginen sind wunderbar vielseitig. Oft werden sie aber mit reichlich Öl zubereitet, hier kommen sie auf schlanke Art als Creme daher. In dem lila Gemüse stecken viele Ballaststoffe und eine geballte Ladung an Vitaminen und Mineralien.

FÜR 2 PERSONEN
25 MIN. ZUBEREITUNG

500 g kleine festkochende Kartoffeln
3 EL ungeschälter Sesam
1 Aubergine (ca. 350 g)
250 ml Gemüsebrühe
½ Bund Petersilie
½ Bund Schnittlauch
250 g Schweinefilet
2 EL Rapsöl
Salz, Pfeffer
Pul Biber oder Chiliflocken
2 TL Sesamöl

VARIANTE: Kartoffeln und Auberginencreme sind auch eine tolle Begleitung für gebratenen Halloumi-Käse oder für herzhaft gewürzte Tofuschnitzel. Ebenso gut passt die Creme als Dip für Rohkostgemüse oder als Beilage zu gegrillter Paprika.

1 Die Kartoffeln waschen und ungeschält in einem Topf knapp mit Wasser bedecken, aufkochen und bei mittlerer Hitze zugedeckt in knapp 20 Min. garen.

2 Inzwischen den Sesam in einer kleinen beschichteten Pfanne ohne Fett bei mittlerer Hitze rösten, bis er angenehm duftet. Die Pfanne vom Herd nehmen. Die Aubergine waschen, putzen und klein würfeln. Mit der Brühe in einem kleinen Topf aufkochen und zugedeckt bei mittlerer Hitze 10 Min. köcheln lassen. Die Kräuter waschen und trocken schütteln, die Petersilienblätter abzupfen und fein schneiden, den Schnittlauch in Röllchen schneiden.

3 Das Schweinefilet abtupfen und in ca. 1,5 cm dicke Scheiben schneiden. Das Rapsöl in einer beschichteten Pfanne erhitzen, die Medaillons darin bei starker Hitze von jeder Seite 1/2 Min. scharf anbraten, dann bei mittlerer Hitze von jeder Seite noch 3-4 Min. braten, dabei mit Salz und Pfeffer würzen.

4 Aubergine in einem Sieb gut abtropfen lassen, dann pürieren. Sesam und Petersilie untermischen, Creme mit Salz, Pfeffer, Pul Biber oder Chiliflocken und Sesamöl abschmecken.

5 Die Kartoffeln abgießen und nach Belieben pellen, mit den Medaillons und der Auberginencreme anrichten. Den Schnittlauch darüberstreuen.

PRO PORTION:
ca. 580 kcal | 37 g **Eiweiß**
24 g Fett | 46 g Kohlenhydrate

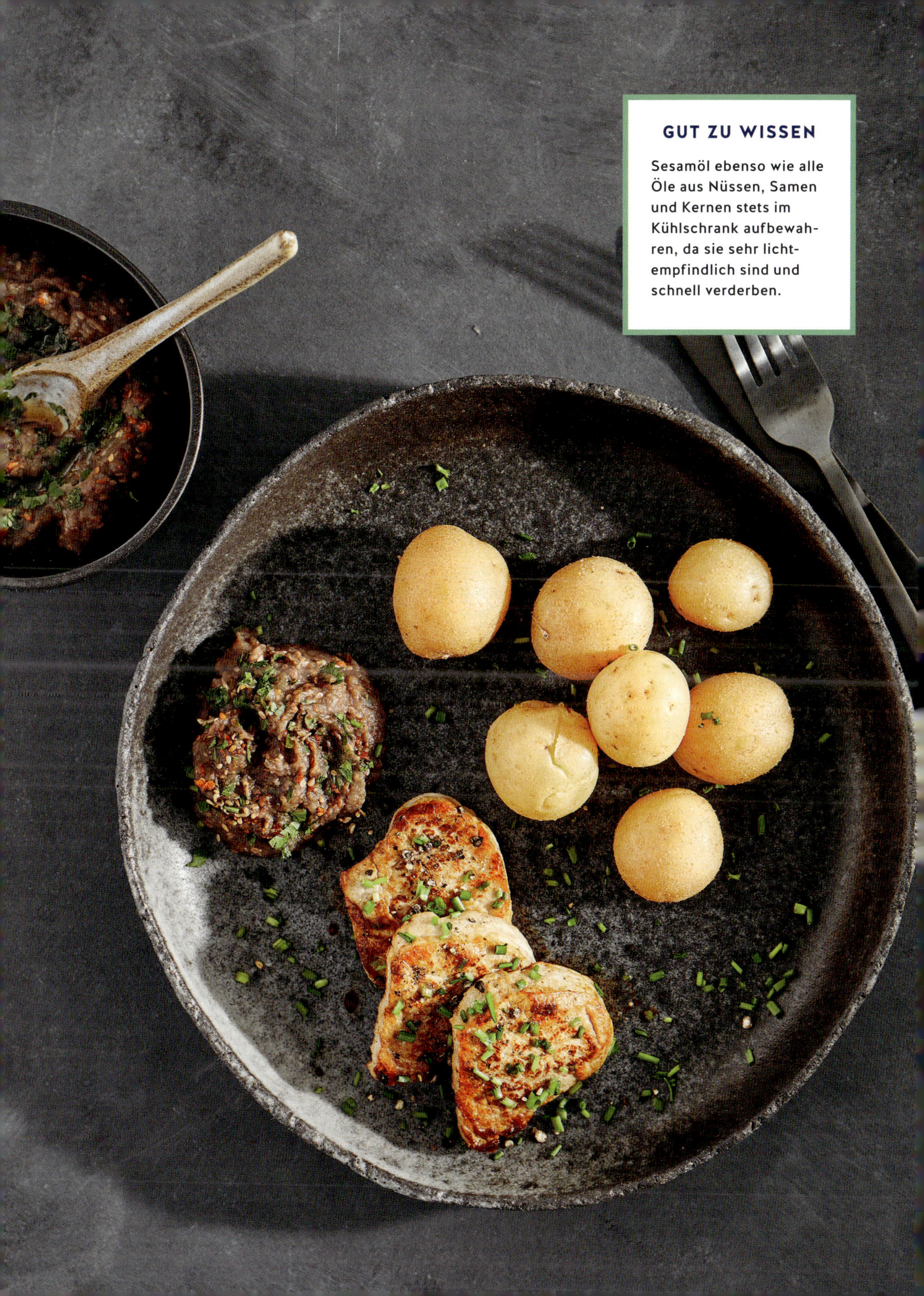

GUT ZU WISSEN

Sesamöl ebenso wie alle Öle aus Nüssen, Samen und Kernen stets im Kühlschrank aufbewahren, da sie sehr lichtempfindlich sind und schnell verderben.

SÜSSE IDEEN

für den Hunger zwischendurch

Die gute Nachricht: Wer sich ausgewogen ernähren möchte, muss dabei nicht komplett auf Süßes verzichten. Vor allem nicht auf unsere Köstlichkeiten hier, die ganz im Sinne einer eiweißbasierten Ernährung reichlich wertvolle Zutaten enthalten. Gesund naschen kann so lecker sein!

SCHNELL | VEGETARISCH

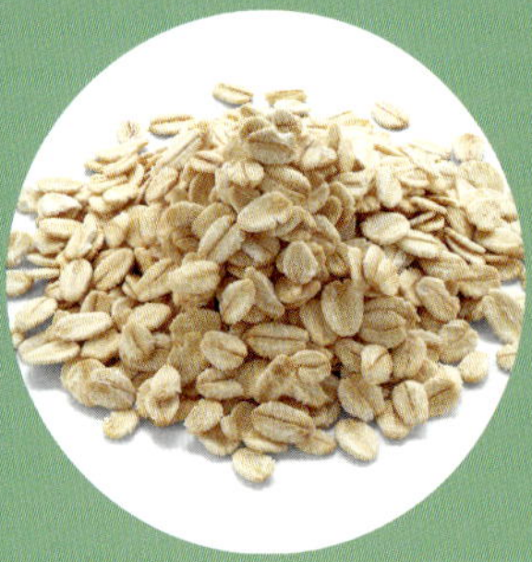

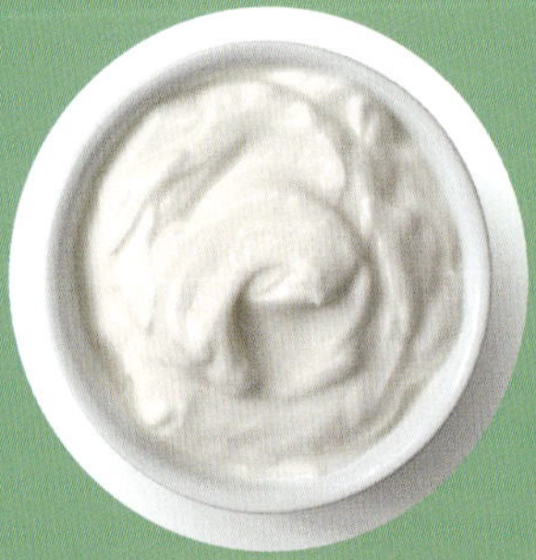

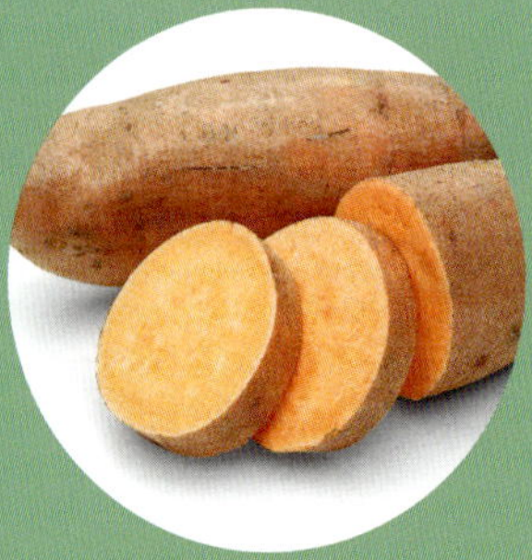

Zimt-Haferflocken-Waffeln

FÜR 2 PERSONEN
15 MIN. ZUBEREITUNG

1 EL Rapsöl mit **1 EL braunem Zucker** und **1 Ei** (M) mit den Rührbesen des Handrührgeräts cremig schlagen. Zuerst **1/4 TL Zimtpulver** und **40 g Skyr** unterrühren, dann **35 g zarte** Haferflocken und **1/2 TL Backpulver**. Ein Waffeleisen einfetten und auf mittlerer Stufe aufheizen. Die Hälfte des Teigs in der Mitte daraufgeben und ein wenig verteilen, das Eisen schließen und die Waffel in ca. 2 Min. goldbraun backen. Auf ein Kuchengitter heben und eine weitere Waffel backen. Die Waffeln frisch gebacken mit **Puderzucker** bestäubt servieren.

PRO PORTION:
ca. 180 kcal | 8 g **Eiweiß**
9 g Fett | 16 g Kohlenhydrate

VEGETARISCH SCHNELL

Süßkartoffel-Törtchen

FÜR 2 PERSONEN
15 MIN. ZUBEREITUNG

1 Stück Süßkartoffel (ca. 150 g) waschen und gründlich abbürsten oder schälen, dann mit einem großen scharfen Messer in 1/2 cm dicke Scheiben schneiden. Die Scheiben im Toaster auf höchster Stufe toasten, evtl. ein zweites Mal toasten, dann mit einer Zange auf zwei Teller legen. **100 g körnigen Frischkäse** auf die Süßkartoffelscheiben geben, **2 TL flüssigen Honig** darüberträufeln. **70 g Früchte der Saison** (z.B. Erdbeeren, Heidelbeeren, Weintrauben oder Pfirsiche) waschen, klein schneiden und auf die Törtchen legen.

PRO PORTION:
ca. 165 kcal | 8 g **Eiweiß**
3 g Fett | 25 g Kohlenhydrate

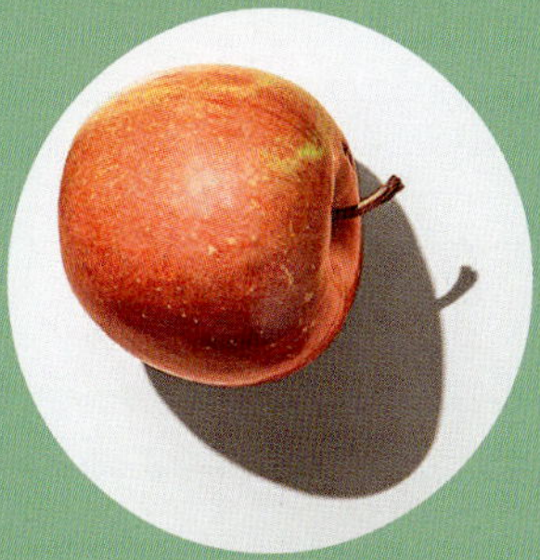

VEGETARISCH SCHNELL

Apfel-Cheesecake im Glas

FÜR 2 PERSONEN
10 MIN. ZUBEREITUNG

1 kleinen Apfel waschen, vierteln und entkernen, die Viertel in sehr kleine Würfel schneiden. Die Apfelwürfel zusammen mit **2-3 EL Wasser** in einem kleinen Topf einmal aufkochen lassen, dann zugedeckt etwa 2 Min. dünsten. Anschließend die Äpfel in 2 Gläser umfüllen. **100 g Skyr** mit **1 EL Apfel- oder Birnendicksaft** glatt rühren und über die Äpfel geben. **30 g Vollkorn-Butterkekse** (4 Stück) mit den Händen fein zerkrümeln und darüberstreuen.

PRO PORTION:
ca. 152 kcal | 8 g **Eiweiß**
4 g Fett | 19 g Kohlenhydrate

GUT ZU WISSEN

Statt mit Äpfeln können Sie solch einen schnellen Cheesecake auch mit anderen Früchten zaubern, etwa mit Birnen, Aprikosen, Pflaumen oder Nektarinen. Im Frühsommer schmecken frische Beeren besonders gut.
Alternativen zum Skyr sind Magerquark und körniger Frischkäse, beides ebenfalls Topproteinquellen.

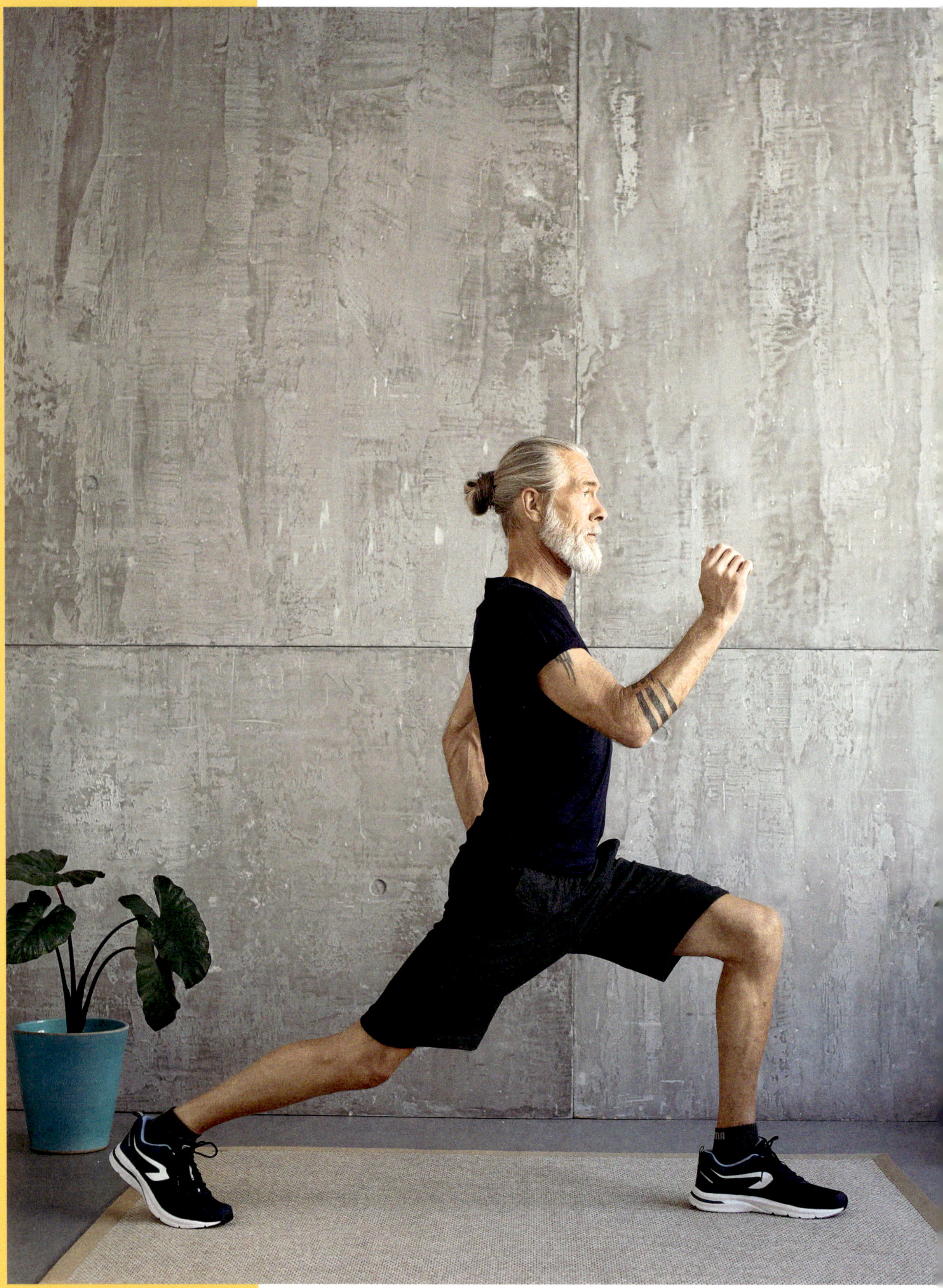

KRAFT-ÜBUNGEN FÜR ZU HAUSE

Eine ausgewogene Ernährung spielt eine große Rolle für ein langes, gesundes Leben. Nicht weniger wichtig: ausreichend Bewegung und Training, vorrangig Krafttraining, um unsere Muskulatur jung und leistungsfähig zu halten. Wir haben Ihnen eine Auswahl an alltagstauglichen Übungen zusammengestellt, mit denen Sie Ihre Muskeln gezielt trainieren können.

WARUM SIE UNBEDINGT IHRE KRAFT TRAINIEREN SOLLTEN

»Muskeln, die wir nicht nutzen, verkümmern. Muskeln, die wir nutzen, entwickeln sich.« So lautet die Quintessenz dessen, was es über die Muskulatur und gezieltes Krafttraining zu sagen gibt. Natürlich ist das Thema wesentlich komplexer. Aber wer diese beiden Aussagen verinnerlicht und daraus die richtigen Konsequenzen zieht, ist auf dem Weg hin zu einem gesunden Lebensstil und einem verlangsamten Alterungsprozess einen großen Schritt vorangekommen.

MUSKELN BRAUCHEN REGELMÄSSIG TRAINING

Unsere Muskulatur ist relativ einfach zu trainieren. Doch so schnell, wie sie sich aufbaut, baut sie sich auch wieder ab. Denn sie reagiert sehr sensibel auf Untätigkeit. So haben Untersuchungen gezeigt, dass bereits eine Woche Inaktivität die Kraft der Muskulatur um bis zu 50 Prozent reduziert und sie sogar langfristig schädigen kann. Die mehreren Hundert Muskeln, die wir besitzen, wollen ständig trainiert werden. Nur so können sie die Leistungsfähigkeit unseres gesamten Organismus und damit auch unsere Gesundheit erhalten.

Die Forschung ist gerade dabei, herauszufinden, wie wichtig es tatsächlich ist, die Kraft zu trainieren. Doch schon jetzt steht fest: Es ist sehr wichtig. Vor allem, wenn es darum geht, in der zweiten Lebenshälfte nicht an Lebensqualität einzubüßen, führt an einem gezielten Training kein Weg vorbei. Eine ganze Reihe von sportwissenschaftlichen Studien hat bereits bewiesen, dass der degenerative Prozess, der mit fortschreitendem Alter in der Regel einsetzt, aktiv aufgehalten werden kann. Voraussetzung: ausreichende Bewegung und entsprechende Reize. Sportlich aktive ältere Menschen weisen beispielsweise ein deutlich besseres muskuläres Potenzial auf als inaktive jüngere Personen.

DIE VORTEILE VON KRAFTTRAINING

Ein moderates Krafttraining verbessert das Körpergefühl, erhöht nachweislich die Knochendichte und hilft, möglichen Beschwerden des Bewegungsapparats effizient vorzubeugen. Schließlich werden die Gelenke auch stabiler und stehen so Belastungen besser durch. Die Haltung wird ebenfalls verbessert, was Spannungsschmerzen im Rücken oder im Nacken vorbeugt. Krafttraining hilft zudem entscheidend bei der Gewichtsreduktion mit. Und: Je mehr Muskeln Sie haben, desto höher ist Ihr Grundumsatz. Ein Kilogramm mehr an Muskelmasse verbrennt 50 Kalorien mehr pro Tag – also auch in den Pausen zwischen den Trainingseinheiten. Ungeliebte Pölsterchen an Po, Hüfte oder auch am Bauch schwinden so nach und nach. Voraussetzung ist allerdings ein regelmäßiges Krafttraining!

Auch die psychologische Komponente ist nicht zu verachten: Menschen, die regelmäßig ihre Kraft trainieren, haben das Gefühl, insgesamt wieder leichter zupacken zu können und den »Alltag besser zu stemmen«. Schon nach einigen Wochen regelmäßigen Trainings verbessert sich außerdem Ihr äußeres Erscheinungsbild. Ihr Körper wirkt straffer und besser definiert! Aus all diesen Gründen hat für uns die Kraftkomponente den gleichen

Stellenwert wie die Ausdauer. Es gibt eine ganze Reihe sportwissenschaftlicher und medizinischer Publikationen, die den gesundheitlichen Nutzen eines gezielten Krafttrainings betonen.

SEHR INDIVIDUELL: DAS RICHTIGE TRAININGSMASS

Wer beim Krafttraining gern Gesellschaft hat und die Kosten nicht scheut, kann ein Fitnesscenter aufsuchen und sich hier auch betreuen lassen. Wer über weniger Zeit verfügt und nur kurze Einheiten trainieren will, wie wir sie auf den folgenden Seiten vorschlagen, kann sein Krafttraining ganz einfach zu Hause absolvieren.

Was die Belastungssteigerung beim Ausdauer- und beim Krafttraining anbelangt, gibt es keine Pauschalempfehlungen. Jeder Mensch ist anders und baut auch individuell unterschiedlich Ausdauer und Muskeln auf. Wer es schafft, regelmäßig seine Skelettmuskulatur zu beanspruchen, sollte insbesondere nach den ersten Trainingserfolgen in den ersten Monaten darauf achten, kontinuierlich seine Belastungsgrenzen zu erweitern, um sich neue Reize zu setzen.

Verlassen Sie sich immer auf Ihr Körpergefühl. Optimal verausgaben Sie sich, wenn Sie am nächsten Tag am liebsten da weitermachen wollen, wo Sie aufgehört haben. Wenn im Training allerdings gar nichts vorangeht und Ihre Gelenke und Muskeln immer wieder nach der Belastung schmerzen, sollten Sie unbedingt einen Gang herunterschalten und sich und Ihren Muskeln auch mal ein paar Tage Erholung gönnen.

EFFEKTIVES MINIMALES KRAFTPROGRAMM

Wir haben auf den folgenden Seiten zehn Übungen für Sie zusammengestellt, die die wichtigsten großen Muskelgruppen trainieren. Wichtig war uns bei der Konzeption, dass sich das Training für Sie im Alltag so einfach wie möglich, zu jeder Zeit und an jedem Ort umsetzen lässt: Deshalb wird bei den meisten Übungen das eigene Körpergewicht eingesetzt, nur für die Fortgeschrittenen-Variante benötigen Sie ggf. ein Mini- oder Theraband oder einen Pezziball als Hilfsmittel. Wenn Sie die Übungen mit den entsprechenden Wiederholungen durchführen, sollten Sie etwa 20 Minuten einplanen – ein zeitlicher Aufwand, der sich in Grenzen hält, aber dennoch ein supereffektives Ergebnis liefert, wenn Sie am Ball bleiben und etwa jeden zweiten Tag trainieren.

Krafttraining ist bislang nicht so Ihr Ding oder Sie sind Wiedereinsteiger und wünschen sich mehr Unterstützung beim Training? Dann blättern Sie schnell auf Seite 164: Dort startet unser 6-Wochen-Programm aus Ernährung und Sport, das Ihnen dabei hilft, die Übungen Schritt für Schritt in Ihren Alltag zu integrieren.

In der Ruhe liegt die Kraft

Muskeln entstehen nicht während des Trainings. Genau genommen setzt der Muskelaufbau erst nach dem Training ein, wenn der Körper sich im Ruhezustand befindet. Erst jetzt gewinnt die Muskulatur an Kraft, weil sie ihre Energiespeicher erweitert. Dieser Zustand heißt in der Fachsprache »Superkompensation« (Mehrausgleich): Durch die Erweiterung dieser Energiespeicher und das Entstehen neuer Skelettmuskelzellen trifft der Körper Vorsorge für kommende Belastungen. Wie schnell neue Muskelzellen gebildet werden, ist individuell verschieden und hängt vom Trainingszustand eines Menschen ab. Nach jedem Krafttraining sollten Sie Ihren Muskeln deshalb 48 Stunden Aufbaupause gönnen. Ausdauertraining dazwischen ist allerdings durchaus erlaubt.

KNIEBEUGE

TRAINIERT DIE GESÄSSMUSKULATUR

SO GEHT'S

- Stellen Sie sich mit den Füßen hüftbreit auf, die Fußspitzen zeigen leicht nach außen. Schieben Sie das Becken ein wenig nach vorne (Neutralstellung) und strecken Sie die Arme nach vorn aus (Position links).
- Beugen Sie die Knie und führen Sie den Po nach unten, als würden Sie sich auf einen Stuhl setzen (Position rechts). Diese Position kurz halten, nun die Beine wieder strecken und in die Ausgangsposition zurückkommen.
- 3-mal 12 Wiederholungen.

VARIATIONEN FÜR FORTGESCHRITTENE

AUSFÜHRUNG MIT GEWICHTEN: Nehmen Sie in jede Hand ein Gewicht (z. B. eine Wasserflasche) und strecken Sie Ihre Arme nach vorn aus. Nun beugen Sie die Knie und bringen Ihren Po so weit wie möglich in Richtung Boden. Halten Sie die untere Position kurz und kommen Sie dann wieder in die Ausgangsposition zurück.
3-mal 10 Wiederholungen.

AUSFÜHRUNG MIT MINIBAND: Legen Sie das Miniband um die Oberschenkel, kurz oberhalb der Knie und spreizen Sie die Beine gegen den Widerstand. Dies dient als Unterstützung, damit die Knie nicht nach innen fallen.
3-mal 10 Wiederholungen.

AUSFÜHRUNG MIT THERABAND: Halten Sie das Theraband an den beiden Enden auf gleicher Höhe und treten Sie mit beiden Füßen in einem etwa hüftbreiten Abstand hinein. Wickeln Sie die Enden fest um Ihre Hände und halten Sie diese nah an Ihren Schultern. Nun führen Sie eine Kniebeuge durch und halten die Arme stets in der gleichen Position.
3-mal 10 Wiederholungen.

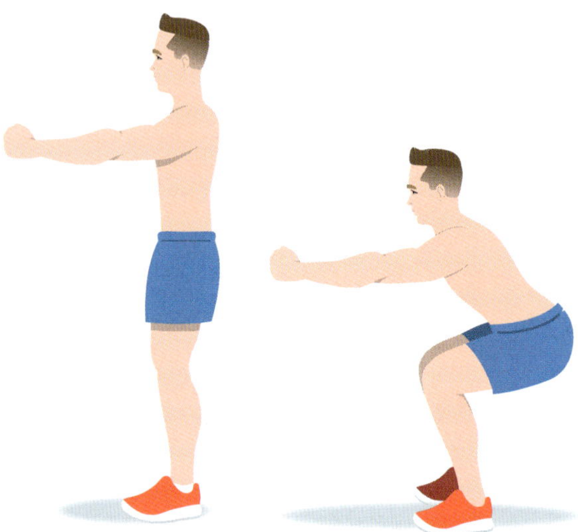

WICHTIG

Achten Sie darauf, dass Sie nicht zu sehr ins Hohlkreuz fallen, die Körpermitte ist die gesamte Übungsdurchführung angespannt. Die Füße bleiben fest am Boden, die Fersen dürfen nicht abheben. Gehen Sie nur so weit in die Knie, wie diese Position gehalten werden kann.

SEITLICHER AUSFALLSCHRITT

TRAINIERT DIE OBERSCHENKEL- UND GESÄSSMUSKULATUR

SO GEHT'S

- Stellen Sie sich mit den Füßen hüftbreit auf, die Fußspitzen zeigen leicht nach außen. Schieben Sie das Becken ein wenig nach vorne (Neutralstellung) und stemmen Sie die Arme in die Hüften (Position links).
- Treten Sie mit dem rechten Bein zur Seite und beugen Sie es im Knie, sobald Ihr Fuß Bodenkontakt hat. Das Gesäß bewegen Sie dabei in Richtung Boden, als wollten Sie sich auf einen Stuhl setzen. Das linke Bein ist gestreckt (Position rechts).
- Kehren Sie in die Ausgangsposition zurück und führen Sie die Übung mit dem linken Bein durch.
- Je 3-mal 10 Wiederholungen.

VARIANTE: AUSFALLSCHRITT NACH VORN

- Stellen Sie sich mit den Füßen hüftbreit auf, die Füße stehen parallel nebeneinander, der Körper ist aufgerichtet.
- Setzen Sie mit einem Bein einen großen Schritt nach vorn, das hintere Knie ist leicht gebeugt, das vordere Bein bildet einen Winkel von etwa 90 Grad. Das vordere Knie schiebt leicht über die Fußspitze, der Oberkörper bleibt aufrecht, der Blick ist nach vorn gerichtet.
- Gehen Sie in die Ausgangsposition zurück und führen Sie den Ausfallschritt mit dem anderen Bein durch.
- Je 3-mal 10 Wiederholungen.

WICHTIG

Achten Sie darauf, dass Sie den Oberkörper möglichst gerade halten und nicht nach vorn fallen lassen.

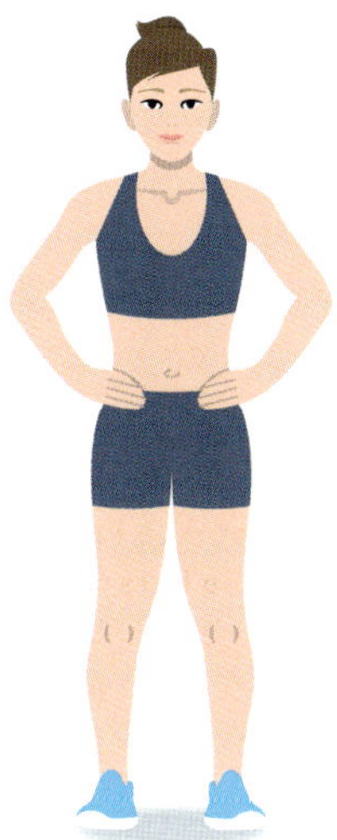

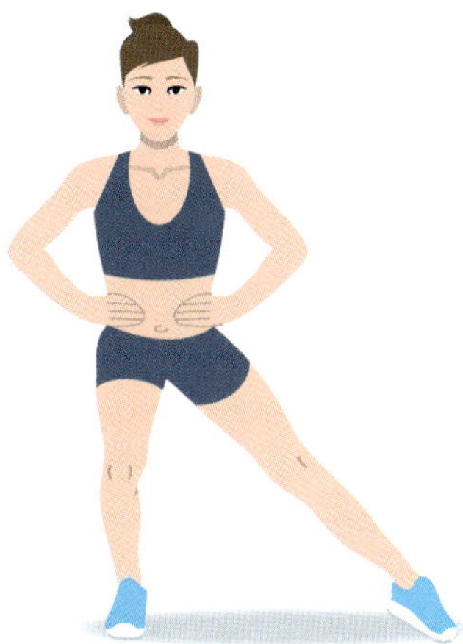

CRUNCH

TRAINIERT DIE BAUCHMUSKULATUR

SO GEHT'S

- Legen Sie sich auf eine rutschfeste Matte, die Beine sind aufgestellt und die Fußspitzen zeigen nach oben. Die Hände liegen seitlich locker an den Ohren.
- Heben Sie nun Kopf, Nacken und Schultern vom Boden ab und rollen Sie langsam so weit nach oben, dass die Lendenwirbel noch am Boden bleiben (siehe unten).
- Senken Sie Ihren Oberkörper dann wieder ab.
- 3-mal 10 Wiederholungen.

WICHTIG

Ziehen Sie beim Nachobenführen des Oberkörpers nicht am Kopf. Die Hände liegen nur leicht an den Ohren an.

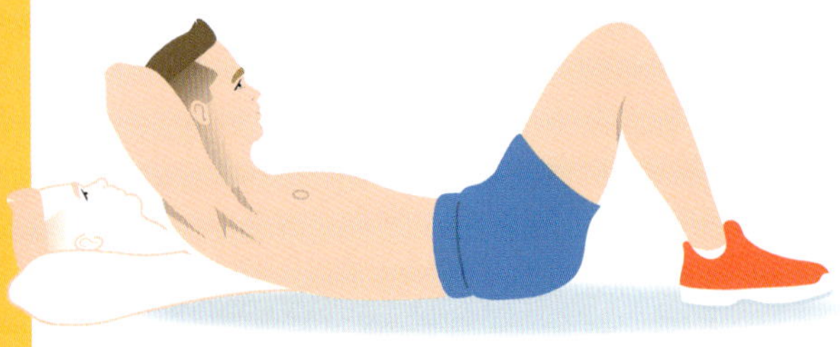

VARIATIONEN FÜR FORTGESCHRITTENE

MAIKÄFER: Führen Sie im Wechsel links und rechts die Ellenbogen diagonal zu den Knien. Der rechte Ellenbogen wird zum linken und der linke Ellenbogen zum rechten Knie geführt.
3-mal 10 Wiederholungen.

WICHTIG

Der untere Rücken muss stets auf der Matte liegen. Durch gezieltes Ausatmen und gleichzeitiges Anspannen des unteren Bauchs können Sie diesen Rückenbereich »fixieren«.

RUSSIAN TWIST MIT BALL: Begeben Sie sich in eine sitzende Position. Die Knie sind zu etwa 45 Grad angewinkelt und der Oberkörper zu gleichem Maße nach hinten gebeugt, die Füße stehen fest am Boden. Nun nehmen Sie den Ball in beide Hände und führen diesen links und rechts etwa auf Hüfthöhe neben Ihren Körper. Der Blick verfolgt dabei den Ball und der Oberkörper rotiert.
3 -mal 10 Wiederholungen.

WICHTIG

Der Rücken bleibt während der gesamten Übung in einer Linie, vermeiden Sie einen Buckel bzw. ein Hohlkreuz.

LIEGENDE RUMPFROTATION

TRAINIERT DEN GESAMTEN COREBEREICH

SO GEHT'S

- Legen Sie sich mit dem Rücken auf eine rutschfeste Matte ab und strecken Sie die Arme auf Schulterhöhe seitlich aus. Nun heben Sie die Beine im rechten Winkel an (Position links).
- Spannen Sie Ihren Bauch fest an und senken Sie die angewinkelten Beine im Wechsel langsam zur rechten und linken Seite des Körpers. Führen Sie die Beine möglichst nah zum Boden, ohne diesen zu berühren (Position rechts). Wenn Sie die Beine zur Seite legen und Ihre gegenüberliegende Schulter abhebt, dann war dies zu weit. Probieren Sie aus, bis Sie eine Höhe entsprechend Ihrer Kraft und Beweglichkeit gefunden haben.
- Je 3-mal 15 Wiederholungen.

> **WICHTIG**
>
> **Achten Sie darauf, dass der untere Rücken stets am Boden liegt. Wenn dies nicht der Fall ist, ziehen Sie die Beine näher zum Körper ran und vermindern Sie so den Lastarm.**

VARIATION FÜR FORTGESCHRITTENE

RUMPFROTATION MIT AUSGESTRECKTEN BEINEN: Führen Sie die Übung mit nach oben gestreckten Beinen durch. Achten Sie dabei darauf, dass der rechte Winkel in der Hüfte bestehen bleibt.
Je 3-mal 15 Wiederholungen.

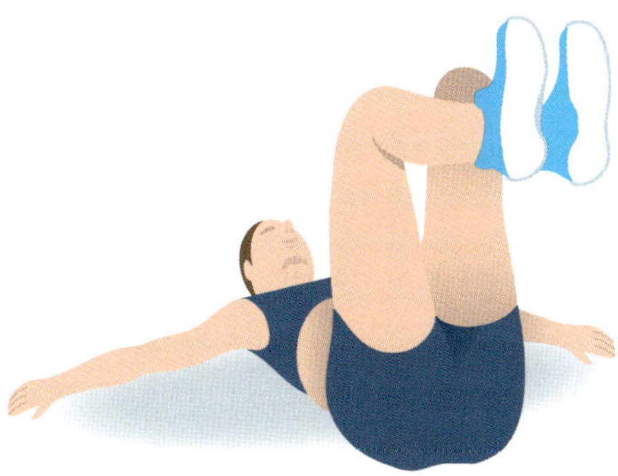

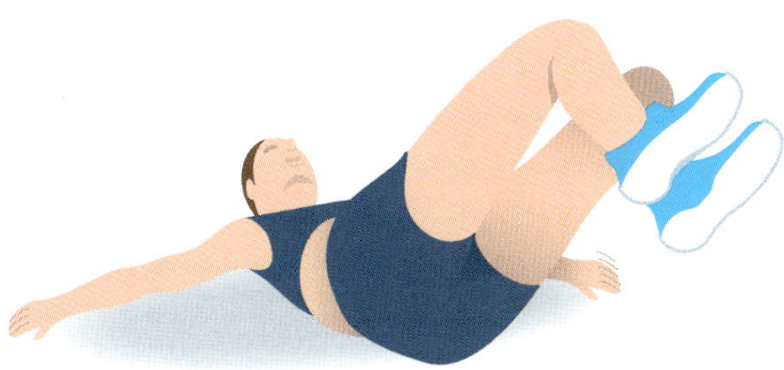

BRIDGING

TRAINIERT DIE BEIN- UND GESÄSSMUSKULATUR

SO GEHT'S

- Begeben Sie sich auf einer rutschfesten Matte in Rückenlage und stellen Sie die Füße so nah wie möglich am Gesäß auf. Die Arme legen Sie neben dem Körper flach auf den Boden (Position links).
- Heben Sie das Becken an, halten Sie die Position am höchsten Punkt kurz und spannen Sie das Gesäß fest an, als würden Sie eine Nuss knacken wollen (Position rechts). Senken Sie das Becken wieder langsam zum Boden ab.
- 3-mal 10 Wiederholungen.

VARIATION FÜR FORTGESCHRITTENE

AUSFÜHRUNG MIT GEWICHT (Z.B. HANTEL): Nehmen Sie die Ausgangsposition ein, positionieren Sie das Gewicht auf Ihrem unteren Bauch und fixieren Sie es mit den Händen. Nun führen Sie die Bewegung wie beschrieben durch. Um noch mehr Spannung aufzubauen, können Sie versuchen, das Gesäß während der gesamten Übung nicht abzulegen, sondern kurz vor dem Bodenkontakt die Hüfte wieder nach oben zu führen.
3-mal 10 Wiederholungen.

WICHTIG

Achten Sie darauf, dass während der gesamten Übung der Rumpf auf Spannung bleibt und das Gesäß nicht zum Boden durchhängt.

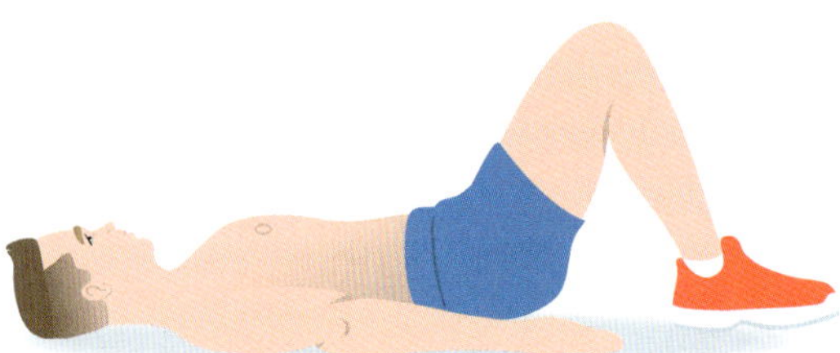

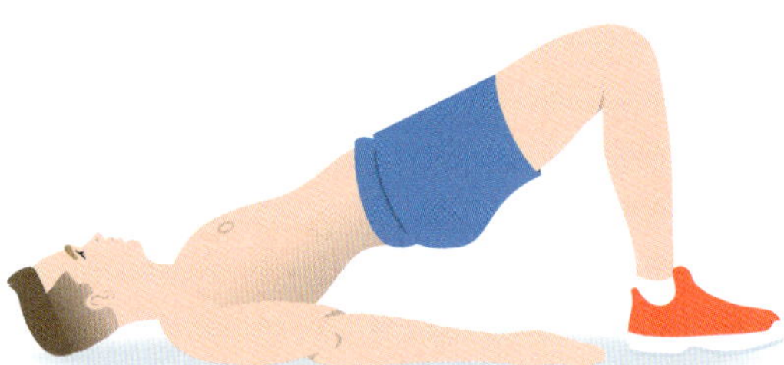

SCHWIMMER

TRAINIERT DEN GESAMTEN KÖRPER

SO GEHT'S

- Legen Sie sich auf den Bauch und strecken Sie die Arme und Beine gerade vom Körper weg. Nun beides so anheben, dass Sie keinen Bodenkontakt mehr haben. Der Blick ist zum Boden gerichtet, um eine neutrale Position für die Halswirbelsäule zu erreichen (Position links).
- Nun bewegen Sie jeweils die Arme und Beine gleichmäßig hoch und runter, das heißt, wenn der linke Arm nach oben geht, geht der rechte Arm Richtung Boden und umgekehrt. Für die Beinbewegung gilt dasselbe (Position rechts).
- 3-mal 20 Sekunden.

WICHTIG

Achten Sie auf Spannung im gesamten Körper, von den Zehenspitzen bis in die Fingerspitzen. Das Tempo kann variiert werden.

VARIATIONEN FÜR FORTGESCHRITTENE

SCHWIMMER MIT ZUSATZGEWICHT:
Begeben Sie sich in die Ausgangsposition. Damit es etwas schwerer wird, nehmen Sie in jede Hand eine Wasserflasche und bewegen Sie mit diesen die Arme im Wechsel auf und ab.
3-mal 20 Sekunden.

SCHWIMMER MIT MINIBAND: Nehmen Sie die Ausgangsposition ein. Legen Sie sich das Miniband um die Hände, sodass Sie einen elastischen Widerstand spüren, wenn Sie die Handflächen (zueinander zeigend) voneinander wegbewegen. Ziehen Sie das Miniband immer wieder rhythmisch auseinander, während sich die Beine weiterhin auf und ab bewegen.
3-mal 20 Sekunden.

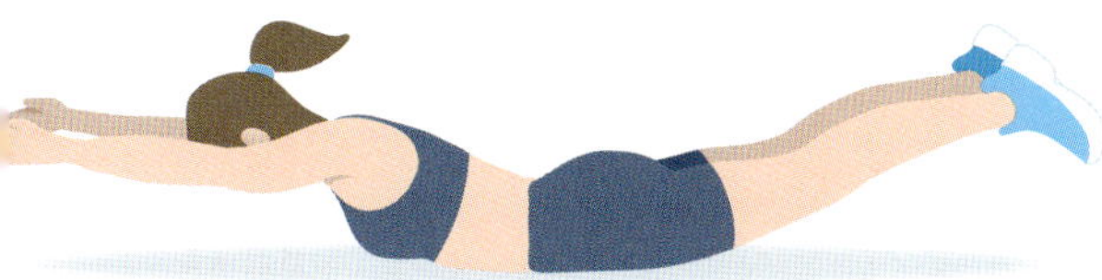

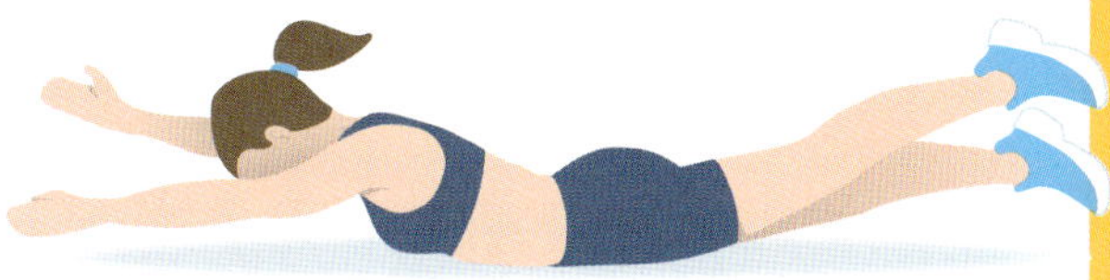

PLANK

TRAINIERT DEN GESAMTEN KÖRPER

SO GEHT'S

- Begeben Sie sich auf einer rutschfesten Matte in den Unterarmstütz. Ellenbogen und Schultern bilden eine Linie, die Knie legen Sie auf dem Boden ab, die Unterschenkel werden nach oben angewinkelt, sodass die Füße in der Luft sind. Der Blick geht Richtung Boden (siehe unten). Halten Sie die Position 30 Sekunden.
- 2 Wiederholungen.

WICHTIG

Achten Sie darauf, dass der Rumpf die ganze Übungsdurchführung unter Spannung steht und nicht zum Boden durchhängt.

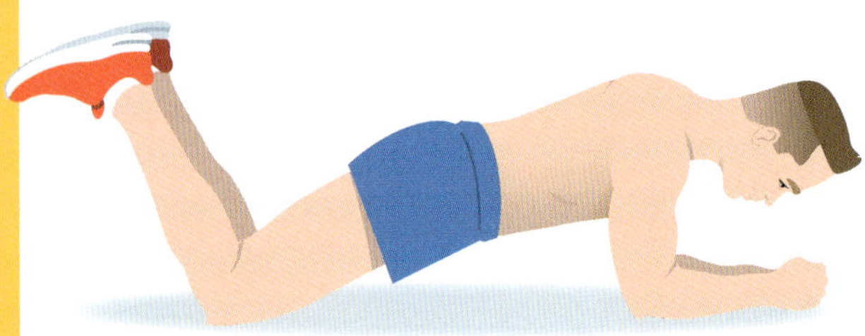

VARIATIONEN FÜR FORTGESCHRITTENE

HOHE PLANK: Begeben Sie sich in den Unterarmstütz, die Füße sind aufgestellt, die Beine gestreckt. Der Körper bildet eine Linie, Ellenbogen und Schulter bilden eine Linie, der Rumpf ist angespannt. Halten Sie die Position 1 Minute.
2 Wiederholungen.

HOHE PLANK EINBEINIG: Begeben Sie sich in den Unterarmstütz, die Füße sind aufgestellt, die Beine gestreckt. Der Körper bildet eine Linie, Ellenbogen und Schulter bilden eine Linie, der Rumpf ist angespannt. Heben Sie nun ein Bein gestreckt nach oben und halten Sie die Position 30 Sekunden. Wechseln Sie dann auf das andere Bein.
Je 1 Wiederholung.

WICHTIG

Achten Sie auch hier darauf, dass der Rumpf die ganze Übungsdurchführung unter Spannung steht und nicht zum Boden durchhängt. Der gesamte Körper bildet eine Linie.

PLANK SEITLICH

TRAINIERT DEN GESAMTEN COREBEREICH

SO GEHT'S

- Sie liegen seitlich mit aufgestütztem Ellenbogen auf einer rutschfesten Matte, die Knie liegen auf und die Beine sind in einem rechten Winkel nach hinten abgeknickt. Das Gewicht wird vom unteren Knie und dem Ellenbogen gehalten (Position links).
- Heben Sie das obere Bein und den oberen Arm nach oben und halten Sie die Position 30 Sekunden (Position rechts).
- Je Seite 2 Wiederholungen.

WICHTIG

Achten Sie darauf, dass kein »V« gebildet wird, also der Po nicht nach hinten gerichtet ist.

VARIATIONEN FÜR FORTGESCHRITTENE

SEITLICHE PLANK SCHWER: Sie liegen seitlich mit aufgestütztem Ellenbogen auf dem Boden, die Füße liegen übereinander, die Schultern und Ellenbogen bilden eine Linie. Die obere Hand ist in die Hüfte gestützt. Heben Sie Ihr Becken an, sodass der Körper eine Linie bildet, und senken Sie das Becken seitlich zum Boden ab. Das Becken wird nicht ganz abgelegt, sondern kurz vorm Boden die Position halten und dann das Becken wieder anheben.
Je Seite 3 mal 12 Wiederholungen.

SEITLICHE PLANK MIT ERHOBENEM ARM UND BEIN: Begeben Sie sich in die seitliche Plank und spreizen Sie dann das obere Bein und den oberen Arm mit Spannung vom Körper ab. Halten Sie die Position 20 Sekunden.
Je Seite 2-mal 20 Sekunden.

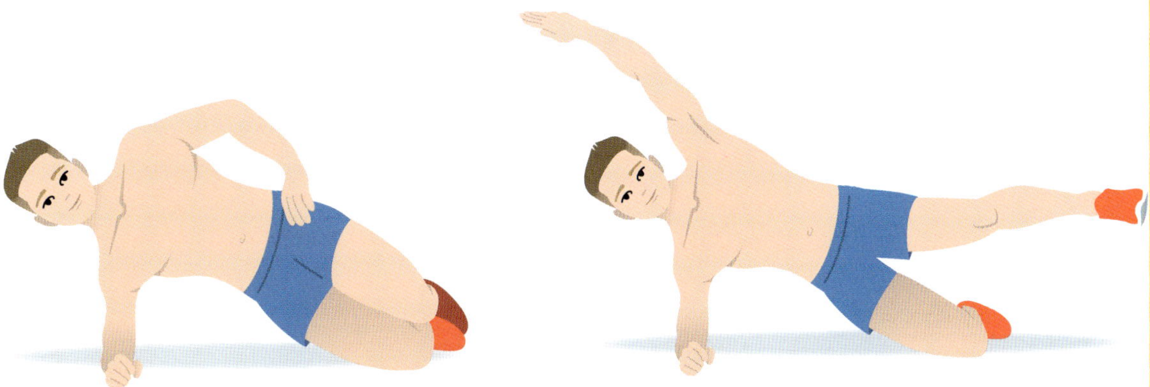

TRAINING DER ARMSTRECKER

TRAINIERT DIE SCHULTER- UND OBERARMMUSKULATUR (TRIZEPS)

SO GEHT'S

- Setzen Sie sich rücklings vor einem Stuhl oder einer Couch auf den Boden und stellen Sie die Füße so auf, dass die Beine angewinkelt sind. Sie können die Beine auch ausstrecken, sodass die Fersen auf dem Boden aufliegen. Die Handflächen liegen auf dem Stuhl/der Couch und die Finger zeigen zum Rücken, der Ellenbogen zeigt nach hinten (Position links).
- Drücken Sie sich nun mit den Armen nach oben ab (Position rechts). Dann langsam absenken, indem Sie die Ellenbogen wieder beugen.
- 3-mal 12 Wiederholungen.

VARIATION FÜR FORTGESCHRITTENE

IM STAND MIT GEWICHT: Sie stehen im aufrechten Stand, Beine hüftbreit geöffnet. Halten Sie mit beiden Händen eine Hantel hinter dem Kopf und strecken Sie die Arme nach oben aus. Senken Sie die Hantel wieder nach unten hinter dem Kopf ab, indem Sie die Ellenbogen wieder beugen.

3-mal 12 Wiederholungen.

WICHTIG

Achten Sie darauf, dass Sie keinen Schwung aus den Beinen holen, sondern sich komplett aus den Armen heraus abstützen.

WICHTIG

Achten Sie darauf, die gesamte Übungsdurchführung die Spannung im Rumpf zu halten. Das Becken bleibt in Neutralstellung.

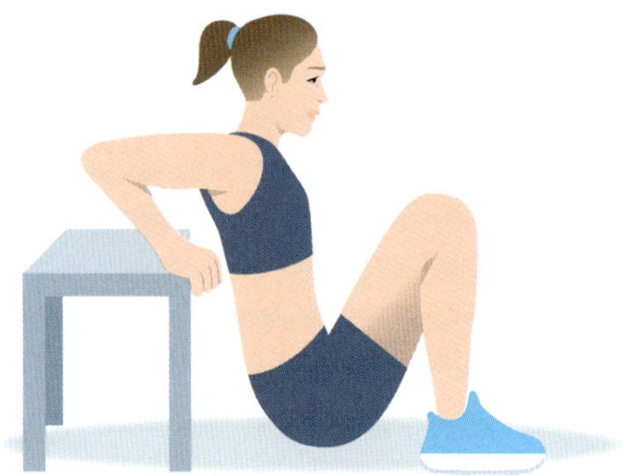

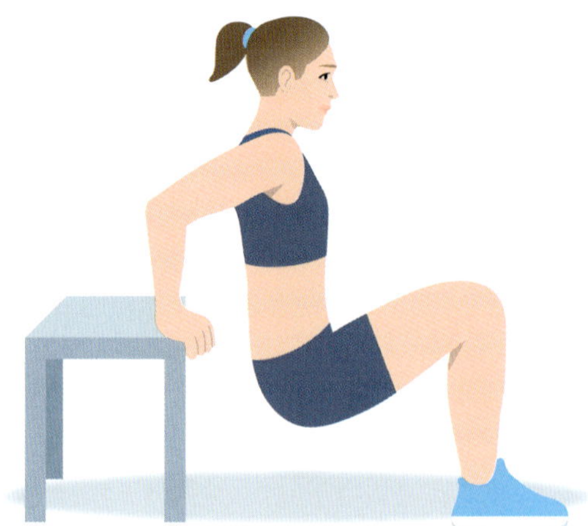

UMGEDREHTES RUDERN

TRAINIERT DIE OBERARMMUSKULATUR (BIZEPS)

SO GEHT'S

- Räumen Sie einen Tisch frei, dessen Tischkante Sie gut mit den Fingern umschließen können. Testen Sie zunächst vorsichtig an, dass der Tisch auch während der Übung stabil stehen bleibt. Nun legen Sie sich – mit dem Kopf unter der Tischplatte – unter den Tisch, ziehen die Füße bis zum Gesäß an und greifen mit beiden Händen fest an die Tischkante (Position links).
- Ziehen Sie sich aus dieser Position nach oben, als wollten Sie mit der Nase die Unterseite des Tisches berühren, die Füße bleiben fest am Boden (Position rechts).
- 3-mal 10 Wiederholungen.

WICHTIG

Der Oberkörper bildet eine gerade Linie, wenn Sie oben am Tisch angekommen sind. Die Kraft sollte dabei aus den Armen, nicht aus den Beinen kommen.

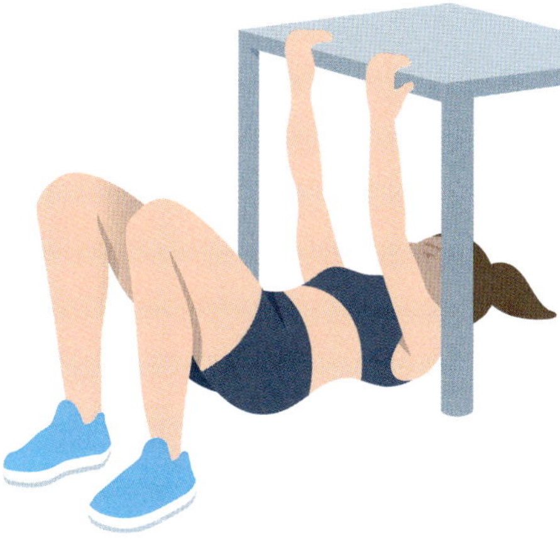

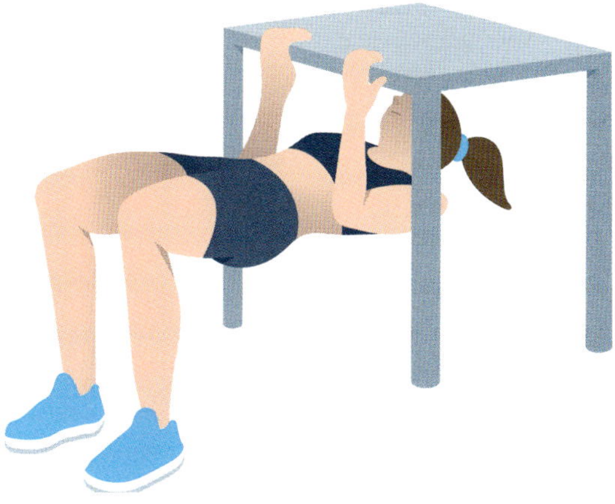

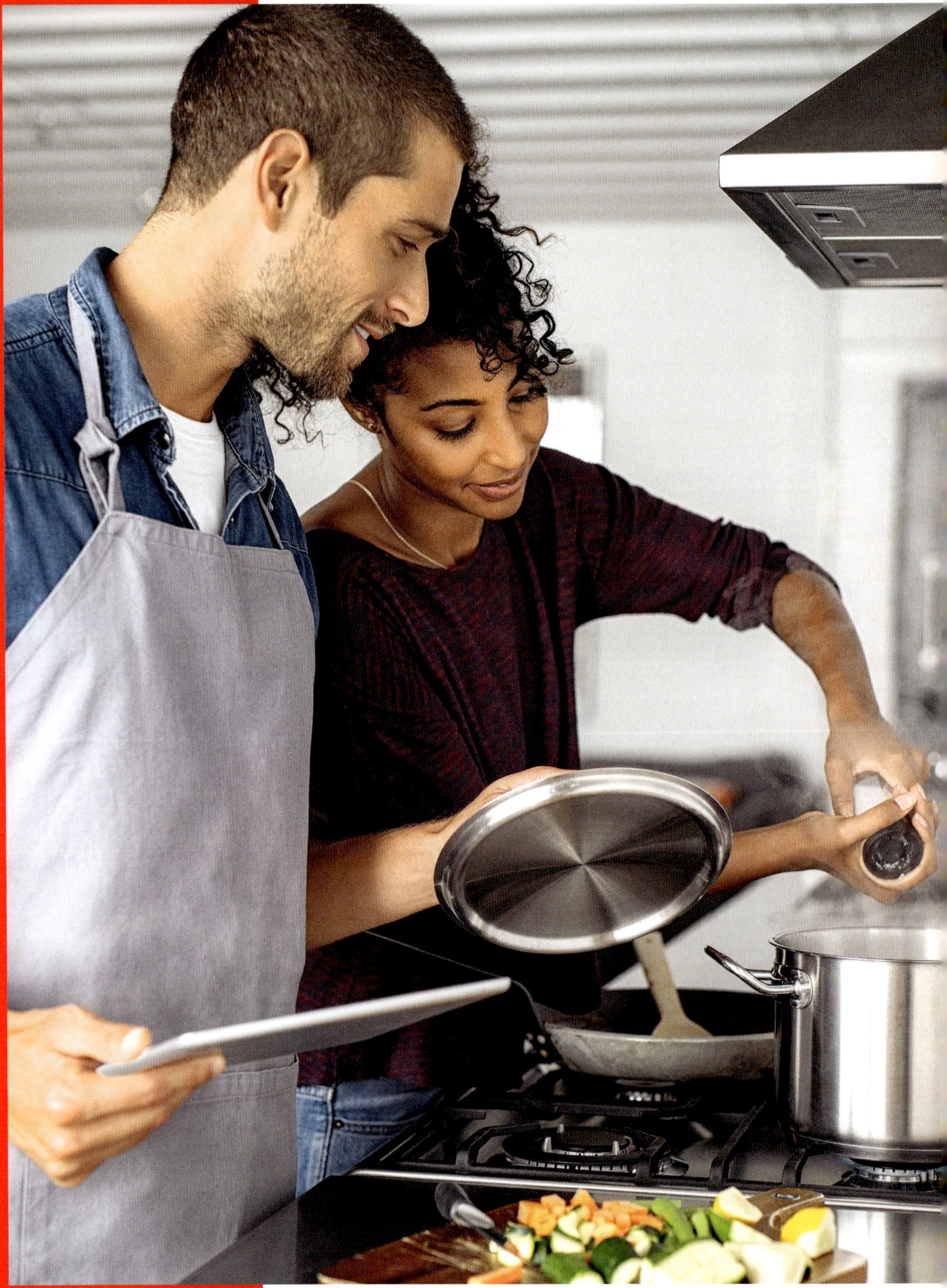

UNSER 6-WOCHEN-PROGRAMM

Sie sind nun motiviert, Ihr Leben in Sachen Ernährung und Bewegung zu verändern? Damit aller Anfang eben nicht schwer ist, haben wir für Sie ein spezielles Programm entwickelt. Im Folgenden erfahren Sie, wie Sie Ihre Ernährung stufenweise auf proteinreich umstellen und mehr Bewegung in den Alltag bringen. So erleben Sie garantiert Ihr persönliches »Eiweiß-Wunder«!

START IN EIN GESÜNDERES UND FITTERES LEBEN

Jetzt, wo Sie wissen, warum wir völlig zu Recht vom »Eiweiß-Wunder« sprechen, interessiert es Sie mit Sicherheit, wie Sie diese neuen Erkenntnisse in Ihren Alltag integrieren können. Schließlich helfen die wertvollsten Informationen nichts, wenn sie ungenutzt bleiben. Damit Ihnen der Einstieg in eine eiweißreiche Ernährung und mehr Bewegung im Alltag leichter fällt, unterstützen wir Sie mit dem folgenden 6-Wochen-Programm.

SO FUNKTIONIERT UNSER PROGRAMM

Das Programm kombiniert die wichtigen Parameter aus Ernährung und Training, die wir Ihnen im Laufe des Buches bereits vorgestellt haben. So wird es Ihnen helfen, Schritt für Schritt das Erlernte umzusetzen und in Ihr Leben zu integrieren.

Dabei ist es Ihnen überlassen, ob Sie diese Zeit mit wenig Sport oder mit viel Sport absolvieren möchten. Und selbst wenn Sie - aus welchen Gründen auch immer - auf Sport verzichten möchten, können Sie die Effekte des Eiweiß-Wunders für sich nutzen. Deshalb finden Sie auf den folgenden Seiten konkrete Empfehlungen für alle drei Varianten. Nehmen Sie sich Zeit dafür und gehen Sie Schritt für Schritt vor. Es lohnt sich!

Um Ihnen dieses schrittweise Vorgehen zu erleichtern und außerdem dafür zu sorgen, dass es von Woche zu Woche runder läuft mit Eiweißaufnahme und Bewegung, erhalten Sie eine konkrete Empfehlung für jede einzelne der sechs Wochen. Wenn Sie diese berücksichtigen, ist gewährleistet, dass Sie Ihre Eiweißaufnahme kontinuierlich steigern und die Trainingsintensität erhöhen. An diesem Plan können Sie sich jede Woche neu ausrichten und werden sehen, dass sich die positiven Effekte tatsächlich zeitnah einstellen. Sie können dafür natürlich mit diesem Buch arbeiten. Sie können aber auch die einzelnen Wochenpläne kopieren und sich dorthin hängen, wo Sie im Alltag mehrmals einen Blick darauf werfen können - an ein Küchenregal zum Beispiel oder an den Kühlschrank.

Außerdem unterstützen wir Sie in Ihrem Erfolg, indem wir Ihnen am Ende dieses Kapitels einen Wochenplan zum Selbstausfüllen zur Verfügung stellen (siehe S. 179). Er hilft Ihnen beim Visualisieren Ihrer Ziele und beim Umsetzen der dafür notwendigen Schritte.

STUFENWEISE DEM ZIEL NÄHER

Wie Sie bereits auf den ersten Blick feststellen werden, geht es dabei nicht darum, sieben Tage in der Woche strikte Regeln zu befolgen. Unsere Empfehlungen beziehen sich auf vier Tage in der Woche, an denen Sie in Sachen Ernährung und Sport bestimmte Dinge berücksichtigen. Die anderen drei Tage in der Woche können Sie diese ebenfalls einbeziehen, müssen es aber nicht. Wie Sie die vier Tage in Ihrer Woche verteilen und ob Sie dabei gar auf mehr als vier optimale Tage kommen, ist Ihnen überlassen. Sie entscheiden selbst, wie schnell Sie Ihr Ziel erreichen möchten. So gewährleisten wir, dass Ihr Körper und vor allem auch Ihr Geist nicht überfordert ist mit den neuen Gewohnheiten. Denn Veränderungen im Lebensstil – das untermauern diverse Studien – bringen immer Herausforderungen mit sich.

EIN KURZES WORT ZU LEBENSSTILVERÄNDERUNGEN

Eine Lebensstilveränderung – so, wie es das Integrieren von mehr Eiweiß in den Speiseplan und mehr Bewegung in den Tagesablauf ist – passiert nicht von heute auf morgen. Wer sein Verhalten ändern will, muss Geduld beweisen und lernen, auch mit Hindernissen umzugehen. Für Verhaltensänderungen gilt es, sich realistische, erreichbare Ziele zu setzen, die konkret beschrieben werden. In Ihrem Fall kann das für die nächsten sechs Wochen sein: »Ich sorge dafür, dass ich an vier von sieben Tagen in der Woche die Häkchen im Plan setzen kann.« Wie aber sieht der realistische Weg hin zu einem gesünderen Lebensstil aus? Das erfahren Sie in unserem 6-Wochen-Programm.

Obwohl es nicht einfach ist, eine dauerhafte Verhaltensänderung zu erzielen, schaffen es Menschen doch immer wieder, erfolgreich dranzubleiben. Wer sein Bewegungs- und Ernährungsverhalten ändern will, sollte dies in kleinen Schritten in Angriff nehmen, damit sich die Homöostaten neu einstellen können. Man sollte aber weiterhin mit Widerständen rechnen – auch von außen, etwa von Familienangehörigen, Freunden, Kollegen. Denn wenn ein Teil eines Systems (Sie) sich ändert, sollte sich auch das System (die anderen) ändern. Es empfiehlt sich daher, Menschen um sich zu versammeln, die Mut machen und motivierend unterstützen. Kurz zusammengefasst: Eine Lebensstilveränderung klappt am besten, wenn Sie einen Plan haben. Und den bekommen Sie von uns an die Hand.

SO GELINGT DIE UMSTELLUNG

1. Formulieren Sie mit dem 6-Wochen-Plan realistische Ziele, die Sie in mehreren und kleinen Schritten erreichen können.

2. Schreiten Sie erst dann zur Tat, wenn es Ihnen wirklich ernst damit ist. Halbherzige Veränderungsabenteuer scheitern unweigerlich.

3. Machen Sie sich bewusst, welchen zeitlichen Einsatz Sie bringen müssen und ob Sie auf liebgewonnene Gewohnheiten verzichten müssen, um Ihr Ziel zu erreichen.

4. Planen Sie die Umsetzung Ihrer Ziele. Antizipieren Sie mögliche Hindernisse, die Sie von der Umsetzung Ihres Vorhabens abhalten können, etwa in beruflicher oder privater Hinsicht.

5. Weihen Sie Vertrauenspersonen in Ihr Vorhaben ein. Damit erhöhen Sie die Chance, konsequent dranzubleiben.

6. Machen Sie sich klar: Ohne Ausrutscher geht es meist nicht. Das ist normal. Verfolgen Sie trotzdem weiterhin Ihr Ziel.

7. Richten Sie Ihre Aufmerksamkeit konsequent auf das, was Sie erreichen wollen. Visualisieren Sie Ihr Ziel und verinnerlichen Sie es. Dabei kann Ihnen unsere Checkliste auf S. 178 f. hilfreich sein.

8. Feiern Sie Ihre Erfolge, indem Sie sich zum Beispiel ein besonderes Essen gönnen oder sich etwas Neues zum Anziehen kaufen. Das ist wichtig, um sich selbst zu belohnen und für weitere Ziele zu motivieren.

1. WOCHE

ERNÄHRUNG

Starten Sie in Ihr 6-Wochen-Programm, indem Sie anfangen, eiweißreich zu frühstücken. Versuchen Sie deshalb, an vier Tagen in dieser Woche mit den vorgeschlagenen Rezepten in den Tag zu starten. Natürlich dürfen Sie auch gern ein Frühstücksgericht (zum Beispiel das Eiweißbrot) mehrmals die Woche essen – Ihr Geschmack und Ihre verfügbare Zeit morgens entscheiden. Beachten Sie bei den anderen Mahlzeiten die Regeln einer vollwertigen Ernährung, wie Sie sie auf S. 32 ff. kennengelernt haben. Achten Sie darüber hinaus darauf, dass Sie jeden Tag ausreichend trinken. Starten Sie schon morgens mit einem großen Glas Wasser (400 Milliliter) in den Tag und trinken Sie in den folgenden Stunden von Wasser und Tee mindestens 30 Milliliter pro Kilogramm Körpergewicht. Bei einer Frau von 60 Kilogramm sind das über den Tag 1,8 Liter, bei einem Mann von 85 Kilogramm etwa 2,5 Liter.

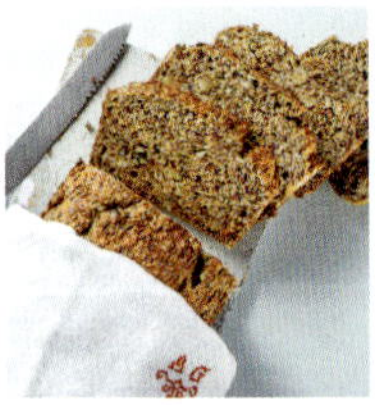

PROTEINTAG 1
Frühstück: Eiweißbrot (S. 64) mit Schoko-Nuss-Creme (S. 65)

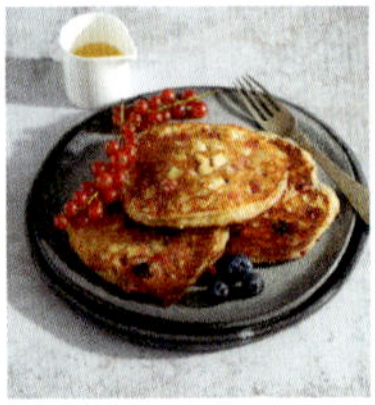

PROTEINTAG 2
Frühstück: Amarant-Pancakes mit Früchten (S. 66/67)

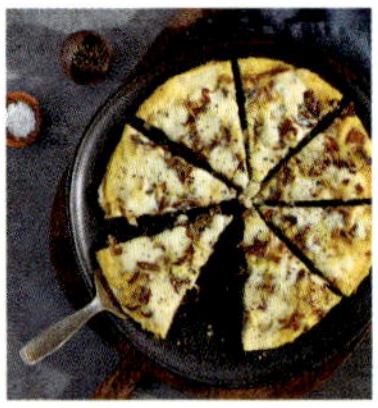

PROTEINTAG 3
Frühstück: Mediterranes Omelett (S. 62/63)

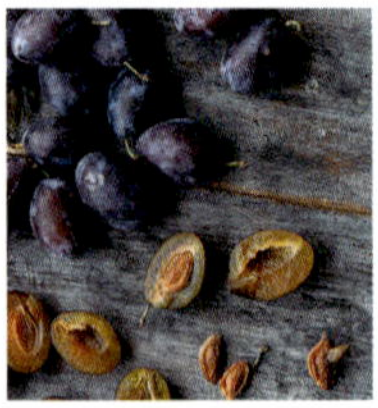

PROTEINTAG 4
Frühstück: Porridge-Bowl mit Pflaumen (S. 69)

BEWEGUNG

OHNE SPORT:

Setzen Sie in dieser Woche die vier eiweißreichen Frühstücke um und achten Sie darüber hinaus darauf, dass Sie jeden Tag ausreichend Alltagsbewegung haben. Nehmen Sie die Treppe anstelle des Aufzugs. Gehen Sie zu Fuß zum Einkaufen. Fahren Sie mit dem Rad zur Arbeit. Lassen Sie das Auto weitgehend stehen. Zudem sollten Sie von jetzt an acht Stunden erholsamen Schlaf pro Nacht abbekommen.

MIT KRAFTTRAINING:

Neben den vier eiweißreichen Frühstücken achten Sie in dieser Woche besonders auf ausreichende Alltagsbewegung (siehe oben). Wenn Sie einen Schrittzähler besitzen, versuchen Sie, in dieser Woche jeden Tag auf mindestens 7000 Schritte zu kommen. Für Ihr Krafttraining suchen Sie sich aus den Übungen auf den Seiten 152 bis 161 zwei aus, die Sie an den vier Tagen nach Anleitung absolvieren.

MIT KRAFT- UND AUSDAUER-TRAINING:

Neben den vier eiweißreichen Frühstücken kümmern Sie sich in dieser Woche um Ihren Muskelaufbau. Suchen Sie sich aus den Übungen auf den Seiten 152 bis 161 zwei aus, die Sie an den vier Tagen nach Anleitung absolvieren. Nach dem Krafttraining steht Ihr Ausdauertraining auf dem Programm. Sie können das Cardiotraining aber auch auf die Tage legen, an denen Sie keine Kraftübungen absolvieren. Auf drei Tage in der Woche sollten Sie auf jeden Fall kommen.

AUSDAUERTRAINING

EINHEIT 1:

Aufwärmen: 5 Min. locker traben
Training: 20 Sek. mit Tempo joggen – 3 Min. locker traben
Wiederholung: 5-mal

EINHEIT 2:

Aufwärmen: 5 Min. locker traben
Training: 20 Sek. mit Tempo joggen – 4 Min. locker traben
Wiederholung: 4-mal

EINHEIT 3:

Aufwärmen: 5 Min. locker traben
Training: 20 Sek. mit Tempo joggen – 4 Min. locker traben
Wiederholung: 4-mal

2. WOCHE ERNÄHRUNG

Willkommen in der zweiten Woche! Wie ist es Ihnen mit dem eiweißreichen Frühstück ergangen? Konnten Sie feststellen, wie nachhaltig es Sie gesättigt und Ihnen Energie geliefert hat? Jetzt ist es an der Zeit, den Eiweißanteil in Ihrer Ernährung weiter nach oben zu schrauben. Deshalb bauen Sie diese Woche ein leckeres Mittagessen aus unserer Rezeptliste ein. Es wird Sie gut durch den Nachmittag bringen und Ihnen eine Essenspause von vier bis fünf Stunden mühelos ermöglichen. Selbstverständlich können Sie es gegen jedes andere Rezept aus der Sammlung eintauschen, falls Ihnen der Sinn nach etwas anderem steht. Zusätzlich zu dem Mittagessen, das wir Ihnen vorschlagen, können Sie gern an einem weiteren Tag einen der leckeren Shakes von Seite 82 und 83 in Ihre Ernährung einbauen.

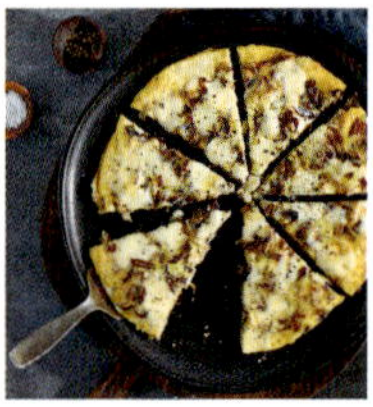

PROTEINTAG 1
Frühstück: Mediterranes Omelett (S. 62/63)

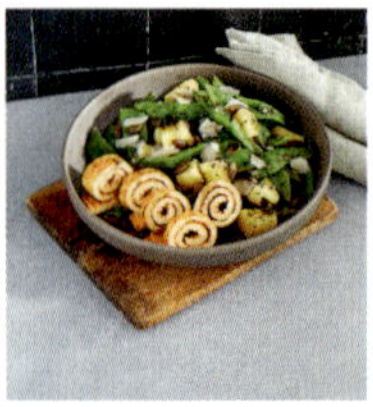

PROTEINTAG 2
Frühstück: Eiweißbrot (S. 64) mit Linsencreme (S. 65)
Mittagessen: Kartoffel-Bohnen-Salat mit Omelettschnecken (S. 70/71)

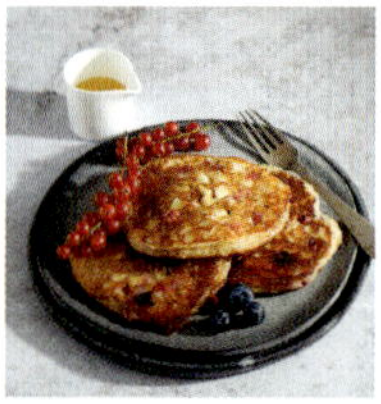

PROTEINTAG 3
Frühstück: Amarant-Pancakes mit Früchten (S. 66/67)

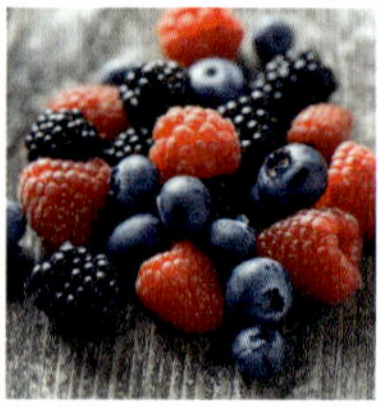

PROTEINTAG 4
Frühstück: Kerniges Beeren-Porridge (S. 69)

BEWEGUNG

OHNE SPORT:

Auch bei der Bewegung setzen Sie in den kommenden Tagen eins drauf. So kommen Sie Ihrem Ziel näher – in kleinen Schritten, aber kontinuierlich. Wenn Sie keinen Sport treiben, sollten Sie dennoch auf Ihre Alltagsbewegung achten: Mit 7000 Schritten pro Tag sind Sie in dieser Woche gut aufgestellt.

MIT KRAFTTRAINING:

Wenn die 7000 Schritte täglich in der vergangenen Woche gut geklappt haben, setzen Sie die kommenden Tage eins drauf: 7500 dürfen es jetzt gern sein. Sie werden sehen: Das ist schnell erledigt und dürfte nicht länger als fünf Minuten dauern, bis Sie sie zum Beispiel bei einem kleinen zusätzlichen Spaziergang oder dem Gang zum Supermarkt zurückgelegt haben. Für Ihr Krafttraining wählen Sie sich aus unserem Trainingsprogramm ab Seite 152 diese Woche drei Übungen aus, die Sie an den vier Tagen nach Anleitung absolvieren.

MIT KRAFT- UND AUSDAUER-TRAINING:

Sie arbeiten weiter an Ihrem Kraft- und Ausdauertraining. Für Ersteres suchen Sie sich aus den Übungen auf den Seiten 152 bis 161 drei aus, die Sie an den vier Tagen nach Anleitung absolvieren. Nach dem Krafttraining oder an den drei anderen Wochentagen steht Ihr Ausdauertraining auf dem Programm.

AUSDAUERTRAINING

EINHEIT 1:

Aufwärmen: 5 Min. locker traben
Training: 30 Sek. mit Tempo joggen – 4 Min. locker traben
Wiederholung: 5-mal

EINHEIT 2:

Aufwärmen: 5 Min. locker traben
Training: 30 Sek. mit Tempo joggen – 5 Min. locker traben
Wiederholung: 4-mal

EINHEIT 3:

Aufwärmen: 5 Min. locker traben
Training: 30 Sek. mit Tempo joggen – 5 Min. locker traben
Wiederholung: 4 mal

3. WOCHE

ERNÄHRUNG

Seit zwei Wochen achten Sie darauf, Ihren Körper ausreichend mit der Wunderwaffe Eiweiß zu versorgen. Jetzt steht die dritte Woche an, in der sich zeigt, ob Sie ein Dranbleiber oder eine Dranbleiberin sind. Zwei Wochen eine Lebensstilveränderung durchzuhalten, schaffen die meisten. Erst danach stellt sich heraus, wie ernst die Sache ist. Mit unseren leckeren Rezepten und dem schrittweise gesteigerten Trainingsprogramm sollte für Sie ein Durchhalten allerdings kein Problem sein. Das eiweißreiche Frühstück an vier Wochentagen ist Ihnen inzwischen schon zur Routine geworden. Es spricht auch nichts dagegen, an den drei anderen Tagen eines der leckeren Rezepte auszuwählen oder zur Abwechslung mal einen Shake (S. 82/83) zuzubereiten und morgens zu genießen. Diese Woche gönnen Sie sich dazu zwei der abwechslungsreichen Mahlzeiten aus dem Rezeptteil. Das unterstützt Ihren Muskelaufbau zusätzlich.

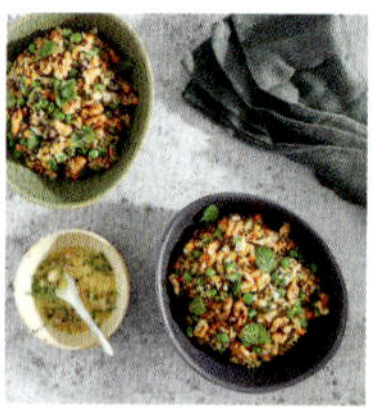

PROTEINTAG 1

Frühstück: Schoko-Dinkel-Porridge (S. 68)

Mittagessen: Quinoasalat mit Linsen (S. 72/73)

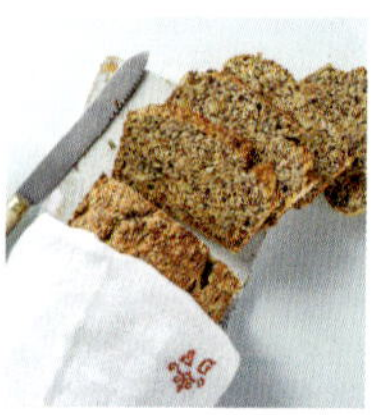

PROTEINTAG 2

Frühstück: Eiweißbrot (S. 64) mit Schoko-Nuss-Creme (S. 65)

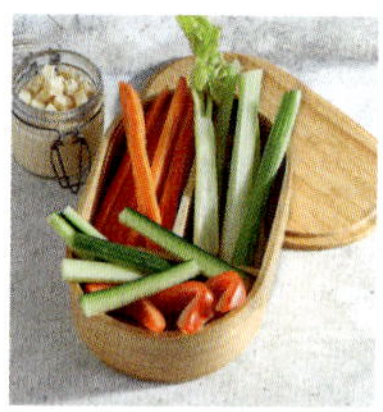

PROTEINTAG 3

Frühstück: Mediterranes Omelett (S. 62/63)

Mittagessen: Gemüsesticks mit Hummus (S. 74/75)

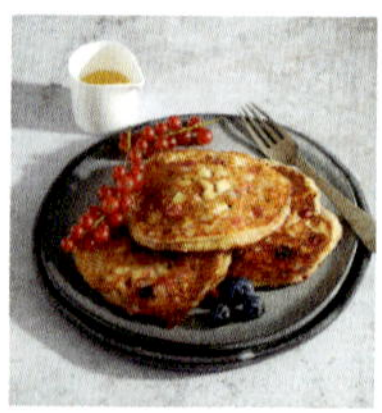

PROTEINTAG 4

Frühstück: Amarant-Pancakes mit Früchten (S. 66/67)

BEWEGUNG

OHNE SPORT:

Im Hinblick auf Ihre Bewegung im Alltag dürfen Sie diese Woche eins draufsetzen: 7500 Schritte pro Tag sind jetzt das Ziel.

MIT KRAFTTRAINING:

In dieser dritten Woche schrauben Sie Ihre Alltagsbewegung hoch auf 8000 Schritte am Tag. Wenn Sie diese am Stück absolvieren möchten, sind das in etwa 40 bis 50 Minuten, die Sie kontinuierlich gehen. Wir sprechen also von einem ausgedehnten Spaziergang, keinem eintägigen Kraftakt. Um auch Ihrer Muskulatur neue Reize zu bieten, suchen Sie sich aus den Übungen auf den Seiten 152 bis 161 diese Woche vier aus, die Sie an den vier Tagen nach Anleitung absolvieren. Sie werden sehen, wie Ihr Körper die Beanspruchung genießen und sich von Tag zu Tag steigern wird.

MIT KRAFT- UND AUSDAUER-TRAINING:

Für Ihr Krafttraining der Woche wählen Sie aus unserem Trainingsprogramm ab Seite 152 vier Übungen aus, die Sie an den vier Tagen nach Anleitung absolvieren. Sie werden merken, dass damit der Anspruch an den Körper steigt. Das soll und darf so sein. Für das Ausdauertraining halten Sie sich an folgenden Trainingsplan, der drei Wochentage umfasst.

AUSDAUERTRAINING

EINHEIT 1:

Aufwärmen: 5 Min. locker traben
Training: 1 Min. mit Tempo joggen – 5 Min. locker traben
Wiederholung: 4-mal

EINHEIT 2:

Aufwärmen: 5 Min. locker traben
Training: 1 Min. mit Tempo joggen – 5 Min. locker traben
Wiederholung: 5-mal

EINHEIT 3:

Aufwärmen: 5 Min. locker traben
Training: 1 Min. mit Tempo joggen – 5 Min. locker traben
Wiederholung: 5-mal

4. WOCHE

ERNÄHRUNG

Schon seit drei Wochen bleiben Sie in Sachen Lebensstilveränderung dran. Glückwunsch dazu! Hätten Sie gedacht, dass gesunde nährstoffreiche und eiweißbasierte Ernährung so lecker sein kann? Vermutlich fühlen Sie sich inzwischen nach jeder Mahlzeit aus dem 6-Wochen-Programm angenehm gesättigt und zufrieden. Gut möglich, dass sich auch auf der Waage bereits etwas verändert hat, da Sie Ihren Insulinspiegel zunehmend niedrig halten. Bei je mehr Mahlzeiten Ihnen das gelingt, umso schneller kommen Sie Ihrem Ziel näher. Weil wir dieses aber noch nicht ganz erreicht haben, setzen Sie auch in dieser vierten Woche das Gelernte um und steigern Ihre Eiweißaufnahme. Vier gesunde Frühstücke, drei leckere Mittagessen und eine leichte Abendmahlzeit stehen auf Ihrem Plan.

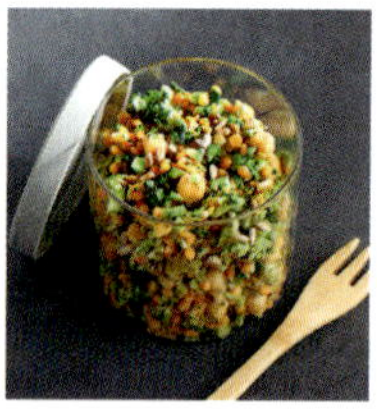

PROTEINTAG 1

Frühstück: Amarant-Pancakes mit Früchten (S. 66/67)
Mittagessen: Brokkoli-Rohkost mit Hülsenfrüchten (S. 76/77)

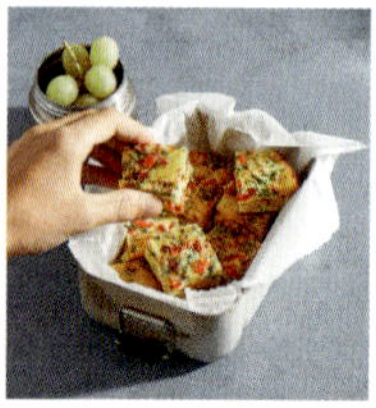

PROTEINTAG 2

Frühstück: Schoko-Dinkel-Porridge (S. 68)
Abendessen: Rucola-Paprika-Tortilla (S. 98/99)

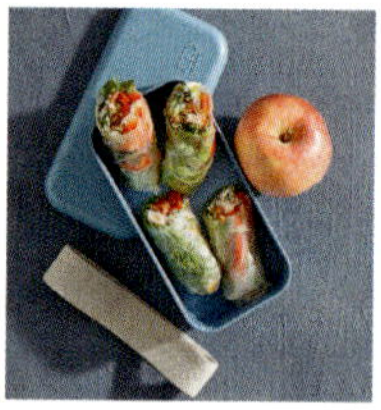

PROTEINTAG 3

Frühstück: Eiweißbrot (S. 64) mit Linsencreme (S. 65)
Mittagessen: Sommerrollen mit Putenbrust (S. 90/91)

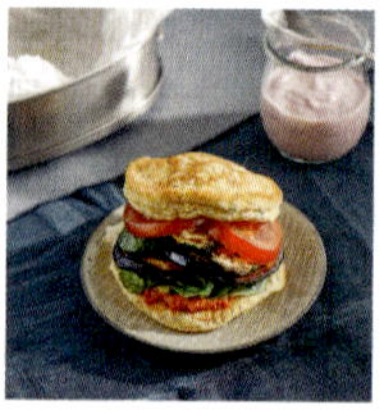

PROTEINTAG 4

Frühstück: Mediterranes Omelett (S. 62/63)
Mittagessen: Eiweißburger mit Gemüse (S. 116/117)

BEWEGUNG

OHNE SPORT:

Was die Alltagsbewegung angeht, zielen Sie die kommenden Tage bitte auf 8000 Schritte pro Tag. Die dürfen Sie gern über den ganzen Tag verteilen. Viermal am Tag 2000 Schritte am Stück zu gehen, ist dabei sinnvoller, als einmal 8000 zurückzulegen und den restlichen Tag auf der Couch zu sitzen.

MIT KRAFTTRAINING:

Willkommen in der Woche, in der Sie jeden Tag 8500 Schritte zurücklegen! Vermutlich ist Ihnen das erhöhte Pensum an Alltagsbewegung inzwischen ohnehin in Fleisch und Blut übergegangen, sodass diese für Sie gar kein großes Problem darstellen. Auf den Seiten 152 bis 161 suchen Sie sich diese Woche fünf Übungen aus, mit denen Sie alle großen Muskelpartien Ihres Körpers trainieren und Reize zum Wachstum setzen.

MIT KRAFT- UND AUSDAUER-TRAINING:

Je mehr Eiweiß Sie zu sich nehmen – in dem gesunden Rahmen, den Sie in diesem Buch gelernt haben –, umso besser läuft es beim Training mit Ihrem Muskelaufbau. Inzwischen sind Sie bei fünf Kraftübungen von Seite 152 ff. angelangt, die Sie an den vier Tagen der Woche nach Anleitung absolvieren. Jetzt ist auch eine gute Zeit, um einmal ein Maßband zur Hand zu nehmen und an Brust, Bauch, Oberarmen und Oberschenkeln zu messen, ob sich bereits etwas getan hat. Und auch Ihre Ausdauer steigern Sie diese Woche an drei Tagen wieder gezielt.

AUSDAUERTRAINING

EINHEIT 1:

Aufwärmen: 5 Min. locker traben
Training: 1:30 Min. mit Tempo joggen – 7 Min. locker traben
Wiederholung: 3-mal

EINHEIT 2:

Aufwärmen: 5 Min. locker traben
Training: 1:30 Min. mit Tempo joggen – 7 Min. locker traben
Wiederholung: 3-mal

EINHEIT 3:

Aufwärmen: 5 Min. locker traben
Training: 1:30 Min. mit Tempo joggen – 8 Min. locker traben
Wiederholung: 3-mal

5. WOCHE

ERNÄHRUNG

Bestimmt sind Sie schon gespannt, was Sie diese Woche im 6-Wochen-Programm erwartet. Deswegen spannen wir Sie nicht weiter auf die Folter und legen sofort los. Jetzt endlich stehen zwei optimale Tage an, was Ihre Eiweißaufnahme angeht. Denn Sie bereiten sich zum Frühstück, zum Mittag- und Abendessen leckere eiweißbasierte Rezepte zu. So ist Ihr Körper von morgens bis abends ausreichend mit Eiweiß versorgt – und wird es Ihnen danken! In dieser fünften Woche sollten Sie sich nach den Mahlzeiten gut und lange gesättigt fühlen. Vergessen Sie dabei nicht, genug zu trinken und dadurch Ihren Organismus immer wieder mit zuckerfreien Getränken (am besten Wasser oder Tee) zu versorgen. Denn das Eiweiß will verstoffwechselt werden und das klappt am besten mit einer ausreichenden Wasserzufuhr.

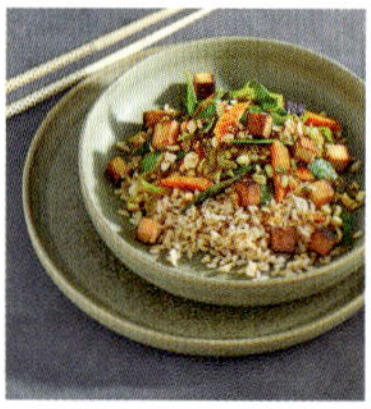

PROTEINTAG 1
Frühstück: Eiweißbrot (S. 64) mit Linsencreme (S. 65)
Mittagessen: Süßkartoffelsalat mit Hähnchen (S. 80/81)
Abendessen: Ingwertofu auf Asiagemüse (S. 100/101)

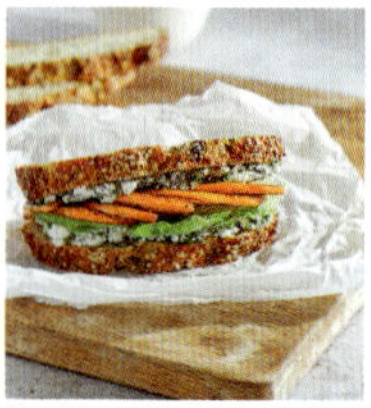

PROTEINTAG 2
Frühstück: Mediterranes Omelett (S. 62/63)
Mittagessen: Kürbis-Feta-Sandwich (S. 84/85)

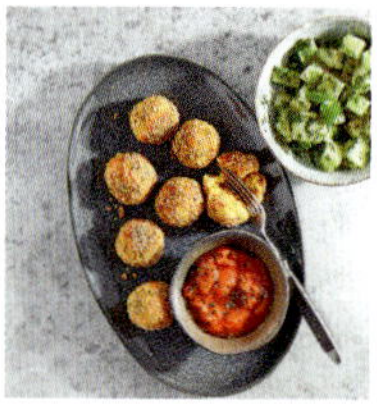

PROTEINTAG 3
Frühstück: Amarant-Pancakes mit Früchten (S. 66/67)
Mittagessen: Bunte Tacos (S. 86/87)
Abendessen: Linsenbällchen mit Gurkensalat (S. 102/103)

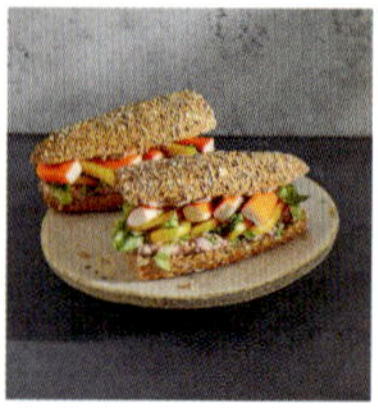

PROTEINTAG 4
Frühstück: Kerniges Beeren-Porridge (S. 69)
Mittagessen: Texmex-Sandwich (S. 88/89)

BEWEGUNG

OHNE SPORT:

Bei der Alltagsbewegung legen Sie jetzt wieder eines drauf: Ihr tägliches Pensum besteht diese Woche aus 8500 Schritten, die Sie zwischen Aufstehen und Einschlafen absolvieren.

MIT KRAFTTRAINING:

Neben der eiweißreichen Ernährung macht sich bei Ihnen inzwischen auch Ihre gesunde Menge an Alltagsbewegung bemerkbar. Bei 9000 Schritten sind Sie angekommen und damit schon fast bei der magischen Marke von 10.000. Nutzen Sie auch kleine Wege für Ihre Bilanz: Den Gang vom Schreibtisch in die Küche, um ein Glas Wasser zu holen. Den Weg zur Kaffeemaschine. Die kurze Stippvisite am Schreibtisch des Kollegen. Der Spaziergang zum Spielplatz mit den Kindern. All das zählt mit hinein. Beim Krafttraining sind Sie bei einem Programm von sechs verschiedenen Übungen angelangt. Das umfangreiche Training wird schnell seine Wirkung zeigen.

MIT KRAFT- UND AUSDAUER-TRAINING:

In Sachen Kraft- und Ausdauertraining bieten Sie Ihrem Körper auch diese Woche neue Reize. Die braucht er, um stärker werden zu können. Inzwischen sind Sie bei sechs Übungen aus unserem Krafttrainingsprgramm ab Seite 152 angelangt. Vier Tage die Woche trainieren Sie entsprechend nach Anleitung. Bei den Übungen, die Ihnen inzwischen sehr leichtfallen, steigern Sie die Intensität, indem Sie entweder von Einsteiger- auf die Fortgeschrittenenübungen wechseln oder aber die Wiederholungszahl moderat steigern. Jedes Training sollte den Muskel am Ende ausreichend erschöpft haben. Sonst entsteht kein Wachstumsreiz. Für Ihre Ausdauer gilt an drei Tagen:

AUSDAUERTRAINING
EINHEIT 1:

Aufwärmen: 5 Min. locker traben
Training: 2 Min. mit Tempo joggen – 8 Min. locker traben
Wiederholung: 3-mal

EINHEIT 2:

Aufwärmen: 5 Min. locker traben
Training: 2 Min. mit Tempo joggen – 8 Min. locker traben
Wiederholung: 3-mal

EINHEIT 3:

Aufwärmen: 5 Min. locker traben
Training: 2 Min. mit Tempo joggen – 9 Min. locker traben
Wiederholung: 3-mal

6. WOCHE

ERNÄHRUNG

Sie starten in die letzte Woche des Programms. Falls Sie schon jetzt Abschiedsschmerz verspüren, seien Sie unbesorgt: Sie können einfach die nächsten sechs Wochen dranhängen oder sich am Plan dieser Woche orientieren und die Rezepte gegen die vielen anderen austauschen, die Sie im Rezeptteil finden. Eiweißreiche Ernährung ist keine Diät, sondern eine Lebensstilveränderung. Auch in Zukunft dürfen Sie darauf achten, dass Ihr Körper mit so viel Protein versorgt ist, dass alle Funktionen optimal ablaufen und Ihre Muskeln weiter wachsen beziehungsweise erhalten bleiben. Tipps, wie Sie zudem auch Ihre gewohnten Alltagsgerichte mit zusätzlich Eiweiß aufwerten können, finden Sie auf S. 106 f.

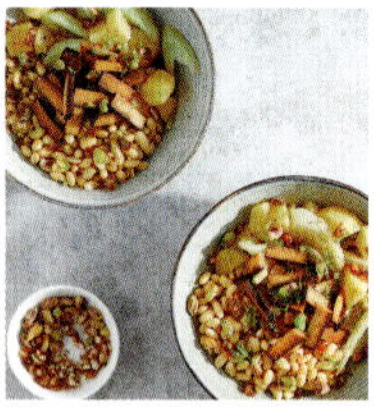

PROTEINTAG 1

Frühstück: Mediterranes Omelett (S. 62/63)
Mittagessen: Sommerrollen mit Putenbrust (S. 90/91)
Abendessen: Fenchel-Soja-Bowl (S. 104/105)

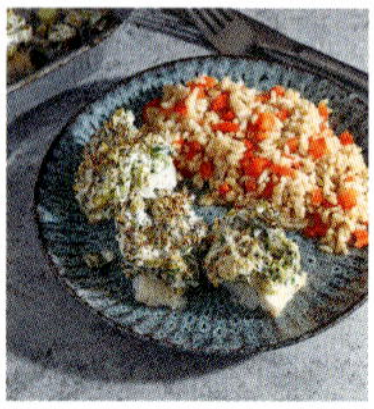

PROTEINTAG 2

Frühstück: Eiweißbrot (S. 64) mit Linsencreme (S. 65)
Mittagessen: Tomatentopf auf italienische Art (S. 92/93)
Abendessen: Gratinierter Kabeljau mit Paprikareis (S. 136/137)

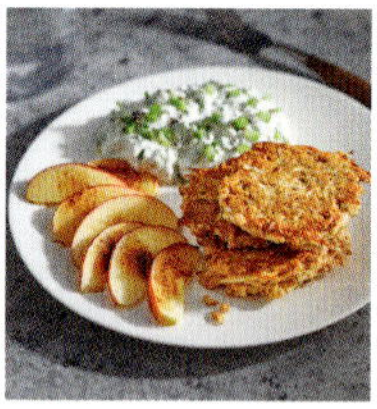

PROTEINTAG 3

Frühstück: Amarant-Pancakes mit Früchten (S. 66/67)
Mittagessen: Buchweizenwaffeln mit Tomaten-Gurken-Salat (S. 94/95)
Abendessen: Sauerkrautpuffer mit Chiliquark (S. 112/113)

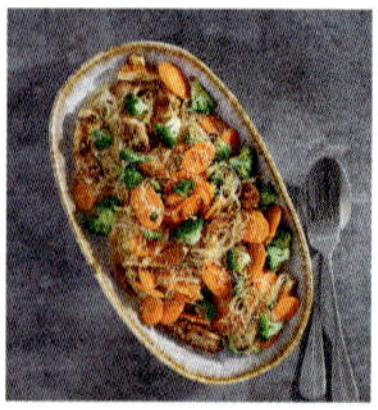

PROTEINTAG 4

Frühstück: Porridge-Bowl mit Pflaumen (S. 69)
Mittagessen: Möhrenomelett mit Erbsen und Spinat (S. 96/97)
Abendessen: Glasnudelpfanne mit Hähnchen und Gemüse (S. 140/141)

BEWEGUNG

OHNE SPORT:

Wie geht es Ihnen in dieser sechsten Woche? Auch, wenn Sie lediglich Ihre Alltagsbewegung konsequent gesteigert haben, sollten Sie sich inzwischen wesentlich fitter fühlen als zu Beginn des Programms. Bleiben Sie auch in den kommenden Wochen, Monaten und Jahren dran – es lohnt sich! Versuchen Sie, in dieser letzten Programmwoche die 9000-Schritte-Marke zu knacken, und nehmen Sie sich vor, sich danach kontinuierlich bis zur 10.000-Schritte-Marke vorzuarbeiten. Eine weitere Steigerung ist dann nicht mehr nötig, es sei denn, Sie haben inzwischen so große Freude an der Bewegung gefunden, dass Sie mit Sport loslegen möchten.

MIT KRAFTTRAINING:

9500 Schritte jeden Tag gehen sich nicht einfach so nebenbei. Sie bedürfen Ihrer Aufmerksamkeit. Starten Sie mit einem morgendlichen Spaziergang in den Tag, der regt Ihren Kreislauf an, weckt die Organe auf und liefert wertvolle mehrere Hundert Schritte, die auf Ihre Bilanz einzahlen. Bleiben Sie auch danach in Bewegung. Was Ihr Krafttraining angeht, bleiben Sie bei sechs verschiedenen Übungen, doch jetzt wird es intensiver: Setzen Sie, wo Ihnen die Umsetzung bereits leichtfällt, jeweils eine oder zwei Wiederholungen drauf.

MIT KRAFT- UND AUSDAUER-TRAINING:

Ihr Krafttraining ist Ihnen inzwischen zur Routine geworden, vermutlich möchten Sie es nicht mehr missen! Sie bleiben in dieser letzten Woche bei sechs Übungen und trainieren vier Tage entsprechend nach Anleitung. Seien Sie ehrlich mit sich selbst: Welche Übung fällt Ihnen inzwischen leicht? Hier können Sie die Intensität steigern! Die drei Ausdauertage trainieren Sie wie folgt:

AUSDAUERTRAINING
EINHEIT 1:

Aufwärmen: 5 Min. locker traben
Training: 2 Min. mit Tempo joggen – 10 Min. locker traben – 2:30 Min. mit Tempo joggen – 10 Min. locker traben – 2:30 Min. mit Tempo joggen – 10 Min. locker traben

EINHEIT 2:

Aufwärmen: 5 Min. locker traben
Training: 2 Min. mit Tempo joggen – 10 Min. locker traben – 2:30 Min. mit Tempo joggen – 10 Min. locker traben – 2 Min. mit Tempo joggen – 10 Min. locker joggen

EINHEIT 3:

Aufwärmen: 5 Min. locker traben
Training: 2 Min. mit Tempo joggen – 10 Min. locker traben – 2:30 Min. mit Tempo joggen – 10 Min. locker traben – 2 Min. mit Tempo joggen – 10 Min. locker traben

CHECKLISTE FÜR DEN WOCHENPLAN

Damit Sie während Ihres 6-Wochen-Programm immer den Überblick behalten, was Ihnen in der vergangenen Woche bereits gut gelungen ist und wo noch Luft nach oben ist, finden Sie rechts einen Wochenplan. Kopieren Sie diesen sechsmal, sodass Sie in jeder Woche die wichtigsten Parameter des Programms schriftlich festhalten können.

SO FUNKTIONIERT'S

Das Ausfüllen wird Sie jeden Tag nicht mehr als eine Minute kosten. Doch unterschätzen Sie nicht den Effekt, den dieses bewusste Festhalten Ihres Fortschritts auf Ihre Motivation und das Dranbleiben hat. Am Ende der Woche haben Sie im Idealfall an vier Tagen alle Häkchen gesetzt. An den verbleibenden drei Tagen dürfen Sie sich ernähren und trainieren – beziehungsweise nicht trainieren –, wie Sie möchten.

Wenn Sie am Abend die folgenden Fragen mit »Ja« beantworten können, dürfen Sie ein Häkchen in das entsprechende Kästchen setzen:

1. Haben Sie heute genug Proteine gegessen?
»Ausreichend« bedeutet, dass Sie pro Kilogramm Ihres Körpergewichts mindestens 1 Gramm Eiweiß zu sich genommen haben sollten. Eine 60 Kilo schwere Frau zielt also auf 60 Gramm Eiweiß, ein 85 Kilo schwerer Mann auf 85 Gramm Eiweiß. Nutzen Sie dafür die Rezepte in diesem Buch und im 6-Wochen-Programm und substituieren Sie, falls nötig, mit Eiweißshakes und -snacks. Leckere Ideen dafür finden Sie im Rezeptteil.

2. Haben Sie heute ausreichend getrunken?
30 Milliliter zuckerfreie Getränke wie Wasser oder Tee sollten Sie jeden Tag pro Kilo Ihres Körpergewichts zu sich nehmen. Für eine Frau mit 60 Kilogramm lautet das Tagesziel also 1,8 Liter Flüssigkeit pro Tag, für einen 85 Kilo schweren Mann rund 2,5 Liter.

3. Haben Sie Ihre Eiweißzufuhr ideal über den Tag auf drei Mahlzeiten verteilt?
Vor allem morgens ergeben sich oft Proteinlücken, weil unser Frühstück zu kohlenhydrat- und fetthaltig ist. Wer Muskelwachstum und Leistungsfähigkeit steigern und die Muskelstruktur verbessern will, nimmt seinen Eiweißbedarf daher regelmäßig über den Tag verteilt auf.

4. Haben Sie sich generell ausgewogen ernährt?
Dafür, dass Sie Ihren Eiweißbedarf unkompliziert und lecker decken, finden Sie in diesem Buch und im 6-Wochen-Programm viele Anregungen. Darüber hinaus orientieren Sie sich an unseren Tipps für eine vollwertige Ernährung (siehe S. 32 ff.).

5. Haben Sie zwischen den Mahlzeiten eine Essenspause von vier bis fünf Stunden eingehalten?
Damit der Insulinspiegel nach jeder Mahlzeit wieder absinken und die Fettverbrennung im Körper auf Hochtouren laufen kann, sind Pausen zwischen den einzelnen Mahlzeiten von mindestens vier Stunden nötig. Außerdem läuft dann die körpereigene Zellreinigung – die Autophagie – auf Hochtouren.

6. Haben Sie heute auf Alkohol verzichtet?
Unser Körper erkennt Alkohol als Gift, dessen Abbau er sich unverzüglich und mit seiner ganzen Aufmerksamkeit widmen muss. Während er damit beschäftigt ist, ruhen andere wichtige Prozesse im Körper – darunter auch der Fettabbau.

7. Haben Sie Ihr Bewegungsprogramm absolviert?

Wenn Sie eine eiweißreiche Ernährung wie im 6-Wochen-Programm beschrieben mit gezieltem Krafttraining (siehe S. 152 ff.) beziehungsweise sogar idealerweise mit regelmäßigem Kraft- und Ausdauertraining kombinieren, kommen Sie noch schneller an Ihr Ziel.

8. Haben Sie ausreichend geschlafen?

Schlaf ist lebensnotwendig – ein sogenanntes Vitalbedürfnis – und keineswegs nur das Gegenstück zum Wachsein. Neben der Luft zum Atmen, Wasser und Nahrungsmitteln ist der Schlaf die Quelle unserer Lebenskraft, unser Kreativmotor und Gesundmacher. Auch Pausen tagsüber sowie Regeneration nach dem Sport sind wichtig.

	Montag	Dienstag	Mittwoch	Donnerstag	Freitag	Samstag	Sonntag
Ausreichend Eiweiß gegessen (1 g Eiweiß/kg Körpergewicht)							
Ausreichend getrunken (30 ml/kg Körpergewicht)							
Auf die Uhrzeiten der Eiweißaufnahme geachtet							
Vollwertig ernährt							
Essenspausen von vier bis fünf Stunden eingehalten							
Keinen Alkohol getrunken							
Bewegung bzw. Sport absolviert							
Auf Regeneration und Schlaf geachtet							

AUF EINEN BLICK:

So viel Eiweiß steckt in unseren Lebensmitteln

Unsere Toplebensmittel in Sachen Eiweißgehalt haben wir Ihnen ja bereits auf den Seiten 18 bis 21 vorgestellt. Wie Sie wissen, enthalten auch viele weitere Lebensmittel eine ordentliche Portion des Supernährstoffs. Damit Sie sich im Alltag – gerade, wenn Sie mal nicht nach unseren Rezepten kochen – einen Überblick verschaffen können, orientieren Sie sich gern an der folgenden Tabelle. So können Sie sich selbst ganz einfach eiweißreiche Mahlzeiten zusammenstellen.

Lebensmittel	Eiweißgehalt in g/100 g	Portionsgröße	Eiweißgehalt in g/Portion
Pflanzliche Lebensmittel			
Getreide, Nudeln, Reis			
Amarant	16	60 g	10
Quinoa	15	60 g	9
Haferflocken	13	50 g	6,5
Nudeln	13	100 g	13
Vollkornnudeln	13	100 g	13
Hirse	11	60 g	7
Buchweizen	10	60 g	6
Vollkornreis	8	60 g	5
Brot	7	1 Scheibe (50 g)	3,5
Vollkornbrot	7	1 Scheibe (50 g)	3,5
Reis	7	60 g	4
Hülsenfrüchte & Gemüse			
Lupinenschrot	40	65 g	26
Sojabohnen (getrocknet)	38	65 g	25
Linsen (getrocknet)	23	65 g	15
Kichererbsen (getrocknet)	19	65 g	12
Mais	9	120 g	11
Erbsen, grün (frisch)	6	150 g	9
Champignons	4	200 g	8
Brokkoli	4	150 g	6
Spinat	3	200 g	6
Kartoffeln, geschält, gegart	2	250 g	5
Zucchini	2	150 g	3
Kürbis	1	250 g	2,5
Paprika	1	150 g	1,5
Süßkartoffeln	1	250 g	2,5
Tomaten	1	200 g	2

Lebensmittel	Eiweißgehalt in g/100 g	Portionsgröße	Eiweißgehalt in g/Portion
Nüsse, Kerne & Samen			
Hanfsamen	37	10 g	4
Erdnüsse	30	30 g	9
Leinsamen	28	10 g	3
Sonnenblumenkerne	26	10 g	3
Kürbiskerne	25	10 g	3
Pinienkerne	24	10 g	3
Mandeln	22	30 g	7
Cashewkerne	21	30 g	7
Sesamsamen	21	10 g	2
Walnüsse	17	30 g	5
Sonstiges			
Tofu	9	100 g	9
Sojadrink	3	1 Glas (200 ml)	6
Sojacreme	2	50 g	1
Haferdrink	1	1 Glas (200 ml)	2
Tierische Lebensmittel			
Milchprodukte und Eier			
Parmesan	35	40 g	14
Emmentaler (min. 20 Prozent Fett i. Tr.)	29	40 g (2 Scheiben)	12
Mozzarella	20	60 g (1/2 Kugel)	12
Feta (Schafskäse)	17	50 g	8,5
Ei, gekocht	13	1 Stück (60 g)	8
Magerquark	13	150 g	19,5
körniger Frischkäse	12	100 g	12
Frischkäse	11	40 g	4
Skyr	11	150 g	16,5
Naturjoghurt	4	150 g	6
Kuhmilch (1,5 % Fett)	3	1 Glas (200 ml)	6
Buttermilch	3	1 Glas (200 ml)	6
Fleisch(waren)			
Hähnchenbrust	22	1 Stück (150 g)	33
Lammfilet	22	1 Stück (150 g)	33
Schweinefilet	22	1 Stück (150 g)	33
Kalbsfilet	21	1 Stück (150 g)	31,5
Putenbrust (Aufschnitt)	21	25 g	5
Rinderfilet	21	1 Stück (150 g)	31,5
Kochschinken	20	25 g	5
Fisch & Meeresfrüchte			
Thunfisch (Dose)	24	100 g	24
Lachs	20	150 g	30
Forelle	20	150 g	30
Garnelen	19	150 g	28,5
Kabeljau	18	150 g	27

SACHREGISTER

REZEPTREGISTER

REGISTER DER ÜBUNGEN

BILDNACHWEIS

Cover: Getty Images;

Alle Rezeptfotos Tina Engel: S. 3_1, 63, 67, 71, 73, 75, 77, 81, 85, 87, 89, 91, 93, 95, 97, 99, 101, 103, 105, 109, 111, 113, 117, 119, 121, 123, 127, 129, 131, 135, 137, 139, 141, 143, 145;

Alle Illustrationen Florian Hauer: S. 13, 43, 152, 153, 154, 155, 156, 157, 158, 159, 160, 161;

Innenteil:
seasons.agency/Gräfe & Unzer Verlag/Lang, Coco: S. 18_3, 35_1 und 2, 107_3; Adobestock: S. 58_3; Akademie für Sport und Gesundheit (2022). Abgerufen von https://www.akademie-sport-gesundheit.de/magazin/biologische-wertigkeit: S. 17; ca creative/unsplash: S. 20_1; Despeghel & Partner: S. 5_1, 190_1; Getty Images: S. 2_1, 8, 106_1; GU/Johannes Rodach: S. 148; Istock: S. 2_2, 3_2, 18_1 und 2, 19_1, 19_3, 20_2 und 3 und 4, 21_1 und 2, 23, 7, 28, 31, 32_2 und 3, 33_2, 34_2, 35_3, 36, 50_1 und 2, 51_2 und 3, 58_1 und 2, 59_1 und 2 und 3, 68_1 und 2 und 3, 69, 82_2 und 3, 83, 106_2, 107_4, 146_1 und 2 und 3, 147, 162, 168_4; jocelyn morales/unsplash: S. 19_2; Julia Bachmann: S. 5_2, 190_2; Muskelproteinsynthese – beeinflussende Faktoren, Abbildung S. 46, modifiziert nach: Trommelen, j et al. (2019). The Muscle Protein Synthetic Response to Meal Ingestion Following Resistance Type Exercise. Sports Medicine 49:185-197: S. 046/1; Paddon-Jones, D et al (2015): Protein and healthy aging. The American journal of clinical nutrition, 101(6), 1339S–1345S: S 41; seasons.agency/Gräfe & Unzer Verlag/Bonisolli, Barbara: S. 21_4, 35_2; seasons.agency/Gräfe & Unzer Verlag/Grossmann.Schuerle: S. 21/3, 107/1; seasons.agency/Gräfe & Unzer Verlag/Hoersch, Julia: S. 33_1; seasons.agency/Gräfe & Unzer Verlag/Juni: S. 166_1, 170_2; seasons.agency/Gräfe & Unzer Verlag/Kramp + Gölling: S. 106/3; seasons.agency/Gräfe & Unzer Verlag/Neubauer, Mathias: S. 82/1; seasons.agency/Gräfe & Unzer Verlag/Photisserie: S. 51/1; seasons.agency/Gräfe & Unzer Verlag/Schardt, Wolfgang: S. 166/4; seasons.agency/Gräfe & Unzer Verlag/Schütz, Anke: S. 32/1, 34/1; seasons.agency/Gräfe & Unzer Verlag/Suedfels, Thorsten: S. 107/2; seasons.agency/Gräfe & Unzer Verlag/Walsh, Nicky: S. 15; StockFood/Vetter, Misha: S. 60;

Syndication: seasons.agency

BÜCHER DER AUTOREN:

Despeghel, Michael; Krüger, Karsten: Jungbrunnen Muskulatur. Wie Sie Ihr Superorgan aktivieren und Alterungsprozesse stoppen. Gräfe und Unzer Verlag

Despeghel, Michael: Der 28-Tage-Plan gegen Entzündungen. Mit 70 Rezepten. Riva Verlag

Despeghel, Michael: Die Intervall-Diät. Effizient und gesund abnehmen – mit nur 2 Tagen Diät pro Woche. Riva Verlag

Despeghel, Michael: Never Aging Story – Typgerechte Lebensstiloptimierung für mehr gute Jahre. Gräfe und Unzer Verlag

Despeghel, Michael: So senken Sie Ihr biologisches Lebensalter – Das wissenschaftlich fundierte Programm, mit dem Sie jünger werden, als Sie eigentlich sind. Riva Verlag

Jäger, Jörg M.; Krüger, Karsten: Der Muskel im Sport – Anatomie, Physiologie, Training, Rehabilitation. KMV Verlag

Krüger, Karsten: Der stille Feind in meinem Körper – Wie chronische Entzündungen uns krank machen und was wir dagegen tun können. Scorpio Verlag

Krüger, Karsten: Geben Sie Bakterien und Viren keine Chance – Mit einem starken Immunsystem gesund durchs Leben. Scorpio Verlag

WEITERE BUCHEMPFEHLUNGEN:

Doc Esser: Health Food Rock 'n' Roll: Das Ernährungsprogramm vom beliebten TV-Mediziner. Gräfe und Unzer Verlag

Froböse, Ingo: Die Gesundheitsformel der 100-Jährigen – 7 Schlüssel für ein langes Leben. ZS Verlag

Hümmelgen, Melanie: Bluthochdrucksenken geht leichter, als Sie denken: Mit kleinen Schritten maximale Wirkung erzielen. Gräfe und Unzer Verlag

Kadlec, Daniel; Groeger, David: Athletiktraining in der Sportphysiotherapie – Die besten Übungen für Kraft, Schnelligkeit und Stabilität. Thieme Verlag

Kiechle, Marion; Gorkow, Julie: Gesundheitsquickies. 5 Minuten am Tag hat jeder – Alles Wichtige zu Vorsorge, Ernährung, Lebensstil und Achtsamkeit. Gräfe und Unzer Verlag

Kurscheid, Thomas: Mein bleib-gesund-Buch: Für jedes gesundheitliche Problem die richtige Lösung. Gräfe und Unzer Verlag

Leitzmann, Claus; Keller, Markus: Vegetarische und vegane Ernährung. UTB Taschenbuch

Menche, Nicole (Hrsg.): Biologie Anatomie Physiologie. Urban & Fischer Verlag

Mooren, Frank Christoph; Reimers, Carl Detlev (Hrsg.): Praxisbuch Sport in Prävention und Therapie. Urban & Fischer Verlag

Pirlich, Matthias; Weimann, Arved (Hrsg.): Ernährungsmedizin: Nach dem Curriculum Ernährungsmedizin der Bundesärztekammer. Thieme

Portius, Dorothea: Ernährung, die uns schützt: Das Programm gegen die größten Krankheitsursachen. Gräfe und Unzer Verlag

Ruge, Nina; Hentschel, Stephan: Das Verjüngungs-Kochbuch: 60 Rezepte für gesunde Langlebigkeit – auf dem neuesten Stand der Forschung. Gräfe und Unzer Verlag

Smollich, Martin: Das große Praxisbuch Ernährungsmedizin: Fundierte Ernährungsberatung, die besten Therapien, genussvolle Rezepte. Gräfe und Unzer Verlag

Tschirner, Thorsten: Mit 50 fitter als mit 30: Drehen Sie die biologische Uhr zurück – mit 15 Minuten Muskeltraining täglich. Gräfe und Unzer Verlag

Wiedemann, Christina: Eiweiß, nur grün: Der Proteinkick aus Linsen, Erbsen, Tofu & Co. Gräfe und Unzer Verlag

Zöllner, Fionna; Klasen, Jörn: Gesunde Ernährung heute und morgen – Wegweisende Erkenntnisse: Wie wir uns ernähren sollten, um lange gesund zu leben und den Planeten zu schützen. ZS Verlag

HILFREICHE LINKS:

www.dge.de:
Die Deutsche Gesellschaft für Ernährung (DGE) e.V. beschäftigt sich mit Ernährungsfragen und stellt Forschungsbedarf fest. Als gemeinnütziger Verein sammelt, informiert und veröffentlicht sie neue Erkenntnisse aus der ernährungswissenschaftlichen Forschung. Daneben hat sie sich als Ziel gesetzt, durch Ernährungsaufklärung und -beratung mit dem Schwerpunkt vollwertige Ernährung einen Beitrag zur Gesundheit der Deutschen zu leisten.

www.bzfe.de:
Das Bundeszentrum für Ernährung ist die staatliche Anlaufstelle für alle Fragen rund um Ernährung. Die zentrale Einrichtung für Ernährungskommunikation ist dem Bundesministerium für Ernährung (BMEL) unterstellt und liefert neutrale und wissenschaftliche Ernährungsinformationen für jedermann.

www.dgnp.de:
Als medizinische Fachgesellschaft fördert die Deutsche Gesellschaft für Nährstoffmedizin und Prävention (DGNP) e.V. die Prävention und Therapie von Erkrankungen. Dabei hat sie sich vor allem folgende Ziele gesetzt: Förderung der Forschung auf diesen Gebieten, Bewertung und Verfügbarmachung der Ergebnisse sowie die Aufklärung und Beratung zur Prävention und Therapie im Dienste der Gesundheit der Bevölkerung.

www.dgsp.de:
»Gesundheit im Sport – Gesundheit durch Sport und Bewegung«, so lautet das Motto der Deutschen Gesellschaft für Sportmedizin und Prävention (DGSP) e.V.. Sie wurde bereits 1912 gegründet und ist damit die weltweit älteste und zugleich Europas größte sportärztliche Vereinigung. Ihre Leitthemen sind Gesundheitsförderung und Prävention durch Bewegung und Sport.

www.proteins4future.de:
Das Bündnis Proteins4Future wurde im Rahmen der WIR!-Initiative (Wandel in der Region durch Innovation) des BMFE ausgewählt, mit dem Ziel, eine Modellregion für nachhaltige Wertschöpfung durch pflanzliche Proteinquellen im Spannungsfeld von Wissenschaft, Wirtschaft und Gesellschaft zu schaffen. Die Modellregion befindet sich im Bereich Havelland-Fläming-Spreewald und ist im deutschlandweiten Vergleich bereits führend im Anbau von Leguminosen (siehe S. 15).

DIE AUTOREN

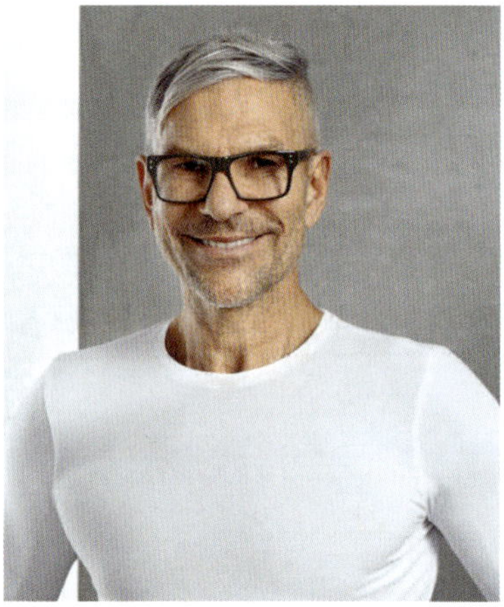

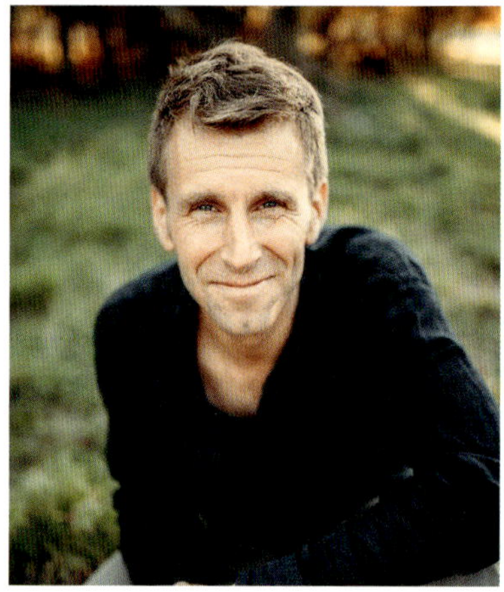

DR. DR. MICHAEL DESPEGHEL gehört zu Deutschlands renommiertesten Wissenschaftlern, wenn es um einen gesunden und leistungsfähigen Lifestyle geht. Er ist seit rund 30 Jahren erfahrener Referent in den Themen Fitness, Prävention und Gesundheit. Seine Spezialitäten als Wissenschaftler sind es, praktische und alltagstaugliche Konzepte zur gesünderen und leistungsfähigeren Lebensgestaltung zu entwickeln. Dabei baut er jederzeit auf die aktuellsten Erkenntnisse der Präventivmedizin und auf die entscheidenden Aspekte der Psychologie und Arbeitssoziologie. Er hat bisher 29 Bücher zu den Themen Prävention, Körper, Geist und Lebensstil veröffentlicht, die in 11 Sprachen übersetzt und über 1 Million Mal verkauft wurden.

PROF. DR. KARSTEN KRÜGER ist stellvertretender Direktor des Instituts für Sportwissenschaften an der Justus-Liebig-Universität Gießen und blickt als Professor für Leistungsphysiologie und Sporttherapie auf mehr als 20 Jahre in Forschung und Praxis zurück. Seine Schwerpunkte liegen hier vor allem in der molekularen und zellulären Sportphysiologie, wobei er auch zahlreiche Patientenstudien und Untersuchungen zur Leistungsoptimierung im Spitzensport begleitete. Er ist Editor-in-Chief des Journals »Exercise Immunology Review« und Vorstandsmitglied der »International Society of Exercise and Immunology«. Viele seiner mehr als 110 Publikationen wurden ausgezeichnet.

MEHR ENERGIE, MEHR WOHLBEFINDEN!

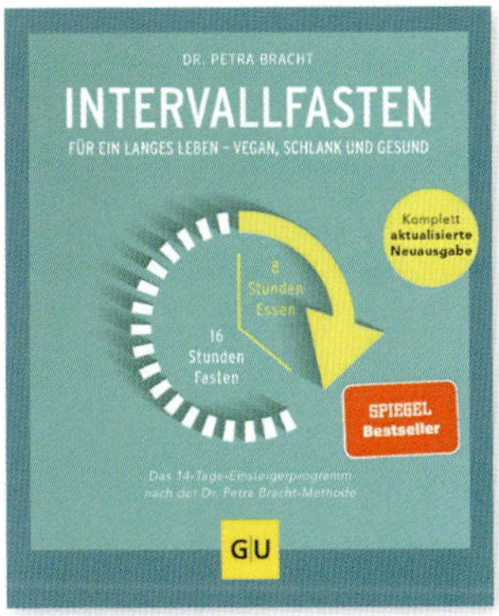

ISBN 978-3-8338-7417-0

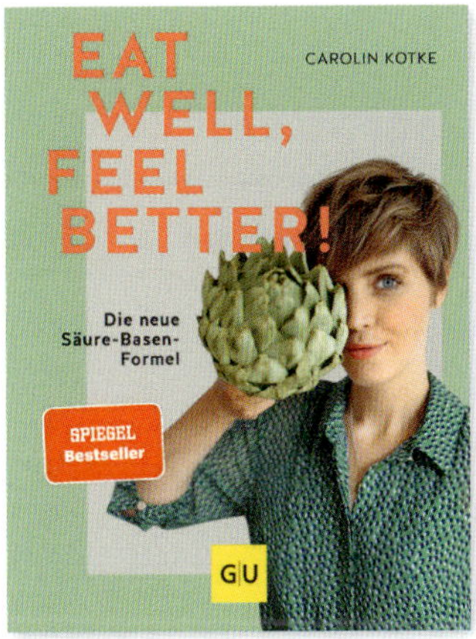

ISBN 978-3-8338-8179-4

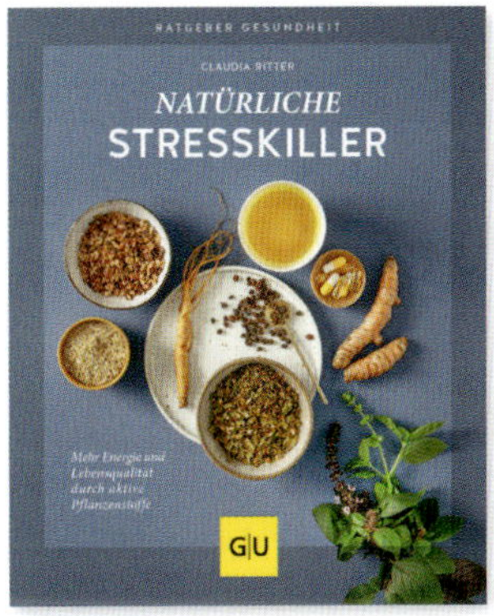

ISBN 978-3-8338-7550-2

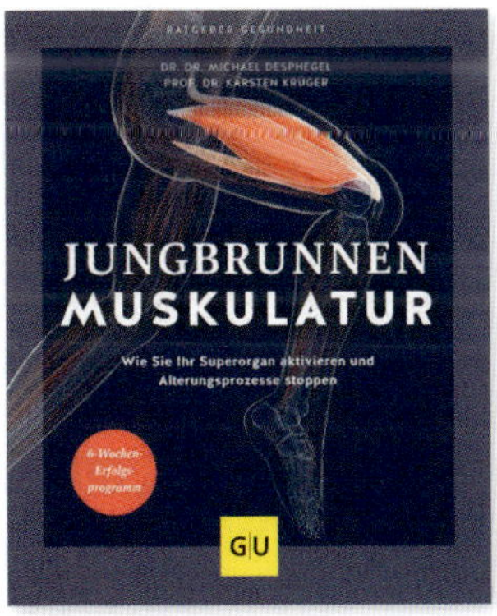

ISBN 978-3-8338-8550-1

Alle hier vorgestellten Bücher sind auch als eBook erhältlich.

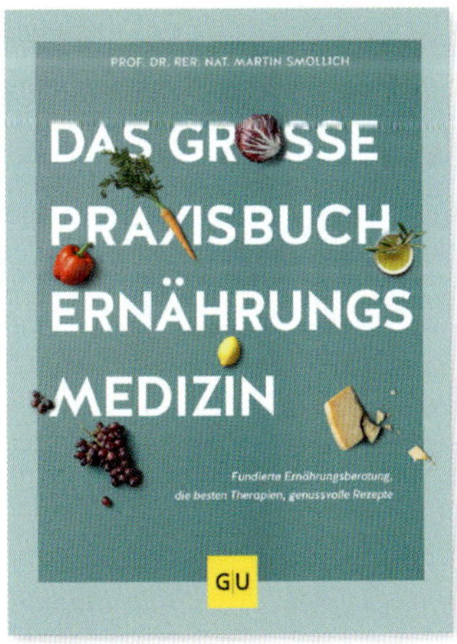

ISBN 978-3-8338-7915-9

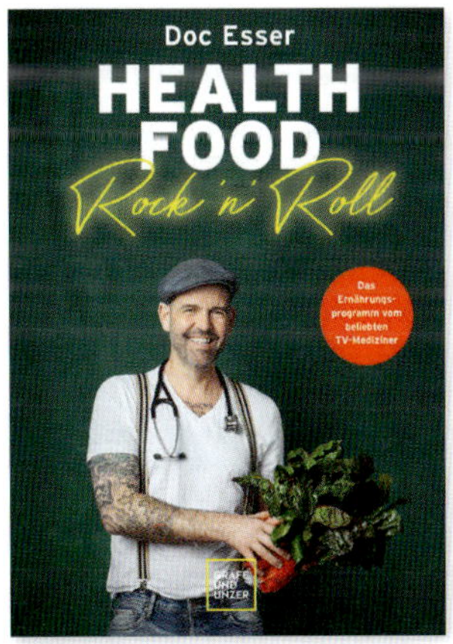

ISBN 978-3-8338-8096-4

GU

LIEBE LESERINNEN UND LESER,

wir wollen Ihnen mit diesem Buch Informationen und Anregungen geben, um Ihnen das Leben zu erleichtern oder Sie zu inspirieren, Neues auszuprobieren. Wir achten bei der Erstellung unserer Bücher auf Aktualität und stellen höchste Ansprüche an Inhalt und Gestaltung. Alle Anleitungen und Rezepte werden von unseren Autoren, jeweils Experten auf ihren Gebieten, gewissenhaft erstellt und von unseren Redakteur*innen mit größter Sorgfalt ausgewählt und geprüft.

Haben wir Ihre Erwartungen erfüllt? Sind Sie mit diesem Buch und seinen Inhalten zufrieden? Wir freuen uns auf Ihre Rückmeldung. Und wir freuen uns, wenn Sie diesen Titel weiterempfehlen, in Ihrem Freundeskreis oder bei Ihrem Online-Kauf.

Sollten wir Ihre Erwartungen so gar nicht erfüllt haben, tauschen wir Ihnen Ihr Buch jederzeit gegen ein gleichwertiges zum gleichen oder ähnlichen Thema um.

KONTAKT ZUM LESERSERVICE

GRÄFE UND UNZER VERLAG
Grillparzerstraße 12
81675 München
www.gu.de

Ein Unternehmen der
GANSKE VERLAGSGRUPPE

IMPRESSUM

GU ist eine eingetragene Marke der GRÄFE UND UNZER VERLAG GmbH, www.gu.de

ISBN 978-3-8338-8830-4
2. Auflage 2022

Projektleitung: Stella Schossow
Lektorat und externe Redaktion: Eva Hege
Rezepte: Angelika Ilies
Bildredaktion: Nele Schneidewind
Umschlaggestaltung und Layout: ki36 Editorial Design, München, Birgit Kohlhaas
Herstellung: Petra Roth
Satz: Lydia Geißler
Reproduktion: Longo AG, Bozen
Druck und Bindung: Firmengruppe APPL, aprinta druck, Wemding

Umwelthinweis:
Nachhaltigkeit ist uns sehr wichtig. Der Rohstoff Papier ist in der Buchproduktion hierfür von entscheidender Bedeutung. Daher ist dieses Buch auf PEFC-zertifiziertem Papier gedruckt. PEFC garantiert, dass ökologische, soziale und ökonomische Aspekte in der Verarbeitungskette unabhängig überwacht werden und lückenlos nachvollziehbar sind.

Bildnachweis:
siehe S. 187

Wichtiger Hinweis:
Die Gedanken, Methoden und Anregungen in diesem Buch stellen die Meinung bzw. Erfahrung der Verfasser dar. Sie wurden von den Autoren nach bestem Wissen erstellt und mit größtmöglicher Sorgfalt geprüft. Sie bieten jedoch keinen Ersatz für persönlichen kompetenten medizinischen Rat. Jede Leserin, jeder Leser ist für das eigene Tun und Lassen auch weiterhin selbst verantwortlich. Weder Autoren noch Verlag können für eventuelle Nachteile oder Schäden, die aus den im Buch gegebenen praktischen Hinweisen resultieren, eine Haftung übernehmen.